国家卫生健康委员会"十四五"规划教材

全国高等职业教育专科配套教材

供护理、助产专业用

# 外科护理学学习指导

主　编　俞宝明　薛　梅

副主编　赵小义　徐　琳

编　者　（以姓氏笔画为序）

王建荣（承德医学院附属医院）　　　　赵小义（咸阳职业技术学院）

王秋月（襄阳职业技术学院）　　　　　俞宝明（赣南卫生健康职业学院）

史蓓蓓（昌吉职业技术学院）　　　　　夏春红（贵州护理职业技术学院）

宁艳娇（承德护理职业学院）　　　　　钱立晶（安庆医药高等专科学校）

朱迎春（沧州医学高等专科学校）　　　徐　琳（漯河医学高等专科学校）

刘　卫（大连医科大学附属第一医院）　凌志杰（赣南卫生健康职业学院）

李　莉（山西医科大学第一医院）　　　郭秀珍（内蒙古医科大学附属医院）

张国华（山西医科大学汾阳学院）　　　曾　聪（重庆医科大学附属第二医院）

张乳霞（山东医学高等专科学校）　　　薛　梅（天津医学高等专科学校）

人民卫生出版社

·北京·

# 版权所有，侵权必究！

图书在版编目（CIP）数据

外科护理学学习指导 / 俞宝明，薛梅主编. -- 北京：
人民卫生出版社，2025.6. -- ISBN 978-7-117-38051-5

Ⅰ. R473.6

中国国家版本馆 CIP 数据核字第 2025SY8677 号

| | | |
|---|---|---|
| 人卫智网　www.ipmph.com | 医学教育、学术、考试、健康，购书智慧智能综合服务平台 | |
| 人卫官网　www.pmph.com | 人卫官方资讯发布平台 | |

**外科护理学学习指导**

Waike Hulixue Xuexi Zhidao

---

主　　编：俞宝明　薛　梅
出版发行：人民卫生出版社（中继线 010-59780011）
地　　址：北京市朝阳区潘家园南里 19 号
邮　　编：100021
E - mail：pmph @ pmph.com
购书热线：010-59787592　010-59787584　010-65264830
印　　刷：河北新华第一印刷有限责任公司
经　　销：新华书店
开　　本：787 × 1092　1/16　印张：23
字　　数：531 千字
版　　次：2025 年 6 月第 1 版
印　　次：2025 年 7 月第 1 次印刷
标准书号：ISBN 978-7-117-38051-5
定　　价：59.00 元

打击盗版举报电话：010-59787491　E-mail：WQ @ pmph.com
质量问题联系电话：010-59787234　E-mail：zhiliang @ pmph.com
数字融合服务电话：4001118166　　E-mail：zengzhi @ pmph.com

本教材为《外科护理学》(第 5 版)的配套教材,主要内容为实训与学习指导。其根据主教材内容进行了相应的更新,同时按照全国护士执业资格考试的要求编写。

本教材分为两部分,第一部分为实训指导,第二部分为学习指导。实训指导有十六个项目,涵盖了外科护理学的常见基本操作技能,目的是为各高等职业教育专科院校开设外科护理实训提供指导,同时促进高等职业教育专科护理、助产专业学生更好地掌握外科护理学的基本操作技能。在编排上采用工作情景导入实训任务,同时每个项目设置实训评价,注重实训总体要求,特别是素质目标的要求,以更好地考查学生是否达成实训目标。学习指导按《外科护理学》(第 5 版)主教材章节进行编排,每章设置"学习重点与难点"和"测试题"。"学习重点与难点"主要是对该章节的内容进行简明扼要的归纳总结,采用表格式编排,以利于学生加深对教材内容的理解和掌握;"测试题"设置了选择题(根据全国护士执业资格考试的题型设置了 $A_1$、$A_2$、$A_3/A_4$ 型题)和病例分析题,旨在促进学生对外科护理学的理解和掌握,培养学生的临床思维能力,提高学生分析问题和解决问题的能力。

本教材的编者来自全国 17 所本科、专科院校或医院,编写团队老中青结合,既有外科护理教育专家,也有外科护理临床专家。大家共同努力,精诚团结,为本教材编写付出了大量的心血和智慧。在编写过程中,得到了编者所在院校、医院领导的大力支持和帮助,同时参考了国内大量相关书籍和教材,谨在此一并表示诚挚的谢意。

由于编者水平所限,错漏之处在所难免,在此恳请广大师生给予批评指正。

俞宝明 薛 梅

2025 年 6 月

# 第一部分 | 实训指导

# 第二部分 | 学习指导

# 实训指导

# 实训项目一 | 常用手术体位安置

## 【实训目的】

1. 掌握常用手术体位安置要点及注意事项。
2. 能正确安置临床常见手术体位。
3. 具有尊重、同情、关心手术病人的意识和行为。

## 【组织形式】

有条件的学校,可先利用虚拟仿真等信息化教学资源熟悉操作流程再进行实训。无虚拟仿真实训平台,可利用案例设定情景,利用模型或模拟病人(SP)先让学生操作,其他学生和教师点评纠错;后教师正确示范,学生分组练习;总结分析,教师再反馈示范,学生纠错规范操作。

## 【工作情景】

1. 李××,男,45岁。因临床诊断"胃癌",拟全身麻醉下行胃癌根治术。
2. 王××,男,55岁。临床诊断"左肾肾癌",拟全身麻醉下行左肾肾癌根治术。
3. 廖××,男,50岁。因临床诊断"背部脂肪瘤",拟在局部麻醉(简称局麻)下行脂肪瘤切除术。

你作为手术室巡回护士,请给病人安置手术体位。

## 【过程与方法】

| | | |
|---|---|---|
| 评估与说明 | 核对信息 | 1. 核对病人信息(姓名、床号、腕带等)<br>2. 核对临床诊断、手术名称、手术部位和麻醉方式等 |
| | 评估病情 | 1. 评估病人意识和合作情况<br>2. 评估病情,有无手术禁忌,术前准备情况等 |
| | 解释说明 | 解释体位安置目的、配合要点及注意事项 |
| 操作前准备 | 护士准备 | 着装规范(洗手衣裤),戴口罩、帽子,洗手 |
| | 用物准备 | 手术台,模拟人(SP病人)、体位垫、海绵垫、肩垫、腋垫、凝胶垫、足跟垫、软枕、约束带、麻醉架、支臂架、护手板、托腿架、布单等放置于平车上 |
| | 环境准备 | 手术间宽敞、明亮、符合手术要求 |

| | | |
|---|---|---|
| 体位安置 | （一）仰卧位安置 | 1. 再次核对　手术病人信息及手术部位<br>2. 安置体位　协助病人仰卧于手术台，病人头带手术帽（避免头发外露）<br>3. 调整体位　病人头下垫软枕，头和颈椎处于中立位置，四肢伸直并拢，调整病人至两侧台缘等距，必要时手术区与手术台腰板对齐<br>4. 固定上肢　安装支臂架将一侧上肢固定于托臂板上，远端关节高于近端，肩关节外展不超过 90°，用约束带将肘部和腕部固定，以能容纳一指为宜。另一侧安装护手板，肘关节微屈，用约束带将肘部和腕部固定<br>5. 固定下肢　双下肢伸直，双膝下宜垫膝枕，足下宜垫足跟垫。距离膝关节上 5cm 处用约束带固紧适宜，以能容纳四指为宜<br>6. 上手术麻醉头架并固定 |
| | （二）侧卧位安置 | 1. 再次核对　手术病人信息及手术部位<br>2. 安置体位　协助病人健侧卧于手术台，病人头戴手术帽（避免头发外露）<br>3. 调整体位　手术部位对准手术床背板与腿板折叠处。距腋下 10cm 处垫胸垫，腰下置腰垫，头下置头枕，高度平下侧肩高，使颈椎处于水平位置。双下肢屈曲约 45°，错开放置，下侧在前，上侧在后，两腿间垫软枕。调节手术床呈凸形，肾区显露充分<br>4. 背侧固定　背侧用挡板固定肩胛区及骶尾部<br>5. 腹侧固定　腹侧用固定挡板支持耻骨联合，与背侧挡板共同维持病人 90° 侧卧位<br>6. 固定上肢　下侧上肢置于托手板上，远端关节高于近端关节。术侧上肢屈曲呈抱球状，置于可调节托手架上并给予固定，远端关节稍低于近端关节，共同维持胸廓自然舒展<br>7. 固定下肢　膝关节及足下垫软垫，距离膝关节上和下 5cm 处各用约束带固紧适宜，以能容纳四指为宜<br>8. 上麻醉头架并固定 |
| | （三）俯卧位安置 | 1. 再次核对　手术病人信息及手术部位<br>2. 选择支撑物　根据手术方式和病人体型选择适宜的支撑物，并置于手术床上相应位置<br>3. 安置体位　病人头带手术帽（避免头发外露），麻醉成功后，采用轴线翻身法将病人安置于俯卧支撑物上<br>4. 调整体位　头部置于头托上，选择前额、两颊及下颌作为支撑点，检查头面部，根据病人的脸型调整头部支撑物的宽度。将前胸、肋骨两侧、髂前上棘、耻骨联合作为支撑点，保持布单平整<br>5. 固定上肢　将双上肢沿着关节生理旋转方向，自然向前放于头部两侧或置于托手架上，高度适中避免指端下垂，用约束带固定腕部和肘部，以容纳一指为宜<br>6. 固定下肢　双膝给予体位垫保护，避免双膝部悬空，双下肢略分开。踝关节自然弯曲，足尖悬空自然下垂。距离膝关节上 5cm 处用约束带，以容纳四指为宜<br>7. 避免受压　检查眼部、颧骨、鼻、口唇、腋窝、胸腹等部位是否受压。保护男性病人会阴部及女性病人乳房部。保持颈椎呈中立位，维持人体正常的生理弯曲<br>8. 上麻醉头架并固定 |
| 操作后 | 整理用物 | 拆除麻醉头架等，整理用物，物归原处 |
| 总体要求 | | 1. 正确安置体位<br>2. 操作娴熟，流程合理，注重人文关怀 |

## 【注意事项】

1. 根据病人身材选择大小合适体位垫。
2. 体位垫应柔软、平滑、有弹性,避免对皮肤造成刺激和压伤。
3. 当调整体位时,注意保护各种管道及气管插管通畅,避免脱出、扭曲或受压。
4. 避免肢体过度外展或约束带过紧造成神经损伤。

## 【实训评价】

1. 采用学生自评、生生互评和教师评价相结合的综合评价方式,三种评价分值占比为 3 : 3 : 4。总分、各分值和评分标准各院校可进一步细化。
2. 实训时各院校可根据实际情况,依托案例创设不同的情景,强化学生临床思维。

(郭秀珍)

# 实训项目二 ｜ 手术区域皮肤消毒与铺巾

## 【实训目的】

1. 掌握手术区域皮肤消毒、铺巾的目的及注意事项。
2. 能独立正确实施常见手术区域消毒、铺巾。
3. 具有无菌观念、高度责任心和慎独精神，能自觉遵守无菌操作原则。

## 【组织形式】

有条件的学校，可先利用虚拟仿真等信息化教学资源或临床见习熟悉操作流程再进行实训。无虚拟仿真实训平台或不便临床见习的学校，可利用模型和案例，在校内实训室先让学生操作，其他学生和教师点评纠错；后教师正确示范，学生分组练习；总结分析，教师再反馈示范，学生纠错规范操作。

## 【工作情景】

李××，男，45岁。因临床诊断"胃癌"，拟全身麻醉（简称全麻）下行胃癌根治术。
你作为器械护士，病人已安置体位，请你协助医生进行手术区域消毒和铺巾。

## 【过程与方法】

| | | |
|---|---|---|
| 评估与说明 | 核对信息 | 核对医嘱；核对病人信息 |
| | 评估病情 | 1. 病人的生命体征、病情发展变化和治疗情况等<br>2. 麻醉前用药的情况 |
| | 解释说明 | 解释手术区域消毒和铺巾的目的、配合要点及注意事项 |
| 操作前准备 | 护士准备 | 已做好手术人员无菌准备（外科洗手、穿无菌手术衣和戴无菌手套） |
| | 用物准备 | 器械台、器械桌、手术台、无菌手术衣包、无菌消毒包（内含碗盘、无菌辅料）、卵圆钳、0.5% 碘伏溶液等 |
| | 环境准备 | 安静、光线充足、符合无菌操作 |

| | 体位安置 | 已安置仰卧位,再次核对,手术区域充分暴露 |
|---|---|---|
| 操作过程 | 用物检查 | 器械护士:检查消毒包的包装、指示带、有效期和卵圆钳等<br>巡回护士:检查碘伏溶液的包装、是否开封和有效期等 |
| | 皮肤消毒 | 1. 物品递送 器械护士打开消毒包,将盛有无菌辅料的碗盘、卵圆钳递给消毒医师<br>2. 碘伏倒取 巡回护士倒取适量碘伏溶液入碗盘,让无菌辅料充分湿润<br>3. 消毒范围 以手术切口为中心,包括周围 15cm 的区域。(本案例消毒:上至两乳头连线,下至耻骨联合,两侧至腋中线的区域)<br>4. 消毒顺序 操作者站于病人右侧,先将碘伏溶液倒入肚脐少许,由腹部中线开始,沿纵轴方向自上而下、由内向外、左右交换进行涂擦,涂擦至脐部时注意绕过脐部,直到涂擦完整个消毒区<br>5. 消毒次数 第一遍消毒完毕后,更换敷料。当做第二遍和第三遍消毒时,不能超出上一遍的范围;第三遍消毒完毕,翻转卵圆钳用敷料的另一侧将肚脐内的碘伏蘸干<br>6. 注意事项<br>(1) 涂擦呈叠瓦式重叠少许,不要留空白,不能反复来回涂擦<br>(2) 操作者应始终保持"卵圆钳前端"低于"握持端"的姿势<br>(3) 若局部皮肤感染或特殊部位的手术,如胆瘘、脓肿、肛门、会阴部的手术,消毒的顺序应改为由外向内进行 |
| | 铺小方巾 | 1. 传递 器械护士将小方巾折边 1/3,第一、二、三块小方巾的折边朝向操作者,第四块小方巾的折边朝向器械护士自己,按顺序传递给操作者<br>2. 顺序 切口下方、上方及对侧,最后铺同侧。每块小方巾的内侧缘距切口线 3cm 以内,(如操作者医师已穿好无菌手术衣,则铺巾顺序改为:先切口下方、上方、同侧,最后对侧)<br>3. 固定 用布巾钳夹住四个交角处固定切口巾<br>4. 注意 若需少许调适,只许从内向外移动 |
| | 铺中单 | 1. 数量 切口的上、下方各铺 1 块,共 2 块无菌中单<br>2. 配合 器械护士应与医师各持一端配合铺中单<br>3. 注意 覆盖上方中单时需要注意应越过麻醉架,铺中单将手卷入布单内侧,铺巾者手勿触及其他物品 |
| | 铺大单 | 1. 放置 将有孔洞的剖腹大单对准切口,短端向头部、长端向足<br>2. 配合 器械护士应与医师各持一端配合铺大单<br>3. 顺序 先铺上方再铺下方,分别展开<br>4. 注意 短端盖住麻醉架,长端盖住器械托盘,两侧和足端应超过手术台下方 30cm。铺巾者手勿触及其他物品 |
| | 整理用物 | 物归原处,垃圾分类处理 |
| 总体要求 | | 1. 严格执行无菌操作<br>2. 操作娴熟,流程合理,注重人文关怀 |

## 【注意事项】

1. 消毒时不要蘸取过多消毒液,以免流到身体其他部位,灼伤皮肤。

2. 消毒范围一般以切口为中心向四周扩散 15~20cm。

3. 严格遵循铺单顺序和方法,通常第一层手术单是按照从相对清洁到清洁、由远至近的方向铺盖的。

4. 一般要求手术区周围应有 4~6 层无菌单,外周至少 2 层。

5. 手术中无菌区布单若被水或血浸湿,应加盖另一无菌单,以隔离无菌区。

## 【实训评价】

1. 采用学生自评、生生互评和教师评价相结合的综合评价方式,三种评价分值占比为 3∶3∶4。总分、各分值和评分标准各院校可进一步细化。

2. 实训时各院校可根据实际情况,依托案例创设不同的情境,强化学生临床思维。

（郭秀珍）

# 实训项目三 | 手术人员的无菌准备

## （外科手消毒、穿无菌手术衣、戴无菌手套）

## 【实训目的】

1. 掌握外科手消毒、穿无菌手术衣、戴无菌手套的方法和注意事项。
2. 能独立正确进行外科手消毒、穿无菌手术衣和戴无菌手套。
3. 具有严格的无菌观念和慎独精神，能自觉严格遵守无菌操作原则。

## 【组织形式】

有条件的学校，可先利用虚拟仿真等信息化教学资源或临床见习熟悉操作流程再进行实训。无虚拟仿真实训平台和不便临床见习的学校，可充分利用校内模拟手术室先让学生操作，其他学生和教师点评纠错；后教师正确示范，学生分组练习；总结分析，教师再反馈示范，学生纠错规范操作。

## 【工作情景】

你作为手术室护士，今天你将作为器械护士参与手术。请你进行手术人员的无菌准备。

## 【过程与方法】

| 操作前准备 | 护士准备 | 取下手表、戒指等身上饰物，换洗手衣，戴口罩、无菌帽，指甲干净平齐 |
|---|---|---|
| | 用物准备 | 消毒肥皂液、无菌毛刷、无菌毛巾、装有 70% 酒精溶液的桶、指甲剪等 |
| | 环境准备 | 安静、光线充足、符合无菌操作 |
| 操作过程 | 清洗手臂 | 在流动水下湿润双手及手臂，取消毒肥皂液适量，将双手及前臂洗净均匀涂抹搓擦双手及前臂至上臂下 1/3 或肘上 10cm 处，流水冲净 |
| | 刷洗手臂 | 用消毒毛刷蘸取消毒肥皂液刷洗双手及手臂，刷洗时从指尖到手腕、从手腕到肘及上臂 10cm 三个区域依次刷洗，两手臂交替进行，特别注意甲缘、甲沟、指蹼等处的刷洗，时间约 3min。一次刷完后，手指朝上肘向下，用清水冲洗手臂上的肥皂，然后更换消毒毛刷，同法刷洗第二、三遍，共约 10min |
| | 擦干手臂 | 用无菌毛巾从指尖至肘部擦干手臂，擦过肘部的毛巾不可再擦拭手部 |
| | 浸泡消毒 | 将双手及前臂浸泡于装有 70% 酒精溶液的桶内，浸泡至肘上 5~6cm 处，浸泡 5min |

| | | |
|---|---|---|
| 操作过程 | 自然晾干 | 双手置浸泡消毒后手臂保持胸前呈拱手姿势待干 |
| | 进手术室 | 双手呈拱手姿势,勿触及其他物品,进入手术间,准备穿无菌手术衣 |
| | 穿对开式无菌手术衣,戴无菌手套 | 1. 取无菌手术衣 器械护士自器械台上拿取无菌手术衣,左手托住衣服,右手提起衣领两角轻轻抖开,再用双手分别拎住两衣领角展开,看到手术衣内面及袖口刚好朝向自己<br>2. 将手术衣轻轻向前上方抛起,同时双手顺势插入衣袖内,两臂向前平伸<br>3. 巡回护士协助穿手术衣 巡回护士站在穿衣者后外侧,双手拿住手术衣肩部内面协助向后拉衣袖,使穿衣者双手露出袖端口,穿衣者手臂拱手于胸前准备戴无菌手套,巡回护士系好领带后递无菌手套于穿衣者<br>4. 戴无菌手套 用右手从手套袋内取出手套,注意拿住手套腕部的翻转处(手套内面),两只手套的掌面对合,大拇指向前,先套入左手,再套入右手。最后将手套腕部的翻折处翻上,包住手术衣的袖口<br>5. 器械护士解开前侧腰带,让巡回护士用无菌持物钳协助绕到前侧面再系上,无菌盐水冲净手套外面滑石粉 |
| | 整理用物 | 物归原处,垃圾分类处理 |
| 总体要求 | | 1. 严格执行无菌操作<br>2. 操作娴熟,流程合理,无菌观念强 |

## 【注意事项】

1. 外科手臂消毒

(1) 手部炎症者不宜参加手术,皮肤有破损者应先处理好伤口后再进行手消毒,手术时要戴双层无菌手套。

(2) 清洗双手时应清洁指甲下的污垢。

(3) 整个消毒过程中应保持手指朝上,让手的位置高于肘部。

(4) 刷手后的手臂、肘部不可触及他物,如不慎触及,视为污染,必须重新刷洗。

(5) 消毒后的双手应置于胸前,迅速进入手术室,避免污染。

(6) 每桶酒精应每周过滤并校对浓度至 70%。

2. 穿手术衣、戴手套

(1) 当穿手术衣时,不得用未戴手套的手拉衣袖或接触他处,以免污染。

(2) 手术衣不可触及有菌区域或有菌物品。

(3) 未戴手套的手不可触及手套的外面,而戴手套的手则不可触及未戴手套的手或另一手套的里面。

(4) 如发现手套有破损,应立即更换。

3. 连台手术更换手术衣和手套法 手术完毕,手套未曾破损,若需连续进行另一台手术时,必须更换手术衣及手套。其顺序如下:洗净手套上的血渍,在巡回护士协助下先脱手术衣,后脱手套。注意皮肤不与手术衣、手套外面接触。用流水冲去手上的滑石粉,用无菌毛巾擦干后,再涂抹一遍免洗消毒液待干。重新穿无菌手术衣、戴无菌手套。若先做的是感染手术,需连台手术时,必须按常规重新刷洗手。

## 碘伏洗手法、外科免刷手洗手法

（1）碘伏洗手法：肥皂水刷手法刷洗双手、前臂至肘上10cm，约3分钟，清水冲净，用无菌巾擦干。用浸透0.5%碘伏的纱布，依次分段涂抹手、前臂及肘上，注意涂满。换纱布再擦一遍，保持拱手姿势，自然干燥。

（2）外科免刷手洗手法（适用于专用的免洗手消毒液）：取适量的普通洗手液按七步洗手法清洗双手、前臂和肘上10cm，并认真揉搓，约60秒。手指朝上肘朝下，用清水冲净后擦干。取适量的手消毒剂于一手掌心，另一手指尖在该手掌心内揉搓；用剩余的手消毒剂从另一手腕部环形涂抹至肘上10cm；换手，重复。再取适量的手消毒剂于一手掌心，按七步洗手法顺序相互揉搓双手：掌心相对，手指并拢，相互揉搓；掌心相对，双手交叉指缝相互揉搓；掌心对手背沿指缝交换进行；弯曲各手指关节双手相扣进行揉搓；一手握住另一手大拇指旋转揉搓直至手腕，交替进行。揉搓双手直至手消毒剂干燥，双手呈拱手姿势置于胸前。

## 【实训评价】

1. 采用学生自评、生生互评和教师评价相结合的综合评价方式，三种评价分值占比为3:3:4。总分、各分值和评分标准各院校可进一步细化。

2. 实训时各院校可根据实际情况，依托案例创设不同的情景，强化学生临床思维。

（郭秀珍）

# 实训项目四 | 器械台管理及手术中的配合

## 【实训目的】

1. 掌握器械台管理原则及注意事项。
2. 能独立正确铺无菌器械台和管理无菌器械台；能说出阑尾切除术的过程及配合。
3. 树立无菌观念，自觉遵守无菌操作原则。

## 【组织形式】

有条件的学校，可先利用虚拟仿真等信息化教学资源熟悉操作流程再进行实训。无虚拟仿真实训平台的学校，可充分利用校内模拟手术室先让学生操作，其他学生和教师点评纠错；然后教师正确示范，学生分组练习；总结分析，教师再反馈示范，学生纠错规范操作。

## 【工作情景】

手术室安排你为一台胃大部分切除术做器械护士。请你做好器械台管理及配合完成手术。

## 【过程与方法】

| | | |
|---|---|---|
| 操作前准备 | 护士准备 | 符合器械护士要求及无菌操作要求 |
| | 用物准备 | 1. 器械台准备　根据手术的性质、范围选择器械台大小并准备无菌桌<br>2. 无菌物品准备　无菌手术包、无菌器械包、无菌敷料包、无菌持物钳等 |
| | 环境准备 | 安静、光线充足、符合手术操作要求 |
| 操作过程 | 铺无菌桌 | 由巡回护士准备清洁、干燥、平整、合适的器械台，并将手术包置于其上，用手打开包布的外层，再用无菌钳先远后近地打开第二层包布。器械护士刷手后用手打开第三层包布，注意无菌单至少下垂 30cm；穿无菌手术衣、戴无菌手套后，将器械分类、有序地摆放于器械台上 |
| | 铺器械托盘 | 用双层手术单包裹，并在其上再铺手术巾，将手术时常用器械和物品，如刀、剪、钳等放置其上 |
| | 共同清点器械物品 | 器械护士与巡回护士共同清点手术器械、敷料等物品并做好记录 |

| 操作过程 | 术中配合 | 手术开始后器械护士紧跟术中所需传递器械和物品、穿针线,并及时收回、擦洗,摆放整齐,术中严格遵守无菌操作原则 |
| --- | --- | --- |
| | 再次共同清点器械物品 | 关体腔前再次与巡回护士共同清点手术器械、敷料等物品与术前无误,尤其是缝针、小纱布,以免遗留在病人体内 |
| | 操作后处理 | 1. 手术后清洗、擦干手术器械<br>2. 手术衣等布类用品,装入防渗的帆布袋内,送被服处理中心集中处理 |
| 总体要求 | | 1. 严格执行无菌操作<br>2. 操作娴熟,流程合理,无菌观念强 |

## 【注意事项】

1. 无菌桌巾应铺置 4 层以上,桌巾下垂应当超过 30cm。

2. 手术开始后,该无菌器械桌仅对此手术病人是无菌的,对其他病人使用无菌物品时则属于污染的。

3. 已铺置未用的无菌桌保留时间为 4 小时。

4. 无菌物品包外包指示胶带变色,在有效期内。

5. 器械托盘应明确区分有菌区与无菌区,两区内物品不得触碰,不能跨越无菌区,防止污染。

6. 传递器械物品应面对面进行,不得在手术人员背后等有菌区传递。

7. 术中手套破损或污染应及时更换;手术布单湿透应随时加盖干无菌单;手术衣前臂或肘部不慎污染或湿透应立即加戴无菌袖套或更换手术衣。

8. 坠落于台面以下的手术用品,不得拾回再用,也暂不拿出手术间;术中若有器械物品添加,需一一计数,以免异物遗留。

9. 手术中已被污染的器械或物品不能再放回原处,如术中接触胃肠道等污染的器械应放置于弯盘容器内,勿与其他器械接触。

## 【实训评价】

1. 采用学生自评、生生互评和教师评价相结合的综合评价方式,三种评价分值占比为 3∶3∶4。总分、各分值和评分标准各院校可进一步细化。

2. 评价学生能否按照无菌操作原则铺无菌器械台和管理无菌器械台,对器械台管理原则及注意事项的掌握情况。

3. 实训时各院校可根据实际,创设模拟情景,叙述胃大部分切除术的过程及配合,提升学生临床实践能力。

(郭秀珍)

# 实训项目五 | 常见器械的辨认和使用

## 【实训目的】

1. 熟悉手术常用器械用途、正确传递器械方法。
2. 能为阑尾切除术做好术前器械准备。
3. 培养学生实践动手、团队协作能力，以及临床思维能力。

## 【组织形式】

可在实验室内模拟实景教学，分组练习并考核。条件允许可实施临床教学。

## 【过程与方法】

| 器械名称 | 种类或组成 | 作用 | 传递方法 |
|---|---|---|---|
| 手术刀 | 由刀柄、刀片构成 | 切开皮肤、组织 | 传递者左手握持刀片与刀柄衔接处背侧，将刀柄尾端递给操作者右手中 |
| 手术剪刀 | 组织剪、线剪 | 组织剪：游离或切开组织<br>线剪：剪断缝线 | 传递者握持手术剪的中部，弯剪将弯头向上，将剪柄尾端拍打在手术术者掌心上 |
| 钳类 | 血管钳（直、弯钳） | 分离、钳夹组织和止血 | 同手术剪刀 |
| | 持针器 | 夹持缝针缝合各种组织、持钳打结的操作 | 缝针的尖端朝上，针弧朝背、缝线搭在手背或垂于手心中 |
| | 布巾钳 | 固定手术区域的布巾、肋骨的固定 | 同手术剪刀 |
| | 卵圆钳（有齿、无齿） | 有齿卵圆钳：夹持传递器械、敷料，做皮肤消毒<br>无齿卵圆钳：夹提组织 | 同手术剪刀 |
| 手术镊 | 有齿镊、无齿镊，长镊、短镊 | 有齿镊：夹持皮肤、筋膜等较坚硬组织<br>无齿镊：夹持血管、神经等软组织，达到无创的目的 | 手握镊尖端，闭合开口，直立式传递 |

| 器械名称 | 种类或组成 | 作用 | 传递方法 |
|---|---|---|---|
| 拉钩 | 直角拉钩、S型拉钩、爪型拉钩、自动拉钩 | 直角拉钩：牵开腹壁<br>S型拉钩：牵开腹腔脏器<br>爪型拉钩：牵开头皮<br>自动拉钩：牵开显露胸、腹腔 | 传递拉钩前用生理盐水浸湿，握住拉钩前端，将柄端平行传递 |
| 吸引器 | | 吸走手术视野的血液、渗液及冲洗液 | 手握吸引器头平行传递 |

## 【注意事项】

1. 速度快、方法准、动作稳、器械对，手术者接过后无需调整方向即可使用。
2. 力度适当，达到提醒手术者注意为宜。
3. 根据手术过程，及时调换手术器械。
4. 传递手术器械时应快递快收，及时整理切口周围的器械，擦净血迹，防止掉落。
5. 污染的器械应放入指定容器内，不宜与其他器械混放、混用，注意隔离。

## 【实训评价】

1. 采用学生自评、生生互评和教师评价相结合的综合评价方式，三种评价分值占比为 3∶3∶4。总分、各分值和评分标准各院校可进一步细化。
2. 实训时各院校可根据实际，依托案例创设不同的情景，强化学生临床思维和实践能力。

（郭秀珍）

# 实训项目六 | 手术区皮肤准备

手术区皮肤准备,也称为备皮,是指在手术的相应部位剃除毛发并进行体表清洁的手术前准备工作,包括皮肤的清洗、清除毛发,有时还要做皮肤的消毒包扎处理等。目的是在不损伤皮肤完整性的前提下减少皮肤细菌数量,以降低感染的风险。

## 【实训目的】

1. 掌握备皮的适应证、操作步骤及注意事项。
2. 熟练地完成术前手术区的皮肤准备。
3. 注重人文关怀,能够与病人进行良好的沟通,以缓解病人的紧张情绪,培养学生责任心。

## 【组织形式】

教师可在模拟人上进行手术区皮肤准备的示教讲解,然后学生分组练习或模拟情境,最后抽考或小组评价,有条件可让学生进行临床见习。

## 【过程与方法】

| | | |
|---|---|---|
| 评估与说明 | 核对信息 | 核对医嘱;核对病人信息、手术部位 |
| | 解释说明 | 向病人解释备皮目的、备皮配合要求 |
| 操作前准备 | 护士准备 | 符合护士礼仪规范和操作要求,洗手、戴口罩、戴手套 |
| | 用物准备 | 治疗车、治疗盘、安全剃刀、刀片、弯盘、治疗碗内盛皂液棉球数只、持物钳、毛巾、棉签、70% 酒精、手电筒、一次性中单,脸盆内盛热水 |
| | 环境准备 | 安静、保护隐私、使用屏风 |
| | 病人准备 | 病人取符合备皮且舒适的体位 |
| 操作过程 | 再次核对解释 | 将病人接到处置室(如在病室内备皮应用床帘或屏风遮挡),注意保暖及照明,再次核对病人信息、手术部位,做好操作解释工作,取得病人的配合 |
| | 暴露备皮部位 | 铺一次性中单于备皮部位下方,暴露备皮部位 |
| | 备皮 | 用持物钳夹取皂液棉球涂擦备皮区域,一手绷紧皮肤,一手持剃刀,分区剃净毛发。如腹部手术者需用棉签蘸取 70% 酒精清除脐部污垢和油脂。四肢手术者,入院后应每日用温水浸泡手足 20min,并用肥皂水刷洗,剪去指(趾)甲和已浸软的胼胝 |
| | 检查 | 用手电筒照射检查毛发是否剃净 |

| | 局部清洁 | 用毛巾浸热水洗去局部毛发和皂液 |
|---|---|---|
| 操作过程 | 操作后处理 | 1. 安置病人，整理床单位<br>2. 再次核对医嘱、病人姓名、床号、腕带、手术部位、备皮要求<br>3. 观察病人操作后的情况 |
| 总体要求 | | 1. 操作过程中应具有责任心，动作轻柔、熟练，避免损伤皮肤，注意病人保暖，注意保护隐私<br>2. 操作娴熟，流程合理，无菌观念强 |

## 【注意事项】

1. 皮肤准备范围

(1) 颅脑手术：全部头皮，包括前额、两鬓及颈后皮肤。术前 3 日剪短头发，每日洗头 1 次（急症病人例外）；术前 2 小时剃净头发及颈后毛发，保留眉毛，剃后用肥皂洗头，并戴清洁帽子。

(2) 颈部手术：上至唇下，下至胸骨角，两侧至斜方肌前缘。

(3) 胸部手术：上自锁骨上，下至脐水平，前后胸范围均应超过中线 5cm 以上，包括患侧上臂和腋下。

(4) 上腹部手术：上起乳头连线，下至耻骨联合，两侧至腋后线。

(5) 下腹部手术：上至剑突，下至股部上 1/3 前内侧，两侧至腋后线，清洁脐孔，并剃除阴毛。

(6) 肾手术：上起两乳头水平连线，下至耻骨联合，前后均过正中线，清洁脐孔。

(7) 腹股沟区及阴囊手术：上自脐平线，下至大腿上 1/3 内侧，两侧至腋后线，包括会阴部，剃除阴毛。阴囊、阴茎部手术入院后每日温水浸泡，用肥皂水洗净，于术前一日备皮。

(8) 会阴及肛周手术：自髂前上棘至大腿上 1/3 前、内、后侧，包括会阴部及臀部。

(9) 四肢手术：以切口为中心、上下各 20cm 以上，一般患侧整个肢体都需准备。

(10) 颜面及口腔手术：颜面尽量保留眉毛，不予剃除；口腔手术入院后应保持口腔清洁卫生，入手术室前用复方硼酸溶液漱口。

(11) 骨、关节、肌腱手术：手术前 3 日开始皮肤准备，第 1、2 日先用肥皂水洗净患侧，并用 70% 酒精消毒后再用无菌巾包裹；第 3 日进行剃毛、刷洗，70% 酒精消毒后用无菌巾包扎手术野，待手术晨重新消毒后，用无菌巾包扎。

2. 保持皮肤完整性　剃刀片应锐利，剃毛前将皂液棉球蘸取少量热水后再涂擦于病人皮肤。剃毛时，应绷紧皮肤，不能逆行剃除毛发，以免损伤毛囊。剃毛后须检查皮肤有无割痕或发红等异常状况，一旦发现应详细记录并通知医师。

## 【实训评价】

1. 采用学生自评、生生互评和教师评价相结合的综合评价方式，三种评价分值占比为 3:3:4。总分、各分值和评分标准各院校可进一步细化。

2. 实训时各院校可根据实际，依托案例创设不同的情景，强化学生临床思维。

（郭秀珍）

# 实训项目七 | 普通引流管病人的护理

## 【实训目的】

1. 掌握普通引流管的护理操作步骤及注意事项。
2. 能独立正确实施普通引流管的护理操作。
3. 注重人文关怀,能与病人有效沟通与解释。

## 【组织形式】

案例导入,教师边示教边讲解,学生认真观察学习;分组练习,小组展示自评互评,教师点评纠错;总结分析,教师反馈正确示范,学生纠错规范操作。

## 【工作情景】

张××,男,50岁,因肺部肿瘤行胸腔手术。术后,医生安置了胸腔闭式引流管。作为主管护士,请及时更换引流瓶,定期观察引流液量和性状,注意维持引流管通畅,避免感染和其他并发症的发生。

## 【过程与方法】

| | | |
|---|---|---|
| 评估与说明 | 核对信息 | 核对医嘱;核对病人信息 |
| | 评估病情 | 病人的病情、治疗、意识与合作能力 |
| | 解释说明 | 告知普通引流管护理目的、重要性及相关注意事项 |
| 操作前准备 | 护士准备 | 着装规范,检查(修剪)指甲,洗手,戴口罩 |
| | 用物准备 | 治疗车、治疗盘、血管钳1把、一次性引流袋1个、消毒弯盘、消毒纱布、镊子1把、PVP碘液、棉签、污物桶 |
| | 环境准备 | 光线充足、温度适宜,关闭门窗、屏风或床帘遮挡 |
| 操作过程 | 安置病人 | 再次核对,做好解释工作,取得病人配合,协助病人取舒适体位,注意保暖 |
| | 评估伤口 | 检查伤口,暴露引流管,松开别针 |
| | 检查用物 | 检查无菌引流袋是否密封,是否在有效期内。打开外包装,检查引流袋有无破损或管子扭曲 |
| | 铺治疗巾 | 将引流袋挂于床沿,引流管下铺治疗巾 |

| | | |
|---|---|---|
| 操作过程 | 夹闭引流管 | 挤压引流管,用血管钳夹住引流管尾端上 3cm |
| | 初次消毒 | 用碘伏棉签消毒引流管连接处,先以接口为中心环形消毒,然后向接口以上及以下各纵行消毒 2.5cm |
| | 取下引流袋 | 用左手取无菌纱布裹住连接处,分离引流管与引流袋,取下原引流袋 |
| | 再次消毒 | 用碘伏棉签再次消毒引流管管口 |
| | 连接固定 | 连接无菌引流袋,松开血管钳并挤压引流管,观察是否通畅,将引流管固定 |
| 操作后处理 | 继续观察 | 病人有无不适、引流有无异常 |
| | 整理用物 | 整理用物→垃圾分类处理→脱手套→取舒适体位→整理衣物、床单位和用物 |
| | 记录宣教 | 洗手→正确记录引流液量、性质→告知相关注意事项 |
| 总体要求 | 1. 严格执行无菌操作 2. 操作娴熟,流程合理,注重人文关怀 | |

## 【注意事项】

1. 严格无菌操作,保持引流袋位置低于引流部位,引流袋 1 周可更换 1~2 次(引流液有性状、颜色改变需及时更换)。

2. 保持引流管通畅,定时自引流管近端向远端挤压,避免引流管折叠、扭曲、受压。

3. 观察引流液的量、性状、色泽变化,与病情是否相符等,每天记录,发现异常,及时与医生联系。

4. 妥善固定引流管,以防滑脱,嘱病人活动时勿将引流管拉脱。

5. 负压引流瓶更换方法相同。

## 【实训评价】

1. 采用学生自评、生生互评和教师评价相结合综合评价方式,三种评价分值占比为 3 : 3 : 4。总分、各项分值和评分标准各院校可进一步细化。

2. 实训时各院校可根据实际,依托案例创设不同的工作情景,强化学生临床思维。

(夏春红)

# 实训项目八 | 清创与换药技术

## 【实训目的】

1. 掌握一般伤口清创缝合及换药的操作步骤及护理配合。
2. 熟悉一般伤口清创时机、清创缝合注意事项及换药原则。
3. 能独立正确实施换药，正确配合医生完成清创缝合。
4. 具有爱护突发损伤病人的意识，理解损伤病人情绪变化和心理反应，积极救助损伤病人的行为。

## 【组织形式】

案例导入，教师边示教边讲解，学生认真观察学习；分组练习，小组展示自评互评，教师点评纠错；总结分析，教师反馈正确示范，学生纠错规范操作。

## 【工作情景】

赵×，男，35岁，因车祸导致右前臂开放性损伤急诊入院。体格检查：T 36.2℃，P 110次/min，R 25次/min，BP 120/80mmHg。病人右前臂可见开放性伤口，有泥土污染征象，主诉疼痛剧烈。

为保证伤口清洁，争取一期缝合。你作为责任护士，请协助医师为病人进行清创缝合并换药。

## 【清创缝合过程与方法】

| | | |
|---|---|---|
| 评估与说明 | 核对信息 | 核对医嘱；核对病人信息 |
| | 评估病情 | 一般情况、伤口情况，有无神经、血管、肌腱损伤 |
| | 解释说明 | 解释清创缝合的目的、配合要点及注意事项 |
| 操作前准备 | 护士准备 | 着装规范，检查(修剪)指甲，洗手，戴口罩 |
| | 用物准备 | 清创包、2双无菌手套、消毒棉球、注射器、无菌敷料、无菌生理盐水、3%过氧化氢溶液、2%利多卡因，医用胶布等 |
| | 环境准备 | 光线充足、温度适宜、安静整洁 |

| | | |
|---|---|---|
| 操作过程 | 体位安置 | 再次核对,协助病人取合适体位,充分暴露伤口,戴无菌手套 |
| | 用物检查 | 包装完好,在有效期内 |
| | 配合医生清洗皮肤 | 先用无菌敷料覆盖伤口,用无菌毛刷和肥皂液,清洗伤口周围皮肤,清除污物。若有油污可用汽油或乙醚擦净,再以生理盐水冲洗干净 |
| | 配合医生清洗伤口 | 揭去覆盖伤口的敷料,配合医生用消毒镊子或无菌敷料轻轻除去伤口内的污物、血凝块和异物。用生理盐水反复冲洗伤口,可按生理盐水→3%过氧化氢→生理盐水,反复冲洗3~4遍 |
| | 配合医生消毒铺巾 | 更换无菌手套和器械以及覆盖伤口的敷料,1%~2%碘伏消毒伤口周围皮肤,戴无菌手套,铺无菌手术巾 |
| | 麻醉 | 配合医生用2%利多卡因行局部麻醉 |
| | 配合医生修整创缘 | 对创缘不整齐者,沿原伤口切除创缘1~2mm,使创缘整齐,必要时可扩大伤口;仔细检查伤口,由浅至深,切除失活的组织,清除血块及异物,彻底止血;修复损伤的肌腱、神经和重要血管 |
| | 配合医生缝合伤口 | (1)进针:缝合时左手持有齿镊,提起皮肤边缘,右手持持针器,用手腕及手臂力垂直进针,经皮下从对侧切口皮缘穿出<br>(2)拔针:拔针时可用有齿镊顺针前端的弧度外拔,同时持针器从针后部顺势前推<br>(3)出针和夹针:当针要完全拔出时,阻力已经很小,可松开持针器,单用镊子夹针外拔,持针器迅速转位再夹针体(后1/3弧处),将针完全拔出<br>(4)打结:可用持针器或徒手打结(方结、外科结、三重结);以间断缝合为佳,一般每针距离皮缘约0.5~0.6cm,针距约1.0~1.2cm,用线剪剪缝合线头一般为5~8mm<br>(5)对合:用有齿镊对合皮缘,再次消毒皮肤 |
| | 包扎固定 | 用无菌敷料覆盖伤口,胶布固定,粘贴方向与伤口轴线相垂直,肢体不宜环形粘贴,以免影响血液循环 |
| 操作后处理 | 继续观察 | 病人有无不适、伤口有无出血等异常 |
| | 整理用物 | 整理用物→垃圾分类处理→脱手套→取舒适体位→整理床单位 |
| | 记录宣教 | 洗手→记录→告知相关注意事项 |
| 总体要求 | | 1.严格遵守无菌操作原则<br>2.操作娴熟,流程合理,注重人文关怀 |

## 【换药过程与方法】

| | | |
|---|---|---|
| 评估与说明 | 核对信息 | 核对医嘱;核对病人信息 |
| | 评估病情 | 伤口愈合情况,有无红、肿、液体渗出、脓液形成等 |
| | 解释说明 | 解释换药的目的、配合要点及注意事项 |
| 操作前准备 | 护士准备 | 着装规范,检查(修剪)指甲,洗手,戴口罩 |
| | 用物准备 | 换药包、引流条、绷带、胶布等 |
| | 环境准备 | 光线充足、温度适宜、安静整洁 |

| | | |
|---|---|---|
| 操作过程 | 体位安置 | 再次核对,协助病人取合适体位,充分暴露伤口,注意遮挡 |
| | 用物检查 | 包装完好、在有效期内 |
| | 揭去敷料 | 用手揭去外层敷料,用镊子揭去内层敷料,揭开方向与伤口纵轴一致。如内层敷料与伤口粘连,应使用无菌生理盐水浸湿后再揭去 |
| | 消毒伤口 | 取无菌镊子夹取消毒棉球,按照无菌操作的原则传递给另一把镊子,消毒伤口及周围的皮肤 |
| | 覆盖敷料 | 用无菌镊子夹取无菌敷料,按照无菌操作的原则传递给另一把镊子,将无菌敷料覆盖伤口 |
| | 包扎固定 | 胶布固定,粘贴方向与伤口轴线相垂直,肢体不宜环形粘贴,以免影响血液循环 |
| 操作后处理 | 继续观察 | 病人有无不适,伤口有无出血、感染等异常 |
| | 整理用物 | 整理用物→垃圾分类处理→取舒适体位→整理床单位 |
| | 记录宣教 | 洗手→记录→告知相关注意事项 |
| 总体要求 | 1. 严格遵守无菌操作原则 2. 操作娴熟,流程合理,注重人文关怀 | |

## 【注意事项】

1. 严格遵守无菌操作原则,防止医源性感染。

2. 注意换药的顺序,先清洁伤口,再处理污染伤口,最后处理感染伤口。

3. 脓肿切开引流的伤口,换药时要将脓液清除干净,置引流条时要送达脓腔底部,但不可堵塞外口。

4. 更换敷料的厚度,至少要达到8~12层,更换次数根据伤口情况决定。

## 【实训评价】

1. 采用学生自评、生生互评和教师评价相结合综合评价方式,三种评价分值占比为3:3:4。总分、各项分值和评分标准各院校可进一步细化。

2. 实训时各院校可根据实际,依托案例创设不同的工作情景,强化学生临床思维。

(宁艳娇)

# 实训项目九 ｜ 脑室外引流病人的护理

## 【实训目的】

1. 掌握脑室外引流的适应证、操作步骤及注意事项。
2. 能独立正确实施脑室引流管的护理，对病人和家属进行正确的健康指导。
3. 具有严格的无菌操作观念，具有高度责任感，能与病人和家属进行良好的沟通。

## 【组织形式】

1. 小组教学案例导入，教师进行示教讲解，学生认真观察学习。
2. 分组练习，小组展示自评互评，教师点评纠错。
3. 总结分析，教师反馈正确示范，学生纠错规范操作。

## 【工作情景】

李 ××，男，72 岁。"头痛伴呕吐 5 日伴加重 1 日"为主诉入院，临床诊断"第四脑室占位性病变"。在全麻下行"第四脑室占位病变切除术＋脑室减压术"。现术后第 2 日，病人对答合理，双瞳孔等大等圆，直径 3mm，对光反应灵敏。脑室引流管固定可靠且通畅，引流出黄色澄清液体。

作为责任护士，请为李先生进行脑室引流管的护理。

## 【过程与方法】

| | 核对信息 | 核对医嘱；核对病人信息 |
|---|---|---|
| 评估与说明 | 评估病情 | 1. 了解病人有无头痛、恶心及呕吐等症状，评估其意识状态、生命体征、瞳孔及肢体活动情况<br>2. 检查脑室引流管引流液色、质、量<br>3. 检查脑室引流管口敷料情况<br>4. 评估病人对疾病的认知及合作程度 |
| | 解释说明 | 向清醒病人解释目的、配合要点及注意事项，取得病人配合 |
| 操作前准备 | 护士准备 | 着装规范，检查(修剪)指甲，洗手，戴口罩 |
| | 病人准备 | 取卧位或半卧位，暴露置管位置。小儿及意识不清病人应适当约束其双手，避免将引流管拔出 |

| | | |
|---|---|---|
| 操作前准备 | 用物准备 | 治疗车、无菌治疗盘、脑室外引流袋（管）、无菌换药包（内含镊子两把，消毒棉球多个、两块纱布等）、无菌治疗巾、止血钳、无菌手套、量尺、手消毒液、胶布、医疗垃圾桶和生活垃圾桶 |
| | 环境准备 | 光线充足、温度适宜，关闭门窗，屏风或床帘遮挡 |
| 操作过程 | 体位安置 | 再次核对病人姓名、床号及医嘱，协助病人取适宜体位，暴露引流管部位 |
| | 检查引流情况 | 在引流管与连接管下方铺治疗巾，评估引流情况，观察引流管是否通畅 |
| | 打开无菌换药包 | 打开引流管外包装，悬挂于引流架上。打开引流管与连接管接口处覆盖的纱布。打开无菌换药包，将碘伏倒入弯盘内棉球上，撕开无菌纱布外包装，用持物钳将纱布放于弯盘中。将弯盘置于治疗巾上，将引流管与连接管接口处放置在弯盘内 |
| | 分离引流袋 | 戴无菌手套，用止血钳夹闭引流管与引流袋连结处上方，分离引流袋 |
| | 消毒 | 戴无菌手套，用消毒棉球，以接口为中心，先环形消毒引流管接口处及上方2.5~3cm，再消毒引流管接口及下方2.5~3cm。消毒2~3遍 |
| | 更换引流袋 | 拿纱布放于手心，将纱布放在引流管下面，脱开引流管接口，放于弯盘内，消毒引流管横截面，取三通与引流管连接，再与脑室外引流装置连接。取纱布包裹引流管，用胶布粘好 |
| | 观察引流情况 | 测量引流管最高点位，其高度应高于侧脑室平面10~15cm固定。松开止血钳，观察引流是否通畅 |
| | 整理用物 | 整理用物，取下的引流袋置于医疗垃圾桶 |
| | 标注时间 | 脱手套，在引流袋上注明更换时间；协助病人取舒适体位，告知病人注意事项 |
| | 记录 | 洗手，记录脑室外引流液色、质、量，以及病人反应 |
| | 宣教内容 | 管路相关宣教：引流管高度已经调节好了，请您勿随意调节，要保持引流管通畅，防止引流管打折、受压及扭曲，翻身时避免牵拉引流管，避免脱出。如果您出现头痛、恶心、呕吐等不适症状，请及时按呼叫器通知我们，我们也会定时巡视病房，感谢您的配合 |
| 总体要求 | | 1. 严格执行无菌操作及查对制度<br>2. 操作方法正确，引流管更换顺利，引流通畅<br>3. 能正确观察和记录引流情况，发现问题及时报告医师 |

## 【注意事项】

1. 妥善固定引流管开口需要高于侧脑室平面10~15cm，以保持正常颅内压。
2. 保持引流通畅防止引流管受压、扭曲、折叠、成角，翻身时应避免牵拉引流管。
3. 注意引流速度和量禁忌流速过快，避免颅内压骤降造成危险，每日引流量不超过500ml为宜，因正常脑脊液每日分泌量为400~500ml。不可随意调整和提拎引流瓶，做CT等检查时，须关闭引流管开关，检查后及时打开，初始速度宜缓慢。
4. 严格执行无菌操作 更换引流袋时先夹闭引流管，以防脑脊液逆流，注意整个装置无菌。

5. 观察和记录　观察和记录脑脊液色、质、量，正常脑脊液是无色透明液体，若有大量鲜血，提示脑室内出血；若为混浊，则提示感染。

6. 拔管　引流管放置一般不宜超过 5~7 日，开颅术后脑室引流管一般放置 3~4 日，拔管前行夹管试验，观察有无颅内压增高征象；拔管后如有脑脊液漏，应告知医生妥善处理，以免引起颅内感染。

7. 拔管后注意事项　拔管后应注意病人的意识及瞳孔变化，头皮伤口是否合拢，有无脑脊液漏，敷料有无渗血、渗液等。

## 【实训评价】

1. 采用学生自评、生生互评和教师评价相结合综合评价方式，三种评价分值占比为3∶3∶4。总分、各项分值和评分标准各院校可进一步细化。

2. 实训时各院校可根据实际，依托案例创设不同的工作情景，强化学生临床思维。

（刘　卫）

# 实训项目十 ｜ 更换胸腔闭式引流瓶技术

## 【实训目的】

1. 掌握胸腔闭式引流的目的、适应证和护理措施。
2. 独立正确完成胸腔闭式引流瓶的更换，并能对病人和家属能进行正确的健康指导。
3. 具有尊重、同情、关心胸腔闭式引流病人和保护病人隐私的意识和行为。

## 【组织形式】

案例导入，教师边示教边讲解，学生认真观察学习；分组练习，小组展示自评互评，教师点评纠错；总结分析，教师反馈正确示范，学生纠错规范操作。

## 【工作情景】

李 ××，男，62 岁。于昨日在全麻下行右肺下叶切除术，术后留置胸腔闭式引流管。体格检查：T 36.8℃，P 86 次 /min，R 20 次 /min，BP 120/80mmHg。神清合作，一般情况可，术后 16 小时引流血性液 180ml，医嘱：胸腔闭式引流护理。你作为责任护士，早晨 6：00 应如何更换胸腔闭式引流瓶，请正确实施胸腔闭式引流的护理。

## 【过程与方法】

| | | |
|---|---|---|
| 评估与说明 | 核对医嘱 | 核对医嘱，查阅病历了解病人病情、神志、生命体征、心理状态、自理能力、配合程度等 |
| | 评估病情 | 一般情况、胸腔闭式引流管留置日期、时间，引流管是否通畅，是否有气体溢出，引流液的色、质、量，敷料有无渗血、渗液，引流管周围有无皮下气肿等 |
| | 解释说明 | 向病人解释更换引流瓶的目的、方法、配合要点及注意事项，取得配合 |
| 操作前准备 | 护士准备 | 着装规范，检查(修剪)指甲，洗手，戴口罩 |
| | 用物准备 | 治疗车上放置：①胸腔闭式引流装置一套、500ml 生理盐水 1 瓶；②治疗盘内备：安尔碘、棉签、无齿血管钳 2 把、标签、弯盘、一次性治疗巾、胶布、起瓶器、无菌纱布、手套、执行单、笔；③速干手消毒剂<br>治疗车下层：生活垃圾桶、医疗垃圾桶 |
| | 环境准备 | 光线充足、温度适宜，关闭门窗、屏风或隔帘遮挡 |

| | | |
|---|---|---|
| 操作过程 | 再次核对 | 携用物至病人床旁,再次核对 |
| | 体位安置 | 协助病人取合适卧位:将治疗巾垫于床上引流管下方,弯盘放于治疗巾上 |
| | 用物检查 | 手消液消毒双手,检查外包装、有效期、水封瓶有无破损等,检查生理盐水 |
| | 倒无菌生理盐水 | 打开引流瓶外包装,拧紧引流瓶盖,按取无菌溶液法将生理盐水 500ml 倒入胸腔闭式引流瓶内(注水量以长管在液面下 3~4cm 为宜),并用标签在引流瓶的水平线上做好标记,注明更换日期、时间及水量 |
| | 连接引流装置 | 正确连接水封瓶、引流管,保持管道接头无菌 |
| | 双向夹闭引流管 | 挤压引流管,用 2 把血管钳双重相向夹闭引流管上端 |
| | 断开引流管 | 揭下接口处胶布,戴手套,从接头处断开胸腔闭式引流管,将引流瓶放于治疗车下层,观察引流液的色、质、量 |
| | 消毒、连接 | 消毒引流管口,连接胸腔引流管与新引流瓶,确认各接头处连接紧密 |
| | 观察、固定 | 脱手套,打开血管钳,观察水封瓶内水柱波动情况,一般波动幅度在 4~6cm,然后用胶布固定接头处 |
| | 正确放置引流瓶 | 将引流瓶放于安全处,引流瓶的位置低于胸腔引流口 60~100cm 的位置 |
| | 体位安置 | 协助取舒适卧位,整理床单位 |
| | 核对、签字 | 再次核对病人,在执行单上签日期、时间、全名 |
| | 健康宣教 | 嘱病人不要拔出引流管,保持密闭状态,告知病人注意事项 |
| 操作后处理 | 继续观察 | 随时观察病人反应、引流有无异常 |
| | 处理用物 | 外包装放入生活垃圾桶;治疗巾、棉签、纱布等放入医疗垃圾桶内;弯盘、血管钳放在污染处待消毒;引流瓶、引流液按医院规定处理 |
| | 记录 | 洗手,在护理记录单上记录更换胸腔闭式引流瓶的日期、时间、引流液色、质、量,病人反应并签全名 |
| 总体要求 | 1. 严格执行无菌操作<br>2. 操作娴熟,流程合理,随时观察病人反应,注重隐私保护、人文关怀 | |

## 【注意事项】

1. 保持胸腔闭式引流系统的密闭　①引流管周围用凡士林纱布严密覆盖;②水封瓶保持直立,长管没入水中 3~4cm;③当更换引流瓶或搬动病人时,先用止血钳双向夹闭引流管,防止空气进入,放松止血钳前,先将引流瓶放于低于引流口平面的位置;④随时检查整个引流装置是否密闭,防止引流管脱落。

2. 严格无菌操作,防止逆行感染　①保持引流装置无菌,定时更换胸腔闭式引流瓶,并严格遵守无菌技术操作原则;②保持胸壁引流口处敷料清洁、干燥,一旦渗湿或污染,及时更换;③引流瓶位置应低于胸壁引流口平面 60~100cm,依靠重力引流,防止瓶内液体逆流入胸腔,造成逆行感染。

3. 保持引流通畅　通畅时有气体或液体排出,或长管中的水柱随呼吸上下波动。

①最常用的体位是半坐卧位,术后病人血压平稳,应抬高床头30°~60°,以利于引流;②定时挤压引流管,防止引流管受压、扭曲、阻塞;③鼓励病人咳嗽、深呼吸和变换体位,以利于胸腔内气体和液体排出,促进肺复张。

4.观察和记录引流 ①观察引流液的色、质、量,并准确记录;②密切观察水封瓶长管内水柱波动情况,一般水柱上下波动范围约为4~6cm。若水柱波动幅度过大,提示可能存在肺不张;深呼吸或咳嗽时水封瓶内出现气泡,提示胸腔内有积气;若水柱无波动,提示引流管不通畅或肺已复张。

5.妥善固定 妥善固定引流管,将引流瓶置于安全处,并妥善安置,以免被意外踢倒。

## 【实训评价】

1.采用学生自评、生生互评和教师评价相结合综合评价方式,三种评价分值占比为3:3:4。总分、各项分值和评分标准各院校可进一步细化。

2.实训时各院校可根据实际,依托案例创设不同的工作情景,强化学生临床思维。

(王建荣)

# 实训项目十一 | 胃肠减压病人的护理

## 【实训目的】

1. 掌握胃肠减压的目的、适应证及护理措施。
2. 独立正确实施胃肠减压和进行个性化的健康指导。
3. 具有尊重、同情、关心胃肠减压病人的意识和行为。

## 【组织形式】

有条件的学校,可先利用虚拟仿真等信息化教学资源熟悉操作流程再进行实训。无虚拟仿真实训平台,可利用模型和案例,在鼻饲法基础上,先让学生操作,其他学生和教师点评纠错;后教师正确示范,学生分组练习;总结分析,教师再反馈示范,学生纠错规范操作。

## 【工作情景】

蓝××,女,31岁,有胃十二指肠溃疡病史。昨夜晚餐后感到上腹不适,今晨 2 点起中上腹绞痛,不伴恶心、呕血、黑便、少尿等症状,今日 14 点感觉疼痛加重,伴腹胀。行相关检查后,以"消化道穿孔"收治入院,拟行手术治疗。

为防止胃肠内容物经破口继续漏入腹腔,医嘱:胃肠减压。你作为主管护士,请实施胃肠减压。

## 【过程与方法】

| | | |
|---|---|---|
| 评估与说明 | 核对信息 | 核对医嘱;核对病人信息 |
| | 评估病情 | 1. 病人的生命体征、病情发展变化和治疗情况等<br>2. 胃肠减压的适应证和留置目的 |
| | 解释说明 | 解释胃肠减压目的、配合要点及注意事项 |
| 操作前准备 | 护士准备 | 着装规范,检查(修剪)指甲,洗手,戴口罩 |
| | 用物准备 | 治疗车、治疗盘、治疗巾、生理盐水、一次性胃管、负压引流装置 1 套,镊子、压舌板、手消毒液、棉签、纱布、20ml 注射器、石蜡油棉球、听诊器、胶布、无菌手套、污物桶、手电筒、弯盘等 |
| | 环境准备 | 安静、光线充足、符合无菌操作 |

| | | |
|---|---|---|
| **操作过程** | 体位安置 | 再次核对,取半卧位(昏迷者取平卧位) |
| | 用物检查 | 核对和检查物品:包装完好、在有效期内 |
| | 检查清洁 | 检查鼻腔并清洁鼻腔;检查口腔,如有活动性义齿则取出 |
| | 置管前准备 | 戴口罩、手套,铺治疗巾,检查胃管 |
| | 测量置管长度 | 从发际线至剑突,成人插入长度为55~60cm |
| | 置入胃管 | 用石蜡油润滑拟置入的胃管,将胃管末段缠绕在左手,右手持镊子夹持胃管头部沿通气较好一侧鼻孔缓慢插入,当插入14~16cm时嘱病人做吞咽动作,顺势将胃管推进,直至预定长度 |
| | 检查确认 | 嘱病人张口,用压舌板下压舌面,检查胃管是否盘曲在口中。如无,取注射连接与胃管末端回抽,如有胃液抽出说明胃管在胃内 |
| | 固定胃管 | 用胶布将胃管固定于一侧鼻翼和面颊 |
| | 连接负压装置 | 调节负压装置,并将与胃管连接,固定于床沿 |
| | 观察引流 | 观察引流是否通畅,观察引流液的颜色、量等 |
| | 拔除胃管 | 拔管指征:病情好转、肠蠕动恢复、腹胀消失、肛门排气 |
| | | 拔管:胃管与胃肠减压器分离,反折胃管末端,嘱病人屏气,迅速拔出胃管 |
| | | 清洁:擦净病人的鼻孔、面部 |
| **操作后处理** | 安置病人 | 取舒适体位,整理用物 |
| | 整理用物 | 引流液按医院规定处理,引流装置毁形后集中处理 |
| | 记录宣教 | 洗手→记录→告知相关注意事项 |
| **总体要求** | | 1. 严格执行无菌操作<br>2. 操作娴熟,流程合理,注重人文关怀 |

## 【注意事项】

1. 插管前,护患双方应有效沟通,取得病人及家属的理解和配合。

2. 妥善固定胃肠减压管,避免扭曲、受压或脱出。胃管脱出后应严密观察病情,不应再盲目插入。引流装置及引流接管应每日更换1次。

3. 保持胃管的通畅和维持有效的负压,经常挤压胃管,防止内容物阻塞,每天用生理盐水冲洗胃管1次,每次30~40ml,如有阻塞应随时冲洗并及时吸出。

4. 观察并记录引流液的量和性状,一般胃肠手术后24小时内,引流液多呈暗红色,量较多,2~3日后逐渐减少。如有鲜红色液体吸出,说明有出血,应停止胃肠减压,及时报告医师。

5. 减压期间病人应禁食及停止口服药物,如医嘱指定从胃管内注入药物时,将胃管夹住,暂停胃肠减压1小时,以免药物被吸出。胃肠减压时间较长时,应每天进行口腔护理,预防口腔感染和呼吸道感染,并给予雾化吸入以保护口咽部黏膜。同时静脉补充液体,维持水、电解质平衡。

## 【实训评价】

1. 采用学生自评、生生互评和教师评价相结合综合评价方式，三种评价分值占比为 3∶3∶4。总分、各项分值和评分标准各院校可进一步细化。

2. 实训时各院校可根据实际情况，依托案例创设不同的工作情景，强化学生临床思维。

（钱立晶）

# 实训项目十二 ｜ 肠造口病人的护理

## 【实训目的】

1. 掌握肠造口的护理措施及注意事项。
2. 能独立正确实施肠造口的护理，对病人和家属进行操作指导。
3. 具有尊重、同情、关心肠造口病人和保护病人隐私的意识和行为。

## 【组织形式】

案例导入，教师边示教边讲解，学生认真观察学习；分组练习，小组展示自评互评，教师点评纠错；总结分析，教师反馈正确示范，学生纠错规范操作。

## 【工作情景】

刘××，男，37岁，3个月前，发现大便次数增加，带有脓液，出现腹痛、消瘦、贫血等症状。临床诊断为"直肠癌"，行腹会阴联合直肠癌根治术（迈尔斯手术），结肠造口。今天是手术后第4日，需更换造口袋。你作为责任护士，请实施肠造口护理。

## 【过程与方法】

| | | |
|---|---|---|
| 评估与说明 | 核对信息 | 核对病人信息 |
| | 评估病情 | 肠造口黏膜颜色、高度、形状和大小，造口袋类型，造口袋内容物情况 |
| | 解释说明 | 解释更换造口袋目的、配合要求及注意事项 |
| 操作前准备 | 护士准备 | 着装规范，检查（修剪）指甲，洗手，戴口罩 |
| | 用物准备 | 治疗车、治疗盘、测量尺、纱布、小毛巾、纸巾、生理盐水或温水、盆、造口袋及夹子、造口专用剪、记录卡、治疗巾、手套、医疗垃圾桶和生活垃圾桶。必要时备造口保护粉、防漏膏/条 |
| | 环境准备 | 光线充足、温度适宜，关闭门窗、屏风或床帘遮挡 |
| 操作过程 | 体位安置 | 再次核对，协助病人取平卧位 |
| | 用物检查 | 包装和有效期 |
| | 取下造口袋 | 垫治疗巾→戴手套→从上至下揭除造口底盘 |

| | | |
|---|---|---|
| 操作过程 | 清洁造口 | 用生理盐水或温水纱布由外向内清洁造口周围皮肤及造口黏膜→干纱布或纸巾蘸干→观察造口情况、造口周围皮肤情况 |
| | 测量造口 | 用测量尺分别测量造口基底部的长、宽 |
| | 裁剪底盘开口 | 按测量结果将底盘裁剪至合适大小，直径大于造口基底部1~2mm |
| | 粘贴底盘 | 揭除粘贴保护纸，底盘开口正对造口，由下而上粘贴底盘，轻压内侧周围，再由内向外轻轻加压，使之与皮肤粘贴紧密 |
| | 扣好夹子 | 将造口袋开口上卷并夹起，扣紧夹子 |
| 操作后处理 | 整理用物 | 脱手套→协助病人取舒适体位→整理衣物、床单位和用物→洗手 |
| | 记录宣教 | 记录→告知相关注意事项 |
| 总体要求 | | 1. 做好自我防护<br>2. 操作熟练，流程合理，注重人文关怀 |

## 【注意事项】

1. 观察造口血液循环情况　当出现肠黏膜颜色变暗、发紫、发黑等现象时，说明造口坏死或感染，应及时与医生联系。

2. 保护造口周围皮肤　若造口周围皮肤发红，可洒少许造口保护粉，抹匀；造口周围皮肤有凹陷，可用防漏膏/条，加用凸面底盘。

3. 指导病人或家属学会更换造口袋。

## 【实训评价】

1. 采用学生自评、生生互评和教师评价相结合综合评价方式，三种评价分值占比为3:3:4。总分、各项分值和评分标准各院校可进一步细化。

2. 实训时各院校可根据实际，依托案例创设不同的工作情景，强化学生临床思维。

（钱立晶）

# 实训项目十三 │ 膀胱冲洗病人的护理

## 【实训目的】

1. 掌握膀胱冲洗的目的、适应证和护理措施。
2. 独立正确完成膀胱冲洗。
3. 具有尊重、同情、关心膀胱冲洗病人和保护病人隐私的意识和行为。

## 【组织形式】

案例导入，教师边示教边讲解，学生认真观察学习；分组练习，小组展示自评互评，教师点评纠错；总结分析，教师反馈正确示范，学生纠错规范操作。

## 【工作情景】

王××，男，65岁，因间歇性无痛性肉眼血尿2年余加重3日入院，临床诊断"膀胱肿瘤"。体格检查：T 36.7℃，P 85次/min，R 20次/min，BP 120/80mmHg。神清合作，一般情况可，心肺腹检查无异常。已留置三腔导尿管，有鲜红色液体引出。

为防止导尿管堵塞，医嘱：间断膀胱冲洗。你作为主管护士，请实施膀胱冲洗。

## 【过程与方法】

| | | |
|---|---|---|
| 评估与说明 | 核对信息 | 核对医嘱；核对病人信息 |
| | 评估病情 | 一般情况、尿液引流 |
| | 解释说明 | 解释冲洗目的、配合要点及注意事项 |
| 操作前准备 | 护士准备 | 着装规范，检查（修剪）指甲，洗手，戴口罩 |
| | 用物准备 | 治疗车、治疗盘、冲洗液（温生理盐水500ml）、膀胱冲洗器、集尿袋、膀胱冲洗标识牌、记录卡、治疗巾、碘伏、棉签、无菌手套、弯盘、手消毒液、胶布、医疗垃圾桶和生活垃圾桶 |
| | 环境准备 | 光线充足、温度适宜，关闭门窗、屏风或床帘遮挡 |
| 操作过程 | 体位安置 | 再次核对，取平卧位 |
| | 用物检查 | 包装、有效期；核对和检查冲洗液 |
| | 冲洗液准备 | 消毒冲洗液瓶口→与膀胱冲洗器连接→悬挂于输液架（距床面约60~100cm）→排尽空气→关闭调节器→悬挂膀胱冲洗标识牌和记录卡 |

| | | |
|---|---|---|
| 操作过程 | 连接冲洗装置 | 铺巾(尿管接口下方)→放置弯盘→戴手套→消毒导尿管的输入口→连接冲洗器与导尿管的输入口→夹闭引流管(集尿袋)→撤走弯盘→脱手套→折叠治疗巾用胶布固定 |
| | 冲洗膀胱 | 打开冲洗器调节→速度80~100滴/min→观察冲洗情况→告知注意事项 |
| | 巡视观察 | 每隔10min巡视一次→核对病人→冲洗管是否通畅→病人有无不适 |
| | 间断冲洗 | 滴入冲洗液约100ml→关闭冲洗器的调节器→开放引流管(集尿袋)排空膀胱→观察引流和病人反应→评估疗效 |
| | 反复冲洗 | 关闭集尿袋→开放冲洗器→滴入冲洗液约100ml→夹闭冲洗器→开放集尿袋(反复冲洗3~4次) |
| | 结束冲洗 | 病人无不适、引流液无色透明→关闭冲洗器结束冲洗→戴手套→打开治疗巾→放置弯盘→拆离冲洗器与导尿管连接→消毒导尿管输入口→纱布包扎折叠胶布固定→夹闭并消毒导尿管输出口→更换新集尿袋→妥善固定并开放引流 |
| 操作后处理 | 继续观察 | 病人有无不适、引流有无异常 |
| | 整理用物 | 整理用物→垃圾分类处理→脱手套→取舒适体位→整理衣物、床单位和用物 |
| | 记录宣教 | 洗手→记录→告知相关注意事项 |
| 总体要求 | | 1. 严格执行无菌操作<br>2. 操作娴熟,流程合理,注重人文关怀 |

## 【注意事项】

1. 严格执行无菌操作,防止医源性感染。

2. 冲洗液应高于床面60~100cm,冲洗速度根据引流液的颜色进行调节,色深则快,色浅则慢,一般为80~100滴/min。若滴入药液,须在膀胱内保留15~30分钟后再引出。

3. 当天气寒冷时,冲洗液应加热至25~30℃,以防冷水刺激引起膀胱痉挛。

4. 冲洗过程中应注意病人是否有不适和引流是否通畅。

## 【实训评价】

1. 采用学生自评、生生互评和教师评价相结合综合评价方式,三种评价分值占比为3:3:4。总分、各项分值和评分标准各院校可进一步细化。

2. 实训时各院校可根据实际,依托案例创设不同的工作情景,强化学生临床思维。

(凌志杰)

# 实训项目十四 | 小夹板固定病人的护理

## 【实训目的】

1. 掌握小夹板固定的适应证、护理措施及注意事项。
2. 熟练地完成小夹板固定的护理,能对病人和家属进行正确的健康指导。
3. 尊重、同情、关心小夹板固定病人。

## 【组织形式】

案例导入,教师边示教边讲解,学生认真观察学习;分组练习,小组展示自评互评,教师点评纠错;总结分析,教师反馈正确示范,学生纠错规范操作。

## 【工作情景】

李 ××,女,25 岁,因跌倒致手腕疼痛 2 日入院,临床诊断为"桡骨骨折"。体格检查:T 36.6℃,P 75 次 /min,R 19 次 /min,BP 116/76mmHg。神志清楚,一般情况尚可,手指可自主活动。病人拟行小夹板固定。你作为主管护士,请你对病人实施小夹板固定的护理。

## 【过程与方法】

| | | |
|---|---|---|
| 评估与说明 | 核对信息 | 核对医嘱;核对病人信息 |
| | 评估病情 | 一般情况、患肢血液循环、活动、肿胀情况及皮肤完整性 |
| | 解释说明 | 解释小夹板固定的目的、配合要点及注意事项 |
| 操作前准备 | 护士准备 | 着装规范,检查(修剪)指甲,洗手,戴口罩 |
| | 用物准备 | 夹板、纸压垫、绷带、胶布、薄棉垫、外敷的药物等 |
| | 环境准备 | 光线充足、温度适宜 |
| 操作过程 | 体位安置 | 再次核对,取半坐卧位,患肢固定于功能位 |
| | 用物检查 | 包装完整性、物品有效期 |
| | 再次核对 | 再次核对病人信息,病人腕关节血液循环、活动及皮肤情况及复位情况 |
| | 外敷药物 | 对于无创面病人,可予以外敷消肿药物,有创面病人则不用 |
| | 包裹患肢 | 用薄棉垫包绕肢体一圈或用绷带缠绕 4~5 层 |

| 操作过程 | 放置夹板 | 于适当位置放置合适类型的纸压垫并用胶布固定在绷带上或夹板内面的相应位置。再放置所需的夹板,以4~5道布带捆扎,先捆扎中间,后捆扎两端。捆扎后检查固定情况 |
|---|---|---|
| | 复查 | X线检查复位情况 |
| 操作后处理 | 继续观察 | 抬高患肢,定时关注患肢肢端活动、肿胀、感觉情况,注意并发症,及时调整 |
| | 整理用物 | 整理用物→垃圾分类处理→取舒适体位→整理衣物、床单位和用物 |
| | 记录宣教 | 洗手→记录→告知相关注意事项 |
| 总体要求 | | 1. 适当固定小夹板避免影响患肢血液循环<br>2. 操作娴熟,流程合理,注重人文关怀 |

## 【注意事项】

1. 当搬运病人时,应保持患肢不动,防止因重力或搬运不当而使骨折端移位,加重疼痛。

2. 肢体适当抬高,严密观察肢体血运,注意有无疼痛、感觉运动障碍等,若出现青紫、麻木、明显肿胀及疼痛、活动障碍、脉搏减弱或消失等,应及时松开夹板并对症处理。

3. 注意调整布带松紧,肿胀加重或消退时要及时调整,以上下可移动1cm为宜。

4. 定期复查X线。

5. 指导病人遵循功能锻炼的原则进行患肢康复练习。

## 【实训评价】

1. 采用学生自评、生生互评和教师评价相结合综合评价方式,三种评价分值占比为3:3:4。总分、各项分值和评分标准各院校可进一步细化。

2. 实训时各院校可根据实际情况,依托案例创设不同的工作情景,强化学生临床思维。

(曾 聪)

# 实训项目十五 ｜ 石膏固定病人的护理

## 【实训目的】

1. 掌握石膏固定的适应证、护理措施及注意事项。
2. 熟练地完成石膏固定的护理，能对病人和家属进行正确的健康指导。
3. 尊重、同情、关心石膏固定病人。

## 【组织形式】

案例导入，教师边示教边讲解，学生认真观察学习；分组练习，小组展示自评互评，教师点评纠错；总结分析，教师反馈正确示范，学生纠错规范操作。

## 【工作情景】

宋××，男，38岁，因车祸致小腿疼痛1小时入院，临床诊断为"胫腓骨骨折"。体格检查：T 36.4℃，P 69次/min，R 19次/min，BP 130/80mmHg。神志清楚，一般情况可，脚趾可自主活动，足背动脉可扪及。病人拟行石膏固定。你作为主管护士，请你对病人实施石膏固定的护理。

## 【过程与方法】

| | | |
|---|---|---|
| 评估与说明 | 核对信息 | 核对医嘱；核对病人信息 |
| | 评估病情 | 一般情况、患肢血液循环情况，皮肤完整性 |
| | 解释说明 | 解释石膏固定的目的、配合要点及注意事项 |
| 操作前准备 | 护士准备 | 着装规范，检查(修剪)指甲，洗手，戴口罩 |
| | 用物准备 | 石膏绷带、水桶、衬垫、绷带、胶布、石膏刀、卷尺、有色铅笔等 |
| | 环境准备 | 光线充足、温度适宜 |
| 操作过程 | 体位安置 | 再次核对，取平卧位，患肢取功能位 |
| | 用物检查 | 包装完整性、物品有效期 |
| | 再次核对 | 再次核对病人信息，病人患肢血液循环、肿胀、皮肤情况。石膏固定前的X线显示的骨折情况 |
| | 皮肤保护 | 石膏固定处皮肤表面覆盖一层衬垫 |

| 操作过程 | 放置石膏 | 将石膏卷平放并完全浸没在水中，完全浸透后取出，并挤出过多水分；根据局部解剖特点对石膏塑型，然后用绷带包扎固定石膏 |
| | 石膏干固 | 一般自然风干石膏 |
| | 石膏开窗 | 必要时可在局部检查或伤口引流、更换敷料处将石膏开窗 |
| | 标记日期 | 标记石膏固定日期及预拆除日期 |
| | 复查 | X线检查患肢骨折情况 |
| 操作后处理 | 继续观察 | 抬高患肢，定时关注患肢肢端活动、肿胀、感觉情况，注意并发症 |
| | 整理用物 | 整理用物→垃圾分类处理→取舒适体位→整理衣物、床单位和用物 |
| | 记录宣教 | 洗手→记录→告知相关注意事项 |
| 总体要求 | | 1. 石膏塑形恰当避免影响患肢血液循环<br>2. 操作娴熟，流程合理，注重人文关怀 |

## 【注意事项】

1. 如为加速石膏干固，可提高室温，或用灯烤、红外线照射等，但避免烫伤。

2. 包扎时使石膏绷带各层贴合紧密，无缝隙且平整无皱褶。

3. 四肢包扎应从肢体近侧向远侧推，每一圈绷带盖住上一圈绷带的下 1/3。

4. 石膏未干前，尽量少搬动病人。当必须搬动时，应用手掌平托，维持肢体的位置，避免用手指挤捏石膏，防止压力性损伤及石膏折断。

5. 保持石膏的清洁干燥，若被尿、便、饮料及食物等污染，可用毛巾蘸少量洗涤剂或肥皂及清水擦洗干净，以免石膏软化变形，严重污染、变形、断裂时应及时更换石膏。

6. 肢体适当抬高，严密观察肢体血运，注意有无疼痛、感觉运动障碍等。

7. 指导病人加强功能锻炼，避免发生失用症等并发症。

## 【实训评价】

1. 采用学生自评、生生互评和教师评价相结合综合评价方式，三种评价分值占比为3:3:4。总分、各项分值和评分标准各院校可进一步细化。

2. 实训时各院校可根据实际情况，依托案例创设不同的工作情景，强化学生临床思维。

（曾 聪）

# 实训项目十六 | 牵引病人的护理

## 【实训目的】

1.掌握牵引的适应证、护理措施及注意事项。
2.熟练地完成牵引病人的护理,能对病人和家属进行正确的健康指导。
3.尊重、同情、关心牵引病人。

## 【组织形式】

案例导入,教师边示教边讲解,学生认真观察学习;分组练习,小组展示自评互评,教师点评纠错;总结分析,教师反馈正确示范,学生纠错规范操作。

## 【工作情景】

徐××,男,56岁,因车祸致髋部疼痛2小时入院,临床诊断为"股骨颈骨折"。体格检查:T 36.4℃,P 89次/min,R 20次/min,BP 115/79mmHg。神志清楚,一般情况可,患肢缩短、外旋畸形。病人拟行皮牵引。你作为主管护士,请你对病人行皮牵引的护理。

## 【过程与方法】

| | | |
|---|---|---|
| 评估与说明 | 核对信息 | 核对医嘱;核对病人信息 |
| | 评估病情 | 一般情况、患肢血液循环、活动及肿胀情况,皮肤完整性 |
| | 解释说明 | 解释皮牵引的目的、配合要点及注意事项 |
| 操作前准备 | 护士准备 | 着装规范,检查(修剪)指甲,洗手,戴口罩 |
| | 用物准备 | 胶布、绷带、皮牵引支具、牵引架、牵引绳、牵引床等 |
| | 环境准备 | 光线充足、温度适宜 |
| 操作过程 | 体位安置 | 再次核对,取平卧位,抬高患肢 |
| | 用物检查 | 包装完整性、物品有效期 |
| | 再次核对 | 再次核对病人信息,患肢血液循环、活动及肿胀情况,皮肤完整性 |
| | 妥善固定 | 根据病人患肢长度选择合适的皮牵引支具,在骨隆突处加衬垫,外用绷带缠绕,将皮牵引支具妥善固定于患肢皮肤上 |
| | 安装装置 | 安装相应的牵引弓,系上牵引绳,通过滑轮,加上所需重量进行牵引 |

| | | |
|---|---|---|
| 操作后处理 | 继续观察 | 抬高患肢,定时关注患肢肢端活动、肿胀、感觉情况,注意并发症,及时调整 |
| | 整理用物 | 整理用物→垃圾分类处理→取舒适体位→整理衣物、床单位和用物 |
| | 记录宣教 | 洗手→记录→告知相关注意事项 |
| 总体要求 | 1. 确保牵引重量合适<br>2. 操作娴熟,流程合理,注重人文关怀 | |

## 【注意事项】

1. 每天检查牵引装置及效果、包扎的松紧度、有无滑脱或松动。

2. 应保持牵引锤悬空、滑车灵活。

3. 嘱病人及家属不要擅自改变体位,不能随便增减牵引重量。

4. 应每日测量两侧肢体的长度,避免发生过度牵引。

5. 保持对抗牵引力,若身体移位,抵住床头或床尾,及时调整,以免失去反牵引作用。

6. 牵引期间牵引方向应与肢体长轴呈一直线,以达到有效牵引。

7. 密切观察牵引肢体的血液循环和感觉、运动等情况,如有异常,及时通知医生进行相应处理。冬季注意牵引肢体保暖。

8. 加强皮肤护理及功能锻炼,预防并发症的发生。

## 【实训评价】

1. 采用学生自评、生生互评和教师评价相结合综合评价方式,三种评价分值占比为3:3:4。总分、各项分值和评分标准各院校可进一步细化。

2. 实训时各院校可根据实际情况,依托案例创设不同的工作情景,强化学生临床思维。

(曾 聪)

# 第二部分

# 学习指导

# 第一章 | 绪 论

## 一、学习重点与难点

| 外科护理学的概念与发展 | 外科护理学的概念与任务 | 外科护理学是阐述和研究如何对外科病人进行整体护理的一门临床护理学科。它包含了医学基础理论、外科学基础理论、专科护理学基础理论和技术，以及护理心理学、护理伦理学和社会学等人文科学知识 |
|---|---|---|
| | | 外科护理学以创伤、**感染**、肿瘤、**畸形**、**内分泌功能失调**、**寄生虫病和其他**等为研究对象，在现代医学模式和护理观的指导下，以人的健康为中心，根据病人的身心健康需求和社会家庭文化需求提供整体护理，以达到去除疾病、预防残障、促进康复的目的 |
| | 外科护理学的发展 | **南丁格尔**在克里米亚战争中，成功应用清洁、消毒、换药、包扎伤口、改善营养膳食、安慰伤病员等护理手段，注重伤病员的心理调节、营养补充，使伤员的死亡率由原来的 42% 降至 2.2%，证实了护理工作在外科疾病病人治疗过程中的地位和意义，由此创建了**护理学，并衍生外科护理学** |
| | | 我国外科护理学的发展与外科学的发展相辅相成、密不可分。当前，外科护理学正在朝更专业，更深层次，更细致的方向发展 |
| 学习外科护理学的方法和要求 | | ①树立崇高的职业理想；②熟悉外科护士的工作任务；③坚持以现代护理观为指导；④坚持理论与实践相结合 |
| 外科护士应具备的素质 | | ①高尚的职业道德；②扎实的专业知识与技能；③健康的身心状态；④厚实的人文修养；⑤良好的法律意识 |

## 二、测试题

### A₁ 型题

1.现代外科工作中护理的地位和作用是

    A. 附属于医疗工作，不能单独处理病人

    B. 主要在生活护理上照顾病人

    C. 执行打针、发药等有关基础护理的工作

    D. 以执行医嘱为主，是医生的助手

    E. 按护理程序独立对病人进行护理，与医生是合作关系

2. 护士必备的思想和心理素质**不包括**

    A. 高尚的道德情操                 B. 热爱护士专业

    C. 责任心强,有献身精神         D. 全心全意为伤员服务

    E. 有市场经济头脑

3. 护士仪表应有的要求**不包括**

    A. 仪表文雅大方                 B. 举止端正稳重

    C. 服装整洁美观                 D. 佩戴金银饰物

    E. 待人彬彬有礼

4. 挑选护士参与处理特大工伤事故抢救工作时,最重要的条件是

    A. 身体健康                     B. 仪表文雅

    C. 举止稳重                     D. 性格开朗

    E. 待人有礼

5. 外科疾病**不包括**

    A. 脊柱骨折                     B. 肝癌

    C. 肠梗阻                       D. 腹外疝

    E. 慢性胃炎

6. 下列**不是**外科护理的特点的是

    A. 发病急                       B. 抢救多

    C. 病情变化快                  D. 老年病人最多

    E. 多数病人存在躯体移动受限

7. 外科护士工作任务**不包括**

    A. 向病人提供有关疾病的预防、治疗、护理和康复的咨询、指导

    B. 协助病人接受各种诊断性检查、各项手术和非手术治疗

    C. 评估和满足病人的基本需要

    D. 协助预防并发症、康复锻炼和预防残障

    E. 当紧急情况时,给病人开临时医嘱

8. 现代外科护理学是阐述和研究

    A. 围手术期病人护理方法的临床护理学科

    B. 如何对外科病人进行整体护理的临床护理学科

    C. 外科护理的知识和技术的临床护理学科

    D. 外科护士的职责和任务的临床护理学科

    E. 外科病人恢复健康护理方法的临床护理学科

(俞宝明)

## 第二章 | 水、电解质及酸碱平衡失调病人的护理

## 一、学习重点与难点

### （一）体液平衡

| 概要 | 体液组成及分布 | 成年男性体液量约占体重的 60%，女性占体重的 55%，婴幼儿可高达 70%~80% |
|---|---|---|
| 体液平衡及调节 | 水平衡 | 正常成人 24h 水的摄入量和排出量均为 2 000~2 500ml，保持着出入量的平衡 |
| | 电解质平衡 | 1. 细胞外液中的主要阳离子为 $Na^+$，主要阴离子为 $Cl^-$、$HCO_3^-$ 和蛋白质<br>2. 细胞内液中的主要阳离子为 $K^+$ 和 $Mg^{2+}$，主要阴离子为 $HPO_4^{2-}$ 和蛋白质<br>3. 正常渗透压为 290~310mmol/L<br>4. 正常成人对钠盐的日需要量为 4~6g，正常血清钠浓度为 135~145mmol/L<br>5. 正常成人对钾盐的日需要量为 3~4g，正常血清钾浓度为 3.5~5.5mmol/L |
| | 酸碱平衡及调节 | 1. 最主要的缓冲对是 $HCO_3^-/H_2CO_3$，其比值为 20：1，血浆 pH 为 7.40<br>2. 肺主要通过呼吸排出 $CO_2$，降低动脉血二氧化碳分压（$PaCO_2$），调节血浆中 $H_2CO_3$ 的浓度<br>3. 肾通过调节排出固定酸及保留碱性物质的量来维持血浆的 $HCO_3^-$ 浓度，使血浆 pH 保持稳定 |

### （二）水和钠代谢紊乱病人的护理

1. 等渗性缺水病人的护理

| 护理评估 | 健康史 | 评估病人的年龄、体重、生活习惯、既往史等。导致等渗性缺水的各种因素，容易诱发等渗性缺水的治疗等 |
|---|---|---|
| | 身体状况 | 既有缺水表现，如口渴（不明显）、尿少；又有缺钠表现，如厌食、恶心、乏力、头昏及血压下降等 |
| | 辅助检查 | 尿比重增高，血清 $Na^+$ 多在正常范围内 |
| | 治疗原则 | 用平衡盐溶液或等渗盐水尽快补充血容量。但应**注意大量补充等渗盐水时因血清氯浓度增高，易导致高氯性酸中毒**。而平衡盐溶液成分与血浆相似，不会导致高氯性酸中毒 |
| 护理诊断 | | ①体液不足；②有受伤的危险；③潜在并发症：休克 |

| 护理措施 | 1. 去除病因<br>2. 定量补液　①生理需要量：正常成人每日生理需水量为 2 000~2 500ml。②累计损失量：指从发病到就诊已经累计损失的体液量，按缺水程度计算。③继续损失量：或称额外损失量，是在治疗过程中又继续丢失的体液量。此外，体温每升高 1℃，自皮肤蒸发低渗液 3~5ml/kg；出汗湿透 1 套衬衣裤约丢失低渗液体 1 000ml；气管切开病人每日经呼吸道蒸发水分800~1 200ml<br>补液量按下列方法计算：<br>**第 1d 补液量 = 生理需要量 +1/2 累计损失量（最关键）**<br>**第 2d 补液量 = 生理需要量 +1/2 累计损失量 + 前 1d 继续损失量**<br>**第 3d 补液量 = 生理需要量 + 前 1d 继续损失量**<br>3. 定性补液　①生理需要量：一般成人每日需氯化钠 4~6g，氯化钾 3~4g，葡萄糖 100~150g；②累计损失量：补充平衡盐溶液或生理盐水和葡萄糖溶液各半；③继续损失量：如消化液丢失，一般补充复方氯化钠溶液或平衡盐溶液<br>4. 定时补液　补液原则是先盐后糖，先晶体后胶体，先快后慢，见尿补钾。即前 8h 补充总量的 1/2，剩余的 1/2 在后 16h 内均匀输入<br>5. 疗效观察　严密观察生命体征、精神状态、缺水征象、尿量；监测 CVP 及实验室检查结果，准确记录 24h 出入液量 |
|---|---|

## 2. 低渗性缺水病人的护理

| 护理评估 | 健康史 | 了解病人是否存在导致低渗性缺水的各种因素 |
|---|---|---|
| | 身体状况 | 1. 以较早出现周围循环衰竭为特点，病人无口渴<br>2. 轻度缺钠　血清钠低于 135mmol/L，表现为疲乏、头晕、软弱无力；尿量增多，尿 $Na^+$ 减少<br>3. 中度缺钠　血清钠低于 130mmol/L，除上述临床表现外，还伴恶心、呕吐、脉搏细速、视物模糊，血压不稳定或下降，脉压变小，浅静脉瘪陷；尿量减少，尿中几乎不含 $Na^+$ 和 $Cl^-$<br>4. 重度缺钠　血清 $Na^+$ 低于 120mmol/L，缺钠约 0.75~1.25g/kg。常发生休克。病人神志不清，出现意识模糊、惊厥或昏迷；四肢发凉，四肢疼挛性抽搐，腱反射减弱或消失 |
| | 辅助检查 | 尿比重<1.010，尿 $Na^+$、$Cl^-$ 含量明显减少；血清 $Na^+$<135mmol/L；实验室检查可见红细胞计数、血红蛋白和血细胞比容均有增高 |
| | 治疗原则 | 轻、中度缺钠病人，补充 5% 葡萄糖盐溶液；重度缺钠：先输晶体溶液（如等渗盐水），后输胶体溶液，再静脉滴注高渗盐水 |
| 护理诊断 | | ①体液不足；②受伤的危险；③潜在并发症：休克 |
| 护理措施 | | 1. **需要补钠量（mmol）=[ 血钠正常值（mmol/L）− 血钠测得值（mmol/L）]× 体重（kg）×0.60（女性 0.50）**。血钠正常值一般用 142mmol/L 计算，17mmol $Na^+$=1g 钠盐<br>2. 当日补给 1/2 的计算量和日需要量 4.5g，其中 2/3 量可用 5% 氯化钠溶液，其余量以等渗盐水补给 |

### 3. 高渗性缺水病人的护理

<table>
<tr><td rowspan="5">护理评估</td><td>健康史</td><td>了解是否存在水分丢失过多、摄取不足及高渗溶质摄取过多等导致高渗性缺水的各种危险因素</td></tr>
<tr><td>身体状况</td><td>1. 口渴为高渗性缺水突出表现<br>2. 轻度缺水　失水量占体重的 2%~4%，除口渴外，无其他症状<br>3. 中度缺水　失水量占体重的 4%~6%，极度口渴、黏膜干燥，伴乏力、尿少和尿比重增高、皮肤弹性差、眼窝凹陷等<br>4. 重度缺水　失水量超过体重的 6%。除上述症状外，可出现狂躁、幻觉、谵妄甚至昏迷等脑功能障碍的表现</td></tr>
<tr><td>辅助检查</td><td>尿比重增高，血清 $Na^+$>150mmol/L</td></tr>
<tr><td>治疗原则</td><td>鼓励病人饮水，不能饮水者静脉滴注 5% 葡萄糖溶液或 0.45% 的低渗盐水</td></tr>
<tr><td colspan="2"></td></tr>
<tr><td colspan="2">护理诊断</td><td>①体液不足；②有受伤的危险</td></tr>
<tr><td colspan="2">护理措施</td><td>1. 补充 5% 葡萄糖溶液或 0.45% 氯化钠溶液，补充已丧失的液体，待缺水情况基本改善后，再补适量等渗盐水。高温环境作业、大量出汗者，注意饮水，最好口服含盐饮料，如淡盐水<br>2. 已丧失液体量的计算方法有 2 种，每丧失体重的 1%，需补液 400~500ml。根据血清钠浓度计算：补水量（ml）=[ 血钠测得值（mmol/L）− 血钠正常值（mmol/L）]× 体重（kg）×4。血清钠正常值一般用 142mmol/L 计算</td></tr>
</table>

## （三）钾代谢异常病人的护理
### 1. 低钾血症病人的护理

<table>
<tr><td rowspan="4">护理评估</td><td>健康史</td><td>1. 了解有无引起低钾的原因<br>2. 有无周期性钾代谢紊乱发作史</td></tr>
<tr><td>身体状况</td><td>1. 肌无力是最早的表现，先出现四肢软弱无力，以后延及躯干和呼吸肌。严重者可有弛缓性瘫痪、腱反射减弱或消失等<br>2. 出现恶心、呕吐、腹胀、肠鸣音减弱或消失等肠麻痹表现<br>3. 心悸及心动过速、心律不齐、血压下降，严重时可发生心室纤颤或收缩期停搏</td></tr>
<tr><td>辅助检查</td><td>1. 血清钾<3.5mmol/L<br>2. 心电图早期出现 T 波低平、增宽、双向或倒置，随后 S-T 段降低，Q-T 间期延长，出现 U 波</td></tr>
<tr><td>治疗原则</td><td>1. 减少或终止钾继续丢失<br>2. 补钾</td></tr>
<tr><td colspan="2">护理诊断</td><td>①活动无耐力；②有受伤的危险；③潜在并发症：心律失常</td></tr>
<tr><td colspan="2">护理措施</td><td>1. 减少钾丢失<br>2. 口服补钾最安全，遵医嘱给予 10% 氯化钾或枸橼酸钾溶液口服。对不能口服者采用静脉补钾<br>3. 补钾原则　①见尿补钾：尿量超过 40ml/h 时方可补钾；②浓度不过高：不超过 0.3%（40mmol/L）；③滴速不过快：成人静脉滴注速度不要超过 60 滴/分（20mmol/h）；④补钾不过量：每日补氯化钾 3~6g；⑤禁止直接静脉推注或快速中心静脉滴入，以免导致心搏骤停</td></tr>
</table>

2. 高钾血症病人的护理

| | | |
|---|---|---|
| 护理评估 | 健康史 | 了解有无引起高钾的原因,如肾衰竭、使用保钾利尿剂、严重挤压伤等 |
| | 身体状况 | 1. 无特异性临床表现 **最危险的后果是可致心脏在舒张期停搏**。可有肢体软弱无力、腱反射消失等表现,严重者可出现弛缓性瘫痪及呼吸困难;胃肠道症状,表情淡漠或神志恍惚,感觉异常等<br>2. 微循环血管收缩 皮肤苍白湿冷、全身麻木、肌肉酸痛;血压早期升高,晚期下降,心脏出现传导阻滞、心动过缓、室性期前收缩,室颤 |
| | 辅助检查 | 1. **血清钾>5.5mmol/L**<br>2. 心电图可见 T 波高而尖,Q–T 间期延长,QRS 波群增宽,PR 间期延长 |
| | 治疗原则 | 1. 一经确诊高钾血症,应立即采取治疗措施<br>2. 去除引起高血钾的原因<br>3. 停用一切含钾药物,如青霉素钾盐;禁食含钾多的食物;禁输库存血<br>4. 静脉滴注 5% 碳酸氢钠溶液 100~200ml,促使 $K^+$ 转入细胞内和增加肾小管排 $K^+$;输入葡萄糖及胰岛素:每 5g 葡萄糖加胰岛素 1U 静脉滴注,通过糖原的合成,促使 $K^+$ 部分转入细胞内以暂时降低血清钾浓度<br>5. 呋塞米 40mg 静脉注射;阳离子交换树脂口服或保留灌肠,每克可吸附 1mmoL 钾,加速钾经肠道排出;血液透析或腹膜透析<br>6. 对出现抗心律失常者,10% 葡萄糖酸钙 20ml 缓慢静脉注射。因 $Ca^{2+}$ 能拮抗 $K^+$,能缓解 $K^+$ 对心肌的毒性作用,必要时可重复使用 |
| 护理诊断 | | ①活动无耐力;②受伤的危险;③潜在并发症 |
| 护理措施 | | 1. 指导病人停用含钾药物,避免进食含钾高的食物,遵医嘱用药以促进钾的排泄及向细胞内转移;透析病人做好透析的护理<br>2. 严密观察病情变化 加强生命体征的观察,严密监测心率、心律、心电图,定时监测血钾浓度;遵医嘱应用对抗心律失常药物;一旦出现心搏骤停,立即行心肺脑复苏<br>3. 告知肾功能减退及长期使用保钾利尿剂的病人,应限制含钾高的食物,不用含钾药物,定期复诊,监测血钾浓度,以防发生高钾血症<br>4. 防止烫伤和冻伤及坠床等意外伤害 |

## (四) 其他电解质紊乱病人的护理
1. 低钙血症病人的护理

| | | |
|---|---|---|
| 护理评估 | 健康史 | 了解有无引起低钙的原因,如甲状旁腺功能减退或甲状腺手术伤及甲状旁腺、维生素 D 缺乏等 |
| | 身体状况 | 病人神经、肌肉兴奋性增强,表现为情绪易激动、口周及指(趾)尖麻木及针刺感、肌肉抽动、手足抽搐、腱反射亢进及面神经征(沃斯特克征)阳性 |
| | 治疗原则 | 1. 用 10% 葡萄糖酸钙 10~20ml 或 5% 氯化钙 10ml 静脉注射,必要时 8~12h 重复使用<br>2. 需要长期治疗者,可口服钙剂和维生素 D<br>3. 治疗低血钙的作用缓慢而持久,可先口服 0.8~2.4mg/ 次,1 次 /d,维持量为 0.25~1.75mg/ 次,每日或数日 1 次 |
| 护理措施 | | 1. 监测血清钙变化<br>2. 静脉注射钙剂时避免局部渗漏,速度宜慢,以免引起低血压或心律不齐。需长期口服补钙者指导其正确用药<br>3. 严重低钙血症可累及呼吸肌,注意观察呼吸频率和节律,做好气管切开的准备 |

## 2. 高钙血症病人的护理

| | | |
|---|---|---|
| 护理评估 | 身体状况 | 早期表现无特异性，血清钙 >4.5mmol/L 可发生高钙血症危象，病人出现严重脱水、高热、心律失常、意识模糊等，易死于心搏骤停、肾衰竭等 |
| | 辅助检查 | 1. 血清钙 >2.75mmol/L<br>2. 心电图表现为 Q-T 间期缩短及房室传导阻滞 |
| | 治疗原则 | 1. 处理原发疾病，促进钙排泄。给予低钙饮食、利尿，应用乙二胺四乙酸(EDTA)、肾上腺糖皮质激素和硫酸钠等药物降低血清钙浓度<br>2. 光辉霉素用于治疗高钙血症时剂量为 $25\mu g/(kg \cdot d)$，连续 1~4d |
| 护理措施 | | 1. 动态监测血清钙浓度变化<br>2. 遵医嘱补液及用药<br>3. 指导病人采取低钙饮食，多饮水，多食粗纤维食物以利于排便<br>4. 便秘严重者，给予导泻或灌肠 |

## （五）酸碱平衡失调病人的护理

### 1. 代谢性酸中毒病人的护理

| | | |
|---|---|---|
| 护理评估 | 健康史 | 了解病人是否有严重腹泻、肠瘘；休克；糖尿病、长期禁食、高热；肾功能不全等 |
| | 身体状况 | 1. 轻度代谢性酸中毒可无症状，重症病人可有头痛、头晕、疲乏、嗜睡，甚至昏迷等中枢神经系统症状<br>2. 呼吸加深加快，即库斯莫尔(Kussmaul)呼吸，为最突出的表现，呼吸频率有时可高达 40~50 次/min，有时呼气有酮味<br>3. 可出现颜面潮红，心率加快，血压偏低，甚至休克 |
| | 辅助检查 | 动脉血气分析，血液 pH 低于 7.35、血浆 $HCO_3^-$ 降低、$PaCO_2$ 正常 |
| | 治疗原则 | 1. 消除病因，轻症者补液纠正脱水常可自行纠正<br>2. 对血浆 $H_2CO_3^-$ 低于 10mmol/L 的病人，立即应用 5% 碳酸氢钠溶液，2~4h 输入一半量 |
| 护理诊断 | | ①低效性呼吸型态；②有受伤的危险；③潜在并发症 |
| 护理措施 | | 1. 消除或控制引起代谢性酸中毒的危险因素<br>2. 输入 5% 碳酸氢钠溶液，补碱不宜过速、过量，避免发生医源性碱中毒。注意观察缺钙或缺钾症状的发生，并及时予以纠正<br>3. 发生手足抽搐者，可给 10% 葡萄糖酸钙 10~20ml 缓慢静脉注射<br>4. 病情观察 |

### 2. 代谢性碱中毒病人的护理

| | | |
|---|---|---|
| 护理评估 | 健康史 | 了解病人是否有长期胃肠减压、幽门梗阻等病史，有无长期服用碱性药物、利尿剂等 |
| | 身体状况 | 1. 呼吸浅而慢<br>2. 烦躁不安、精神错乱、谵妄，甚至昏迷<br>3. 肌张力增强、腱反射亢进，手足抽搐等 |
| | 辅助检查 | 1. 血气分析　血液 pH 高于 7.45、血浆 $HCO_3^-$ 值明显增高、$PaCO_2$ 正常<br>2. 低钾性碱中毒，可出现反常性酸性尿 |

| 护理评估 | 治疗原则 | 1. 积极治疗原发病<br>2. 恢复血容量<br>3. 纠正 $Ca^{2+}$、$K^+$ 不足<br>4. 严重时补充稀盐酸溶液 |
|---|---|---|
| 护理措施 | | 1. 控制致病因素　积极治疗原发病<br>2. 纠正碱中毒　对丧失胃液所致的代谢性碱中毒,可输注生理盐水和适量氯化钾。病情严重时,遵医嘱应用 $0.1\sim0.2mol/L$ 的盐酸溶液缓慢静脉滴注<br>3. 病情观察 |

### 3. 呼吸性酸中毒病人的护理

| 护理评估 | 健康史 | 评估病人有无呼吸中枢抑制、呼吸道梗阻、肺部疾患、呼吸机使用不当等使肺通气不足、换气功能障碍及肺泡通气与血流比值失调的原发病史 |
|---|---|---|
| | 身体状况 | 1. 病人可有胸闷、呼吸困难、发绀<br>2. $CO_2$ 潴留可使脑血管扩张,病人躁动不安,持续性头痛<br>3. 随着酸中毒的加重,可有震颤、精神错乱、谵妄或昏迷,称肺性脑病<br>4. $H^+$ 浓度增加及高钾血症还可引起心律失常、心室颤动等 |
| | 辅助检查 | 血气分析,血液 pH 降低、$PaCO_2$ 增高、血浆 $HCO_3^-$ 正常或代偿性增高 |
| | 治疗原则 | 积极治疗原发病,改善通气功能,必要时气管插管或气管切开,使用呼吸机辅助呼吸 |
| 护理措施 | | 1. 改善通气功能,鼓励病人深呼吸,改善换气;保证抗生素的输入,控制感染;吸氧;协助病人采取体位引流、雾化吸入等措施促进排痰;做好气管插管或气管切开的准备<br>2. 防止意外损伤<br>3. 心理护理　同代谢性酸中毒<br>4. 健康指导　警惕易导致酸碱代谢失衡的原发病,当病人出现胸闷、呼吸困难、发绀时及时就诊,警惕肺性脑病的发生 |

### 4. 呼吸性碱中毒病人的护理

| 护理评估 | 健康史 | 评估病人是否有癔症、脑外伤、高热、甲状腺功能亢进、疼痛、哭泣、呼吸机使用不当等引起呼吸性碱中毒的原因存在 |
|---|---|---|
| | 身体状况 | 一般无症状,较重者以神经肌肉兴奋性增强为其特征,表现为眩晕、手足麻木、针刺感、肌肉震颤,手足抽搐,心率加快 |
| | 辅助检查 | 血液 pH 增高、$PaCO_2$ 下降、$HCO_3^-$ 降低 |
| | 治疗原则 | 1. 积极治疗原发病,降低病人的通气过度,如精神性通气过度可用镇静剂<br>2. 用纸袋罩住口鼻,提高血液 $PaCO_2$,达到对症治疗的作用。癔症者应用暗示疗法<br>3. 手足抽搐者,缓慢静脉注射 10% 葡萄糖酸钙 10ml |

| | |
|---|---|
| 护理措施 | 1. 维持正常呼吸型态,解除引起呼吸性碱中毒的危险因素,如系呼吸机使用不当所造成的通气过度,应调整呼吸机;**指导病人深呼吸,放慢呼吸频率、屏气;必要时用纸袋罩住口鼻以增加 $CO_2$ 的吸入量,或让病人吸入含 $5\%CO_2$ 的氧气**;遵医嘱应用镇静剂;准确记录 24h 出入水量,遵医嘱动态监测血气分析<br>2. 心理护理 ①提供安静的环境,有利于症状缓解;②避免谈论该病如何严重等内容,不良的刺激会加重其发作;③给病人解释发病原因、治疗方法及配合方法,缓解紧张心理,取得病人的理解和配合<br>3. 教会病人正确的呼吸方法,告知病人保持情绪的平稳,有利于疾病的恢复,有异常情况及时就诊 |

## 二、测试题

### (一) 单项选择题

**$A_1$ 型题**

1. 幽门梗阻病人持续性呕吐可造成
   A. 低氯高钾性碱中毒
   B. 低氯高钾性酸中毒
   C. 低氯低钾性酸中毒
   D. 高氯低钾性碱中毒
   E. 低氯低钾性碱中毒

2. 代谢性酸中毒最突出的症状是
   A. 呼吸深快,呼气时有酮味
   B. 唇干舌燥,眼窝凹陷
   C. 呼吸浅慢,呼气时有烂苹果气味
   D. 心率加快,血压下降
   E. 全身乏力,眩晕

3. 对一个术后禁食的成年病人,无明显其他体液丢失,每日静脉输液总量至少为
   A. 1 500ml
   B. 2 500ml
   C. 3 500ml
   D. 4 000ml
   E. 4 500ml

4. 对高渗性缺水病人进行输液治疗时,应首先输入
   A. 等渗盐溶液
   B. 5% 葡萄糖溶液
   C. 平衡溶液
   D. 右旋糖酐溶液
   E. 林格液

5. 机体调节酸碱平衡最迅速的一条途径是
   A. 血液缓冲系统
   B. 肺呼出 $CO_2$
   C. 肾排 $H^+$
   D. 细胞内外离子交换
   E. 外源性摄入

6. 最简单的反映体液量是否补足的指征是
   A. 病人精神状态
   B. 心肺体征
   C. 血压、脉搏
   D. 皮肤弹性
   E. 尿量及其比重

7. 等渗性缺水伴酸中毒病人,在补充碱性溶液纠正酸中毒后,可能发生

    A. 低钠                                  B. 低氯

    C. 低钾                                  D. 低镁

    E. 低碳酸氢根

8. 细胞外液中最主要的阳离子为

    A. $K^+$                                  B. $Ca^{2+}$

    C. $Mg^{2+}$                              D. $Na^+$

    E. $Fe^{2+}$

9. 高钾血症时,静脉注射 10% 葡萄糖酸钙的作用是

    A. 降低血钾                              B. 使钾离子从细胞外向细胞内转移

    C. 纠正酸中毒                          D. 降低神经肌肉的应激性

    E. 对抗钾离子对心肌的抑制作用

10. 体液中维持酸碱平衡的主要缓冲对是

    A. $HCO_3^-/H_2CO_3$                    B. $HPO_4^{2-}/H_2PO_4^-$

    C. 磷酸盐 / 磷酸                        D. 血红蛋白 / 氧合血红蛋白

    E. $Pr^-/HPr$

11. 碱中毒时易发生手足抽搐的原因为

    A. 低钾                                    B. 高钠

    C. 低氯                                  D. 低钙

    E. 高镁

12. 高渗性缺水最早的临床表现是

    A. 皮肤弹性降低                        B. 口腔黏膜干燥

    C. 口渴                                  D. 烦躁

    E. 乏力

13. 低渗性缺水的临床表现是

    A. 口渴、尿少,尿比重低            B. 口不渴、尿少,尿比重低

    C. 口渴、尿少,尿比重高            D. 口不渴、尿少,尿比重高

    E. 皮肤弹性差,尿量增加

14. 人体每日能将全部代谢废物排出的最少尿量为

    A. 800ml                                B. 1 000ml

    C. 700ml                                D. 300ml

    E. 500ml

15. 高渗性缺水的病因包括

    A. 剧烈呕吐                              B. 糖尿病高渗性利尿

    C. 肠梗阻                                D. 烧伤

    E. 消化道瘘

16. 等渗性缺水的常见原因为

    A. 入水量不足                            B. 慢性肠梗阻

C. 水分大量丧失      D. 大创面慢性渗液

E. 胃肠道消化液急性丧失

17. 呼吸性酸中毒的主要发病机制是

A. $H^+$ 排出有障碍      B. $H^+$ 产生过多

C. $CO_2$ 排出障碍      D. $H_2CO_3^-$ 排出过多

E. 机体不能保留 $Na^+$

18. 关于代谢性酸中毒,以下正确的是

A. $pH \uparrow$、$P_aCO_2 \uparrow$、$HCO_3^- \uparrow$      B. $pH \uparrow$、$P_aCO_2 \downarrow$、$HCO_3^- \downarrow$

C. $pH \downarrow$、$P_aCO_2 \downarrow$、$HCO_3^- \uparrow$      D. $pH \downarrow$、$P_aCO_2 \uparrow$、$HCO_3^- \downarrow$

E. $pH \downarrow$、$P_aCO_2 \downarrow$、$HCO_3^- \downarrow$

19. 低钾血症最早的表现是

A. 软弱无力      B. 肠麻痹

C. 心动过缓      D. 恶心、呕吐

E. 腱反射减弱

20. 高钾血症心电图早期的改变是

A. ST 段降低      B. 出现 U 波

C. QRS 波增宽      D. P-R 间期延长

E. T 波高尖,Q-T 间期延长

### A₂ 型题

21. 李某,女,45 岁。因腹痛伴呕吐 2 日急诊入院。主诉乏力、口渴、尿量减少且尿色黄。体检示:眼窝凹陷、脉细速。尿比重 1.028,血清钠浓度为 156mmol/L。该病人最**不宜**补充的是

A. 等渗盐水      B. 5% 葡萄糖液

C. 平衡液      D. 5% 氯化钠溶液

E. 林格液

22. 张某,男,20 岁。体重 60kg,体温持续 39℃,用退热药后,大汗淋漓,湿透一身衬衣裤。估计上述两项额外失水量约为

A. 500ml      B. 800ml

C. 1 000ml      D. 1 500ml

E. 2 000ml

23. 杨某,男,40 岁。急性肠梗阻入院。主诉口渴、尿少。体检示:眼球下陷、脉细速、BP 100/60mmHg。估计其脱水的性质和程度为

A. 中度等渗性脱水      B. 中度高渗性脱水

C. 中度低渗性脱水      D. 重度高渗性脱水

E. 重度低渗性脱水

24. 张某,女,40 岁。因腹痛、呕吐 1 日入院,主诉乏力。体检示:脱水征,脉稍快,血压在正常范围,尿量减少。根据上述情况,该病人最主要的护理诊断为

A. 营养失调: 低于机体需要      B. 体液不足

C. 心排血量下降        D. 排尿异常

E. 活动无耐力

25. 张某,男,30 岁。体重 60kg,反复呕吐。测得血钠 125mmol/L,血钾 3.0mmol/L,初步诊断为

     A. 低钾血症,高渗性脱水        B. 高钾血症,重度缺钠

     C. 低钾血症,轻度缺钠        D. 低钾血症,中度缺钠

     E. 血钾正常,等渗性脱水

**$A_3/A_4$ 型题**

(26~30 题共用题干)

26. 李某,男,45 岁。反复大量呕吐 3 日,伴恶心、乏力。体检:P100 次 /min,BP 86/60mmHg,口唇干燥,眼窝凹陷,皮肤弹性差,四肢厥冷。尿少,色深。尿比重 1.013,血清 $Na^+$ 135mmol/L,体重 50kg。应考虑为

     A. 高渗性缺水        B. 等渗性缺水

     C. 低渗性缺水        D. 原发性缺水

     E. 水中毒

27. 估计该病人的体液丧失量达体重的

     A. 3%        B. 4%

     C. 5%        D. 6%

     E. 7%

28. 该病人补液安排中,第 1 个 8 小时的输液量应为总量的

     A. 全部        B. 1/2

     C. 1/3        D. 1/4

     E. 1/5

29. 安排补液顺序时应最先输注

     A. 平衡盐溶液        B. 林格液

     C. 5% 葡萄糖氯化钠溶液        D. 5%~10% 葡萄糖溶液

     E. 10% 葡萄糖溶液与生理盐水 1:1 交替

30. 该病人目前主要的常见护理诊断 / 问题为

     A. 体液过多        B. 体液不足

     C. 皮肤完整性下降        D. 个人应对无效

     E. 活动无耐力

(31~33 题共用题干)

罗某,女,50 岁。腹部隐痛、反复呕吐、全身乏力 20 日。体检:P 120 次 /min,BP 90/60mmHg,浅静脉瘪陷,心肺无异常。实验室检查 RBC $6×10^{12}$/L,Hb 180g/L,BUN 7.0mmol/L。

31. 对缺水类型判断价值最小的检查项目为

     A. BUN 测定        B. 尿比重测定

     C. 血清钠测定        D. 血气分析

E. 尿钠测定

32. 在补充血容量和钠盐后,补充碱性液体应依据
    A. 呼吸快慢          B. 血清钠水平
    C. 血气分析结果        D. BUN 水平
    E. 尿量多少

33. 下列临床表现为各型缺水所共有的是
    A. 口渴            B. 尿量减少
    C. 呕吐            D. 手足麻木
    E. 烦躁

(34~36 题共用题干)

李某,男,35 岁。心搏骤停,经抢救心跳恢复,而后出现呼吸困难,换气无力。

34. 该病人**不会**出现
    A. 肺换气功能不足      B. 血 pH 低于 7.35
    C. 血 $HCO_3^-$ 下降        D. 血 $PCO_2$ 增高
    E. 血 $HCO_3^-$ 正常

35. 正常体液酸碱平衡的调节主要
    A. 以呼吸系统排出挥发酸为主      B. 以血液缓冲系统为主
    C. 以泌尿系统调节固定酸为主      D. 靠上述三者协同作用
    E. 靠抗利尿激素与醛固酮的共同作用

36. 该病人目前最需解决的护理问题为
    A. 意识障碍         B. 体液不足
    C. 恐惧             D. 低效性呼吸型态
    E. 体液过多

(37~43 题共用题干)

杨某,男,59 岁。体重 65kg。因腹部损伤引起肠瘘,病人出现头晕、乏力、视物模糊。体检示:P 120 次/min,BP 90/60mmHg,四肢发冷,尿少,血清钠 127mmol/L。

37. 该病人出现循环障碍的最直接原因为
    A. 大剂量使用利尿剂       B. 腹部损伤所致疼痛
    C. 大面积创面的慢性渗液    D. 长时间液体摄入不足
    E. 肠瘘所致的消化液持续丧失

38. 该病人存在的缺水性质及程度为
    A. 轻度等渗性缺水      B. 中度等渗性缺水
    C. 重度等渗性缺水      D. 中度低渗性缺水
    E. 轻度低渗性缺水

39. 若长期大量使用下列药物,会致该病人低渗性缺水的是
    A. 呋塞米          B. 30% 山梨醇溶液
    C. 50% 葡萄糖溶液     D. 20% 甘露醇溶液
    E. 复方甘油

40. 低渗性缺水引起体液容量的变化为

    A. 以血浆减少为主                 B. 只有组织间液减少

    C. 细胞内外液同时减少            D. 以细胞内液减少为主

    E. 以细胞外液减少为主

41. 下列关于低渗性缺水伴轻度缺钠的描述**不妥**的有

    A. 疲乏，头晕                     B. 口渴不明显

    C. 尿中 $Na^+$、$Cl^-$ 正常          D. 血清钠<135mmol/L

    E. 手足麻木

42. 生理盐水和10%葡萄糖溶液对人体细胞内液来说

    A. 两者都是等渗液               B. 两者都是高渗液

    C. 前者是等渗液、后者是低渗液     D. 两者都是低渗液

    E. 前者是等渗液、后者是高渗液

43. 该病人经治疗后，血清钠恢复至135mmol/L，但病人主诉四肢无力，ECG 监护出现 ST 段降低和 U 波，应检测

    A. 体重                         B. 血清镁

    C. 血清钾                      D. 血清钙

    E. 二氧化碳结合力

### （二）病例分析

1. 病人，男，35 岁，体重 60kg，建筑工人。在炎热环境中工作半日后自觉口渴明显，伴头晕、乏力半小时送入医院。入院检查：T 39.5℃，P 104 次 /min，R 24 次 /min，BP 100/70mmHg，神志清楚，皮肤弹性下降，心肺检查正常。

请问：

（1）该病人可能发生了什么问题？哪些原因会导致这种情况的发生？

（2）该病人应该补充哪些液体？补液量如何计算？

（3）如何观察病人病情是否好转？

2. 王某，女，45 岁。因急性胰腺炎急诊入院 5 日，入院后禁食与胃肠减压，每日输入 10% 葡萄糖溶液 2 000ml，5% 葡萄糖盐水 1 000ml，病人诉乏力、嗜睡、恶心、腹胀，心率 110 次 /min。

请问：

（1）该病人出现了什么情况？为什么？

（2）需要进行什么检查并补充什么药物？

（薛 梅）

# 第三章 | 外科休克病人的护理

## 一、学习重点与难点

### （一）概述

| | | |
|---|---|---|
| **护理评估** | 健康史 | 了解有无引起休克的各种原因,如有无大量失血、失液、严重烧伤、感染等 |
| | 身体状况 | 休克代偿期表现为神志清,精神紧张,兴奋或烦躁不安,口渴,面色苍白,手足湿冷,脉搏和呼吸增快,尿量正常或稍少,**脉压缩小**<br>休克失代偿期表现为神志淡漠、反应迟钝,甚至出现意识模糊或昏迷;皮肤和黏膜发绀、四肢厥冷;呼吸浅促、脉搏细数,**血压进行性下降**;尿量减少甚至无尿。若皮肤黏膜出现紫斑或消化道出血,则提示并发 DIC。若出现进行性呼吸困难、烦躁、发绀,虽给予吸氧仍不能改善者,则提示并发 ARDS |
| | 辅助检查 | 白细胞计数和中性粒细胞比值增加,常提示感染存在。若 $PaCO_2$ 超过 45~50mmHg,而通气良好,提示肺功能不全。若 $PaO_2$ 低于 60mmHg,吸入纯氧后仍无改善多提示 ARDS。血小板低于 $80×10^9$/L、纤维蛋白原少于 1.5g/L,凝血酶原时间较正常延长 3s 以上时,3P( 鱼精蛋白副凝固 )试验阳性,血涂片中破碎红细胞超过 2% 时,提示 DIC。持续的高乳酸血症往往表明病人死亡率增加。**中心静脉压正常值为 5~12cmH$_2$O**。低于 5cmH$_2$O 提示血容量不足;高于 15cmH$_2$O 提示心力衰竭或肺循环阻力增高;高于 20cmH$_2$O 提示存在充血性心力衰竭、肺水肿。肺毛细血管楔压正常值为 6~15mmHg。小于 6mmHg 提示血容量不足;增高则提示肺循环阻力增加,如肺水肿 |
| | 治疗原则 | 1. 对大出血的病人,立即采取措施控制大出血,必要时可使用抗休克裤。清除呼吸道异物或分泌物,保持气道通畅。呼吸困难严重者,做气管插管或气管切开。注意给病人保暖;尽量减少搬动,骨折处临时固定,必要时应用止痛剂<br>2. 补充血容量是纠正组织低灌注和缺氧的关键。**一般先快速输入扩容作用迅速的晶体液,再输入扩容作用持久的胶体液**<br>3. 在恢复有效循环血量后,及时手术处理原发病<br>4. 休克早期轻度酸中毒者无需再应用碱性药物。休克严重、酸中毒明显、扩容治疗效果不佳时,用碱性药物纠正,常用的碱性药物为 5% 碳酸氢钠溶液<br>5. 应用血管活性药物。注意:**血管扩张剂可使血管容量扩大,血容量相对不足而致血压下降。故只有当血容量已基本补足,才考虑使用**<br>6. 休克发展至 DIC 阶段,需应用肝素抗凝治疗。DIC 晚期,纤维蛋白溶解系统亢进,可使用抗纤维蛋白溶解药,以及抗血小板黏附和聚集药物<br>7. 严重休克及感染性休克病人可使用皮质类固醇 |

| 护理诊断 | ①体液不足；②心排血量减少；③气体交换受损；④体温异常；⑤有感染的危险；⑥有受伤的危险 |
|---|---|
| 护理措施 | 1. 将病人头和躯干抬高 20°~30°，下肢抬高 15°~20°；建立静脉通路；合理补液；使用抗休克裤；记录出入量；严密观察病情变化<br>2. 遵医嘱应用**血管活性药物，使用时从低浓度、慢速度开始**<br>3. 维持呼吸道通畅；监测呼吸功能；吸氧<br>4. 严格执行无菌技术操作规程；遵医嘱全身应用有效抗菌药；保持床单清洁、干燥<br>5. 用加盖棉被、毛毯和调节病室内温度等措施，进行保暖。忌用热水袋、电热毯等进行体表加温，以防烫伤及皮肤血管扩张，增加局部组织耗氧量而加重缺氧。高热病人予以物理降温，必要时遵医嘱用药物降温。输血前应注意将库存血置于常温下复温后再输入<br>6. 对躁动或神志不清的病人，撑起床栏以防坠床；输液肢体宜用夹板固定。必要时，四肢用约束带约束<br>7. 病人及家属容易产生焦虑恐惧心理，及时做好安慰和解释工作<br>8. 向病人及家属讲解各项治疗、护理的必要性及疾病的转归过程<br>9. 讲解意外损伤后的初步处理和自救知识<br>10. 指导病人康复期应加强营养。若发生感染或高热及时就诊 |

## （二）低血容量性休克病人的护理

| | | |
|---|---|---|
| 护理评估 | 健康史 | 多见于大血管破裂、腹部损伤引起的肝、脾破裂，消化性溃疡出血，门静脉高压所致食管、胃底静脉曲张破裂出血、宫外孕出血、动脉瘤或肿瘤自发破裂等。创伤性休克多由严重外伤引起，如严重烧伤、全身多发性骨折、挤压伤、大面积撕脱伤等 |
| | 身体状况 | **休克早期病人呈兴奋状态**，烦躁不安，**休克加重时表情淡漠、意识模糊**，反应迟钝，甚至昏迷。皮肤口唇黏膜苍白，四肢湿冷；**休克晚期可出现发绀，皮肤呈现花斑状征象**。休克时收缩压常低于 90mmHg，脉压小于 20mmHg<br>休克早期脉率增快；休克加重时脉细弱，甚至摸不到。**休克指数≥1.0 表示有休克**；>2.0 为严重休克。休克加重时呼吸急促、变浅、不规则。呼吸增至 30 次/min 以上或降至 8 次/min 以下，表示病情危重。低血容量性休克病人体温大多偏低。尿量少、尿比重增高 |
| | 治疗原则 | 1. 对危及生命的情况，如胸部损伤所致的连枷胸、开放性或张力性气胸，优先紧急处理<br>2. 在补充血容量的同时，对有活动性出血的病人，迅速控制出血<br>3. 创伤后剧烈的疼痛可加重应激反应，应酌情使用镇静、镇痛药 |
| 护理措施 | | 1. 优先处理危及生命的问题，保持呼吸道通畅，迅速止血，妥善固定受伤肢体，采取休克体位以增加回心血量<br>2. 理解并鼓励病人表达情绪，做好安慰及解释工作使病人及家属情绪稳定，能配合各项治疗护理措施<br>3. 对疼痛剧烈者应及时予以镇痛。存在呼吸障碍者禁用吗啡，以免呼吸抑制 |

## （三）感染性休克病人的护理

| 病因及病理生理 | 常见于胆道化脓性感染、急性化脓性腹膜炎、绞窄性肠梗阻、泌尿系感染及脓毒症等 |
|---|---|

| | 身体状况 | 全身炎症反应综合征表现为：①体温>38℃或<36℃；②心率>90 次 /min；③呼吸急促>20 次 /min 或过度通气，$PaCO_2$<32mmHg；④白细胞计数>12×$10^9$/L 或<4×$10^9$/L，或未成熟白细胞>10% |
|---|---|---|
| 护理评估 | 治疗原则 | 1. 首先快速输入等渗盐溶液或平衡盐溶液，再补充适量的胶体液<br>2. 尽早处理原发感染灶。对未确定病原菌者，可根据临床判断联合使用广谱抗菌药，再根据药物敏感试验结果调整为敏感而较窄谱抗菌药<br>3. 感染性休克的病人，常有不同程度的酸中毒，应予以纠正。轻度酸中毒，在补足血容量后即可缓解；严重酸中毒者，需经静脉输入 5% 碳酸氢钠 200ml，再根据血气分析结果补充用量<br>4. 经补充血容量休克未见好转时，可考虑使用血管扩张剂；也可联合使用 α 受体和 β 受体激动剂。脓毒症时，心功能受到一定损害而表现为心力衰竭（简称心衰），可给予毛花苷 C、多巴酚丁胺等<br>5. **应用皮质类固醇注意早期、足量**，至多用 48h。否则有发生应激性溃疡和免疫抑制等并发症的可能 |
| 护理措施 | | 1. 出现神志改变，面色、脉搏、血压、尿量等相继改变时须警惕感染性休克的发生<br>2. 遵医嘱大剂量使用有效抗菌药，必要时在应用抗菌药前采集标本，并及时送检。对于全身脓毒症者，在病人寒战、高热发作时采集血培养标本，以提高检出率<br>3. 高热者，应予物理降温；可将冰帽或冰袋置于头部、腋下、腹股沟等处降温；也可用 4℃等渗盐水 100ml 灌肠；必要时采用药物降温 |

## 二、测试题

### （一）单项选择题

**$A_1$ 型题**

1. 各类休克共同的病理生理基础是

   A. 酸碱平衡失调 　　　　　　　　B. 心排血量不足

   C. 细胞代谢紊乱 　　　　　　　　D. 外周血管扩张

   E. 有效循环血量减少

2. 观察休克病情变化最简便有效的指标是

   A. 生命体征 　　　　　　　　　　B. 神志

   C. 中心静脉压 　　　　　　　　　D. 皮肤色泽

   E. 尿量

3. 抗休克最基本的治疗措施是

   A. 应用缩血管药物 　　　　　　　B. 补充血容量

   C. 纠正酸中毒 　　　　　　　　　D. 使用抗菌药

   E. 给予强心药

4. 以下**不是**休克早期临床表现的是

   A. 神志清楚 　　　　　　　　　　B. 稍口渴

   C. 尿量稍少 　　　　　　　　　　D. 血压下降

   E. 四肢发凉

5. 关于休克护理措施**错误**的是
    A. 中凹位
    B. 常规吸氧
    C. 用热水袋保暖
    D. 观察每小时尿量
    E. 每15分钟测血压脉搏1次

6. 休克病人,CVP正常,BP低,不能肯定是心力衰竭或血容量不足时,正确处理是
    A. 减慢输液
    B. 暂停输液
    C. 强心治疗
    D. 补液试验
    E. 继续观察

7. 休克病人微循环衰竭期的典型临床表现是
    A. 表情淡漠
    B. 皮肤苍白
    C. 尿量减少
    D. 血压下降
    E. 皮肤黏膜出现紫斑

8. 休克病人补液后血压仍低,CVP 为 4cmH$_2$O,5~10 分钟内静脉输入生理盐水 250ml,如血压升高,CVP不变,提示
    A. 心力衰竭
    B. 血容量不足
    C. 血容量过多
    D. 血管张力过高
    E. 心力衰竭

**A$_2$ 型题**

9. 孔某,女,45 岁。失血性休克,正在进行扩容疗法,CVP 检测为 4cmH$_2$O,BP 70/50mmHg,应
    A. 加快输液速度
    B. 维持原速输液
    C. 减慢滴速
    D. 停止输液
    E. 加用强心剂

10. 孙某,男,45 岁。失血性休克,进行扩容疗法快速输液时,监测 CVP 为 13cmH$_2$O,血压 100/70mmHg,应采取的措施是
    A. 大量输液,加快速度
    B. 控制速度,减慢输液
    C. 减慢输液,加用强心剂
    D. 应用扩血管药物
    E. 加用强心剂

11. 方某,女,40 岁。因急性感染性休克时使用糖皮质激素,**错误**的是
    A. 限于早期使用
    B. 缓解全身炎症反应综合征(SIRS)
    C. 大剂量使用
    D. 维持使用 1 周左右
    E. 可引起免疫抑制

12. 范某,男,30 岁。因脾破裂后并发休克,针对该病人的救治原则是
    A. 边抗休克,边手术
    B. 补充平衡盐溶液
    C. 继续观察
    D. 大量输血
    E. 休克纠正后再手术

13. 毛某,男,38 岁。外伤后出血、烦躁,肢端湿冷,脉搏 100 次 /min,血压 98/80mmHg。应考虑为

A. 无休克        B. 休克早期

C. 休克中期        D. 休克晚期

E. DIC 形成

14. 王某,男,40岁。车祸外伤2小时后,出现烦躁不安、面色苍白、皮肤湿冷,P 100次/min,BP 78/60mmHg,尿量 30ml/h,急诊护士首先应输注

    A. 血管扩张药        B. 50% 葡萄糖液

    C. 低分子右旋糖酐        D. 5% 碳酸氢钠

    E. 平衡液

15. 邓某,男,30岁。胃溃疡病人穿孔36小时,处于感染性休克状态,最佳处理措施是

    A. 治疗休克为主,同时抗感染        B. 纠正酸碱平衡

    C. 应用血管扩张药        D. 静脉滴注碳酸氢钠,应用抗菌药

    E. 静脉补充血容量

**A₃/A₄ 型题**

(16~18题共用题干)

郝某,男,25岁。因被人用刀刺伤背部,伤口流血,2小时后抬送来院。诉口很渴,查体:神志清楚,皮肤苍白、稍冷,P 110次/min,BP 75/60mmHg,表浅静脉塌陷,尿少。

16. 关于此病人的情况最准确的描述是

    A. 轻度休克        B. 中度休克

    C. 重度休克        D. 心力衰竭

    E. 未发生休克

17. 请结合病情,估计此病人失血量

    A. 约 200ml        B. 约 400ml

    C. 约 600ml        D. 800~1 600ml

    E. 2 000ml

18. 立即给予扩容治疗,应首先补充

    A. 右旋糖酐溶液        B. 全血

    C. 血浆        D. 平衡盐溶液

    E. 5% 葡萄糖溶液

(19~21题共用题干)

米某,男,40岁。因车祸致脾破裂就诊,BP 60/43mmHg,P 120次/min,病人烦躁不安,皮肤苍白,四肢湿冷。

19. 此病人的休克指数为

    A. 0.5        B. 1.0

    C. 1.5        D. 2.0

    E. 2.5

20. 该病人的救治原则是

    A. 边抗休克,边手术        B. 立即补充血容量

C. 继续观察
D. 不断地大量输血

E. 维持呼吸道通畅

21. 护理措施**错误**的是

A. 吸氧,输液
B. 用热水袋保暖

C. 中凹卧位
D. 测每小时尿量

E. 监测中心静脉压

（22~24题共用题干）

李某,男,40岁。因汽车撞伤右季肋区6小时入院,查体:T 37.5℃,P 116次/min,BP 70/50mmHg;意识尚清楚,口渴,皮肤苍白,肢端发冷,腹部有移动性浊音,尿少。

22. 首先考虑该病人是

A. 神经性休克
B. 低血容量性休克（中度）

C. 低血容量性休克（重度）
D. 创伤性休克

E. 休克合并心力衰竭

23. 该病人经快速补充血容量后,中心静脉压高,而血压仍低。其原因可能是

A. 血容量严重不足
B. 血容量不足

C. 心力衰竭或血容量相对过多
D. 容量血管过度收缩

E. 心力衰竭或血容量不足

24. 该病人当前的处理措施是

A. 充分补液

B. 适当补液

C. 给予强心药物,纠正酸中毒,舒张血管

D. 舒张血管

E. 补液试验

## （二）病例分析

马某,男,35岁。因车祸致肢体多处创伤,并伴有大量出血（估计1 200ml）1小时入院。查体:T 36.5℃,P 110次/min,R 20次/min,BP 80/60mmHg,面色苍白,神志清楚,表情淡漠,口渴明显。

请问:

1. 该病人应属何种休克,何种程度?

2. 如何护理该病人?

（张乳霞）

# 第四章 | 麻醉病人的护理

## 一、学习重点与难点

### （一）麻醉前准备工作

| | | |
|---|---|---|
| **麻醉前病情评估** | 健康史 | 在麻醉前 1~3d 访视病人，解答病人对麻醉的疑问，使病人对麻醉过程有较全面的了解，消除病人对麻醉和手术的恐惧心理 |
| | 身体状况 | 重点检查项目包括生命体征、心、肺及呼吸道，脊柱及神经系统，对并存疾病的严重程度进行评估 |
| | 围手术期的死亡率与美国麻醉医师协会（ASA）分级的关系密切 | 表 4-1　ASA 病情分级和围手术期死亡率 |

表 4-1　ASA 病情分级和围手术期死亡率

| 分级 | 标准 | 死亡率 /% |
|---|---|---|
| I | 体格健康，发育营养良好，各器官功能正常 | 0.06~0.08 |
| II | 除外科疾病外，有轻度并存疾病，功能代偿健全 | 0.27~0.40 |
| III | 并存疾病较严重，体力活动受限，但尚能应付日常活动 | 1.82~4.30 |
| IV | 并存疾病严重，丧失日常活动能力，经常面临生命威胁 | 7.80~23.0 |
| V | 无论手术与否，生命难以维持 24h 的濒死病人 | 9.40~50.7 |
| VI | 确认为脑死亡，其器官拟用于器官移植手术供体 | |

\* 急症病例在相应 ASA 分级后加注 "急" 或 "E"，表示风险较择期手术增加

| | | |
|---|---|---|
| **麻醉前准备** | 病人准备 | 1. **身体准备**　病人各脏器功能处于较好状态<br>2. 胃肠道准备　择期手术，均常规排空胃，**麻醉前应常规禁食** 8h，**禁饮** 4h。新生儿、婴幼儿禁母乳**至少** 4h，急诊手术的病人也应充分考虑胃排空问题 |
| | 物品准备 | 药品准备、麻醉仪器设备准备 |
| | 麻醉前用药 | 为了稳定病人情绪，确保麻醉顺利实施，减少麻醉药用量，减轻麻醉药的毒副作用 |

表 4-2　麻醉前用药

| 药物类型 | 药名 | 作用 | 用法和用量（成人） |
|---|---|---|---|
| 镇静安定药 | 地西泮<br>咪达唑仑 | 安定镇静、催眠、抗焦虑、抗惊厥 | 口服 2.5~5mg<br>肌内注射 0.04~0.08mg/kg |
| 催眠药 | 苯巴比妥 | 镇静、催眠、抗惊厥 | 肌内注射 0.1~0.2g |
| 镇痛药 | 吗啡<br>哌替啶 | 镇痛、镇静 | 肌内注射 0.1mg/kg<br>肌内注射 1mg/kg |
| 抗胆碱药 | 阿托品<br>东莨菪碱 | 抑制腺体分泌，解除平滑肌痉挛和迷走神经兴奋 | 肌内注射 0.01~0.02mg/kg<br>肌内注射 0.2~0.6mg |

## （二）局部麻醉病人的护理

| 局麻药物的分类 | 1. 根据化学结构可分为酯类和酰胺类。酯类局麻药可引起变态反应而导致少数病人出现过敏反应<br>2. 根据局麻药作用维持时间可分为短效局麻药、中效局麻药和长效局麻药 |
|---|---|
| 常用局部麻醉方法 | 局麻麻醉方法分为表面麻醉、局部浸润麻醉、区域阻滞麻醉和神经阻滞麻醉 4 类 |
| 局麻护理 | 应用时应遵循最小有效剂量和最低有效浓度的原则，以免引起局麻药中毒反应。若发生中毒反应时立即停药，积极治疗。若病人有过敏史，可选用酰胺类局麻药，一旦发生过敏反应，**按过敏反应处理** |

## （三）椎管内麻醉病人的护理

| 概要 | | 椎管内麻醉分为**蛛网膜下隙阻滞麻醉**（简称腰麻）、**硬膜外隙阻滞麻醉**及**腰麻 – 硬膜外腔联合阻滞麻醉** |
|---|---|---|
| 护理措施 | 一般护理 | **腰麻术后去枕平卧 6~8h，以防术后头痛；硬膜外麻平卧 4~6h，以防发生直立性低血压；**密切观察生命体征变化 |
| | 常见并发症的防治和护理 | 1. 蛛网膜下隙阻滞麻醉　①**低血压：加快输液速度，增加血容量。**②**恶心、呕吐：吸氧、升压、暂停手术以减少迷走神经刺激。**③**呼吸抑制：谨慎用药，吸氧，维持循环，**紧急时行气管插管、人工呼吸。④**头痛：**麻醉前访视病人时，切忌暗示蛛网膜下隙阻滞后有头痛的可能；麻醉时采用细针穿刺；避免反复穿刺；保证术中、**术后输入足量液体。**⑤**尿潴留：先诱导排尿，**针刺足三里、三阴交、阳陵泉、关元和中极等穴位，或热敷下腹部、膀胱区有助解除尿潴留，遵医嘱**使用平滑肌收缩药**<br>2. 硬膜外阻滞麻醉　①**全脊髓麻醉**是硬膜外阻滞麻醉最危险的**并发症，**一旦发生立即停药，面罩正压通气吸氧、加快输液速度、遵医嘱给予升压药，维持呼吸循环功能；②**中毒反应：**多因穿刺针或导管误入血管，处理见局麻药中毒反应；③**导管折断；**④**硬膜外间隙出血、血肿和截瘫：**对凝血功能障碍或在抗凝治疗期间病人禁用硬膜外阻滞麻醉，置管动作宜细致轻柔 |

## （四）全身麻醉病人的护理

| 概要 | | 全身麻醉包括吸入麻醉和静脉麻醉 |
|---|---|---|
| 麻醉准备 | 全身麻醉药 | 1. 常用吸入麻醉药有氧化亚氮又称笑气、七氟烷、地氟烷<br>2. 常用静脉麻醉药有**氯胺酮、依托咪酯、丙泊酚、咪达唑仑、右美托咪定**<br>3. 辅助性麻醉镇痛药有**芬太尼、瑞芬太尼、舒芬太尼**<br>4 肌松药有**琥珀胆碱**（司可林）、**维库溴铵、哌库溴铵、阿曲库铵、罗库溴铵及泮库溴铵** |
| 护理诊断 | | ①有受伤的危险；②潜在并发症：恶心呕吐、**窒息、麻醉药过敏、麻醉意外、呼吸道梗阻、**低氧血症、低血压、高血压、心律失常、**心搏骤停、**坠积性肺炎等 |
| 护理措施 | 并发症的观察、预防和处理 | 1. 恶心呕吐者嘱病人放松情绪、深呼吸，以减轻紧张感<br>2. **窒息是全麻最严重的并发症。**预防：①完善术前胃肠道准备。②术后体位：**麻醉未清醒时取枕平卧位，头偏向一侧；**麻醉清醒后，若无禁忌，可取斜坡卧位；一旦病人发生呕吐，立即清理口腔等处的呕吐物，以免因口腔内残存物造成误吸<br>3. 术前应**常规做皮肤过敏试验预防麻醉药过敏。**一旦发生麻醉药过敏，配合医生做抗过敏处理 |

| 护理措施 | 并发症的观察、预防和处理 | 4. 护士根据手术方式、麻醉类型和病人病情等准备麻醉物品、麻醉药品、抢救器械及药物等,以保证病人一旦出现麻醉意外时抢救所需 |
| | | 5. 上呼吸道梗阻 ①密切观察病人有无舌后坠、口腔内分泌物积聚、发绀或呼吸困难征象;②对舌后坠者应托起其下颌,将其头后仰;置入口咽或鼻咽通气管;③清除咽喉部分泌物和异物,解除梗阻 |
| | | 6. 下呼吸道梗阻 ①及时清除呼吸道分泌物和吸入物;②注意观察病人有无呼吸困难、发绀,若发现异常应及时报告医生并配合治疗;③注意避免病人因变换体位而引起气管导管扭折 |
| | | 7. 坠积性肺炎 保持呼吸道通畅;定时雾化吸入,稀释痰液;促进排痰 |
| | 防止意外伤害 | 注意适当加以防护,必要时予以约束,防止病人发生坠床、碰撞及不自觉地拔出输液管或引流管等意外伤害 |

### (五) 术后镇痛管理

| 术后镇痛的意义 | 有效的术后镇痛能促使病人早期活动,减少下肢血栓的形成和肺栓塞的发生,有利于胃肠功能的早期恢复,提高术后病人的生活质量 |
| --- | --- |
| 术后镇痛的原则与方法 | 1. 传统方法是按处方让病人在需要时肌内注射阿片类药物镇痛(吗啡或哌替啶) <br> 2. 现代方法包括有持续镇痛、病人自控镇痛和物理疗法、神经电刺激以及心理治疗等 |
| 术后镇痛的并发症及护理 | 1. 恶心、呕吐者 ①避免长时间禁食、缺氧;②使用止吐药;③补足血容量 <br> 2. 呼吸抑制者 鼓励病人选择一个最适合的体位,保持气道通畅,增加氧供,控制通气。一旦疑有呼吸抑制。紧急时行人工呼吸,遵医嘱给予纳洛酮 0.2~0.4mg 静脉注射 <br> 3. 严重皮肤瘙痒者 可以用纳洛酮对抗 <br> 4. 内脏运动减弱 术后早期起床活动,尿潴留时予以留置导尿,消化道排气延迟,应用甲氧氯普胺 |

## 二、测试题

### (一) 单项选择题

$A_1$ 型题

1. 麻醉前要求病人禁食、禁饮的主要目的是

    A. 防止术中排便          B. 预防呕吐物误吸

    C. 防止术后腹胀          D. 有利于术后胃肠功能恢复

    E. 防止术后尿潴留和便秘

2. 硬膜外麻醉发生呼吸抑制的最常见原因为

    A. 穿刺操作不当          B. 循环不稳定

    C. 麻醉平面过高          D. 情绪紧张

    E. 脊髓损伤

3. 与局麻药毒性反应无关的是

    A. 一次用药量超过最大剂量          B. 误入血管

    C. 药液浓度过高          D. 注药部位血管丰富使药物吸收过快

E. 局麻药中加入肾上腺素

4. 蛛网膜下隙麻醉,出现严重呼吸困难时,首先采取的措施是
    A. 吸氧　　　　　　　　　　　　B. 气管插管、人工呼吸、给氧
    C. 抬高上半身　　　　　　　　　D. 应用呼吸兴奋剂
    E. 测血压

5. 腰椎穿刺术后安置去枕平卧 6~8 小时,其目的是预防
    A. 穿刺部位出血　　　　　　　　B. 穿刺部位感染
    C. 低压性头痛　　　　　　　　　D. 颅内感染
    E. 脑脊液外漏

6. 硬膜外麻醉最严重的并发症是
    A. 血压下降　　　　　　　　　　B. 血管扩张
    C. 尿潴留　　　　　　　　　　　D. 全脊髓麻醉
    E. 呼吸变慢

7. 利多卡因局部浸润麻醉时的常用浓度为
    A. 1%~2%　　　　　　　　　　　B. 0.5%~1%
    C. 0.25%~0.5%　　　　　　　　　D. 2%~2.5%
    E. 0.1%~0.2%

8. 有关硫喷妥钠的叙述,**错误**的是
    A. 属于超短效巴比妥类药物　　　B. 具有抗惊厥作用
    C. 用药后 1 分钟抑制大脑,消失也快　　D. 醒后无任何不适
    E. 适用于喉部手术和呼吸困难

9. 预防腰麻术后头痛,采取的护理措施为
    A. 手术后去枕平卧 6~8 小时　　B. 手术后去枕平卧 4~6 小时
    C. 手术后平卧 6~8 小时　　　　D. 手术后俯卧 6~8 小时
    E. 手术后头低脚高 6~8 小时

10. 局麻前常规应用
    A. 苯巴比妥钠　　　　　　　　　B. 阿托品
    C. 安定　　　　　　　　　　　　D. 氯丙嗪
    E. 哌替啶

11. 局麻药中加入 0.1% 肾上腺素 0.3ml,叙述**错误**的是
    A 减慢局麻药的吸收　　　　　　B. 减少毒性反应
    C. 延长麻醉时间　　　　　　　　D. 用于指(趾)、阴茎的神经阻滞麻醉
    E. 高血压、心脏病、老年人不能使用

12. 全麻病人呼吸系统并发症**不包括**
    A. 肺气肿　　　　　　　　　　　B. 呼吸抑制
    C. 气道梗阻　　　　　　　　　　D. 误吸
    E. 肺炎、肺不张

13. 术前用药中,能减少局麻药毒性反应的是

A. 苯巴比妥钠          B. 阿托品

C. 东莨菪碱          D. 哌替啶

E. 异丙嗪

14. 下列用药**不属于**麻醉前用药的范畴的是

A. 抗胆碱药          B. 升压药

C. 安定镇静药          D. 镇痛药

E. 催眠药

15. 下列**不是**蛛网膜下隙麻醉的并发症的是

A. 血压下降          B. 心动缓慢

C. 呼吸抑制          D. 头痛

E. 全脊髓麻醉

16. 腰麻绝对禁忌证是

A. 呼吸系统疾患          B. 肾脏疾病

C. 慢性疾病          D. 糖尿病

E. 低血容量性休克

17. 采用利多卡因行神经阻滞麻醉时,成人一次用量不得超过

A. 400mg          B. 1 000mg

C. 1 500mg          D. 1 200mg

E. 800mg

18. 为防止误吸,成人麻醉前禁食时间至少为

A. 2~3 小时          B. 3~4 小时

C. 4~6 小时          D. 8~12 小时

E. 1~2 小时

19. 有关氯胺酮,下列叙述**错误**的是

A. 用药后麻醉较浅,反射尚存          B. 有深度镇痛作用

C. 能升血压          D. 肌松作用强

E. 适用于浅表手术

20. 开胸手术必须采用

A. 气管内麻醉          B. 静脉麻醉

C. 开放滴药吸入麻醉          D. 基础麻醉

E. 局部麻醉

21. 局麻药出现毒性反应时,首先采取的措施为

A. 立即停止给药,保持呼吸道通畅          B. 肌内注射苯巴比妥钠

C. 地西泮静脉注射          D. 给予升压药物提高血压

E. 人工呼吸

22. 麻醉前用药肌内注射一般为术前

A. 20 分钟          B. 30 分钟

C. 60 分钟          D. 90 分钟

E. 10 分钟

23. 病人麻醉前准备**错误**的是

A. 高血压病人应降压治疗

B. 严重贫血者少量多次输血

C. 纠正水电解质平衡失调

D. 有活动性出血的病人待失血补足后，才能施行手术

E. 心衰者抗心衰治疗

24. 局部浸润麻醉时布比卡因的浓度为

A. 0.5%~0.75%      B. 0.25%~0.5%

C. 1%~2%      D. 2%~4%

E. 4%~6%

**A₂ 型题**

25. 李某，女，45 岁。在全麻下行食管癌根治术，为预防全麻术后病人发生窒息，下列最重要的是

A. 气管插管      B. 加压给氧

C. 注射阿托品      D. 注射激素

E. 去枕头侧位

26. 张某，男，67 岁。全麻后完全清醒，护士判断的依据是

A. 呼之能睁眼      B. 对刺激有反应

C. 能听到声响      D. 能正确回答问题

E. 能翻身活动

27. 赵某，女，48 岁。明日行乳腺癌根治术，欲行全身麻醉，为防止术后呕吐窒息，麻醉前至少禁饮水

A. 2~4 小时      B. 2 小时

C. 6~8 小时      D. 8~10 小时

E. 10~12 小时

28. 王某，女，25 岁。拟行剖宫产术，在腰麻开始后不久，麻醉前收缩压从 110mmHg 下降至 88mmHg，应使用下列

A. 间羟胺      B. 肾上腺素

C. 麻黄碱      D. 多巴胺

E. 去甲肾上腺素

29. 陈某，男，23 岁。左手无名指化脓性指头炎，拟在指神经阻滞麻醉下手术切口引流，为预防局麻药毒性反应，护理措施**错误**的是

A. 局麻药须限量使用      B. 局麻药浓度不能过高

C. 常规麻醉前用药      D. 麻醉药中加肾上腺素

E. 防止局麻药进入血管

30. 李某，男，55 岁。有吸烟史，全麻术后回病房，麻醉未清醒，病人血压、脉搏正常，吸气困难，呼吸时喉头有痰鸣音，应考虑为

A. 舌后坠                           B. 呼吸道分泌物多

C. 呕吐物窒息                        D. 喉痉挛

E. 呼吸不规则

31. 李某,男,50岁。上午在全麻下行二尖瓣置换术未醒,测血压、脉搏的间隔时间为

A. 5~10分钟                        B. 15~30分钟

C. 30~60分钟                       D. 60分钟

E. 90分钟

32. 刘某,女,38岁。行胃大部分切除术,术中病人血压、脉搏正常,病人出现吸气困难、发绀,喉部发出高调鸡鸣声,考虑为喉痉挛所致,应首先采用的措施为

A. 吸氧                            B. 吸痰

C. 解除诱因,加压给氧               D. 用一针头经环甲膜刺入气管内输氧

E. 静脉注射肌肉松弛药后气管插管

**A₃/A₄型题**

(33~35题共用题干)

薛某,女,25岁。局麻下行乳腺纤维瘤切除术,注药后约10分钟,病人出现头晕耳鸣、肌肉抽搐,呼吸困难,BP 80/50mmHg。

33. 此病人出现

A. 麻醉过敏                         B. 麻醉药中毒

C. 精神紧张                         D. 感染中毒

E. 喉头水肿

34. 首项处理措施是

A. 停用麻药                         B. 注射阿托品

C. 给氧                            D. 注射苯巴比妥钠

E. 注射硫喷妥钠

35. 病人发生惊厥,给何药控制

A. 阿托品                           B. 硫喷妥钠

C. 苯巴比妥钠                       D. 哌替啶

E. 吗啡

(36~40题共用题干)

刘某,男,65岁。上午在全麻下行食管癌根治术,术后返送至麻醉恢复室,麻醉未清醒,病人BP 95/70mmHg,心率85次/min,呼吸有鼾声,且呼吸急促,继之出现鼻翼扇动和三四征。

36. 该病人应考虑

A. 血压下降                         B. 呼吸道分泌物多

C. 舌后坠                           D. 误吸

E. 喉痉挛

37. 最主要的护理诊断为

A. 有窒息的危险                     B. 气体变换受损

C. 低效性呼吸型态　　　　　　　　　D. 有受伤的危险

E. 心排血量减少

38. 首先采取的护理措施应为

A. 吸痰　　　　　　　　　　　　　　B. 加压吸氧

C. 头偏向一侧　　　　　　　　　　　D. 加快输液速度

E. 用手托起下颌, 至鼾声消失

39. 护士为该病人测血压、脉搏的间隔时间应为

A. 5~10 分钟　　　　　　　　　　　　B. 15~30 分钟

C. 30~60 分钟　　　　　　　　　　　D. 60 分钟

E. 90 分钟

40. 护理全麻未清醒病人, 以下最重要的是

A. 保暖　　　　　　　　　　　　　　B. 定时测血压、脉搏、呼吸

C. 平卧位头偏向一侧　　　　　　　　D. 输血输液

E. 约束肢体

### (二) 病例分析

王某, 男, 6 岁, 18kg。因包皮过长, 拟行包皮切除术。入手术室肌内注射氯胺酮 90mg 后, 在骶裂孔中央做骶麻, 穿刺落空感后, 注入 1% 利多卡因 15ml, 加药 3 分钟后 $SpO_2$ 由原来的 98% 下降至 85%, 继而下降到 60%, 患儿呼吸停止, 心率由原来的 125 次 /min 下降至 40~50 次 /min, 继而心脏停止跳动。

请问:

(1) 该病人的麻醉并发症有哪些?

(2) 该病人主要的护理诊断 / 问题有哪些?

(3) 对该病人实施的主要护理措施有哪些?

（赵小义）

第五章 | 手术室护理工作

# 一、学习重点与难点

## （一）概述

| | | |
|---|---|---|
| 概述 | 洁净手术室 | 洁净手术室是指通过净化空调系统,有效控制室内的温度、湿度及含尘浓度,使手术室内的细菌浓度控制在一定范围和空气洁净度达到一定级别,创造理想的手术环境,降低手术感染率,提高手术质量 |
| | | Ⅰ类是指特别洁净手术室,适用于关节置换、器官移植、脑外、心脏外科及眼科等无菌手术 |
| | | Ⅱ类是指标准洁净手术室,适用于胸、整形、泌尿、肝胆胰、骨外科和普外科的一类切口无菌手术 |
| | | Ⅲ类是指一般洁净手术室,适用于普外(除一类手术),妇产科等手术 |
| | | Ⅳ类是指准洁净手术室,适用于肛肠外科及污染类等手术 |
| | 手术室护士职责 | 器械护士又称洗手护士,其工作范围局限于无菌区内,主要职责是负责手术全过程所需器械、物品和敷料的供给,配合医师完成手术。其他工作还包括术前访视和术前准备 |
| | | 巡回护士又称辅助护士,其工作范围是在无菌区外。主要任务是在台下负责手术全过程中器械、布类、物品和敷料的准备和供给,主动配合手术和麻醉,根据手术需要,协助完成输液、输血及手术台上特殊物品、药品的供给。对病人实施整体护理 |

## （二）手术人员的准备

| | | |
|---|---|---|
| 手术人员的准备 | 外科手消毒 | 外科手消毒是指手术人员通过机械刷洗和化学消毒方法祛除并杀灭双手及前臂的暂居菌,达到消毒皮肤的目的。手臂的消毒包括洗手和消毒 2 个步骤 |
| | | 1. 洗手方法　取适量肥皂液或洗手液清洗双手、前臂和上臂下 1/3,认真揉搓。当清洁双手时,应注意清洁指甲下的污垢和手部皮肤的皱褶处。流动水冲洗双手、前臂和上臂下 1/3。从手指到肘部,沿一个方向用流动水冲洗手和手臂,不要在水中来回移动手臂。使用干手物品擦干双手、前臂和上臂下 1/3 |
| | | 2. 冲洗手消毒方法　取适量的手消毒剂揉搓到双手的每个部位、前臂和上臂下 1/3,认真揉搓 2~6min,用流动水冲洗双手、前臂和上臂下 1/3,用无菌巾彻底擦干。流动水应达到《生活饮用水卫生标准》( GB 5749-2022 )的规定。特殊情况下水质达不到要求时,手术医生在戴手套前,应用醇类消毒剂消毒双手后戴手套 |

| | | |
|---|---|---|
| 手术人员的准备 | 穿无菌手术衣法 | 1. 传统对开式手术衣穿法　手臂消毒后，双手提起衣领两端，将手术衣抖开，再轻轻向前上方抛起，双手顺势插入衣袖中，双臂向前伸直；巡回护士从身后牵拉手术衣，系好领口带；穿上手术衣后，双手交叉，用手指夹起衣带，由巡回护士从身后接取并系紧；穿手术衣时，不得用未戴手套的手拉衣袖或接触其他处，以免污染<br>2. 全遮盖式手术衣穿法　取手术衣，双手插入衣袖，将手术衣展开；双手向前伸直，伸出衣袖，由巡回护士在身后提拉手术衣，系好领口带和内片腰带；戴好无菌手套；解开腰带结递给已戴好无菌手套的医师或护士，或由巡回护士用无菌持物钳夹持，原地旋转一周后使手术衣的外片遮盖住内片，接过腰带系于腰间<br>3. 取手术衣时，双臂应伸直，以免手术衣无菌面与洗手衣接触而被污染<br>4. 穿手术衣时，应与周围的人和物体保持一定距离，以免衣服展开时被污染<br>5. 穿手术衣之前，应先用双手提起手术衣衣领两端，轻轻向前上方抖开<br>6. 穿上手术衣后，双臂举在胸前，未戴手套的手不得触及手术衣 |
| | 戴无菌手套 | 1. 戴干手套法是临床常用的戴手套方法。按照戴手套者的手是否直接接触手套，又可分为闭合式和开放式两种<br>**2. 闭合式（无接触式戴手套）**　当穿手术衣时，手不伸出袖口。右手隔衣袖取左手手套，并放在左手袖口上，手套指端朝向手臂，各手指相互对应；两手隔衣袖分别抓住手套上、下两侧的反折部，将手套翻套于袖口上，手伸出袖口顺势插入手套。同法戴右手手套<br>**3. 开放式**　左手捏住右手手套反折部，右手伸入手套戴好；已戴上手套的右手拇指外展，其余四指伸入左手手套反折部的内面（即手套的无菌面），左手插入手套并戴好，注意右手拇指不要触及左手手套反折部；将一手拇指外展，其余四指伸入对侧手套反折部，将其翻转并套在手术衣袖口外。干手套戴好后，要检查手套有无破损，如有破损，必须立即更换<br>4. 协助他人戴手套法　已戴手套者双手拇指外展，其余手指插入手套反折部内面，使手套拇指朝向外上方，小指朝向内下方，撑开手套。被戴手套者对准手套，五指稍用力向下伸入手套，已戴手套者将手套同时向上提，并将手套反折部翻转套住袖口。同法戴另一只手套<br>5. 未戴手套的手不能接触手套外面，已戴手套的手不能接触未戴手套的手<br>6. 协助他人戴无菌手套时，应先自行戴好手套，并避免接触其皮肤<br>7. 手套的上口要严密地套在手术衣袖外<br>8. 戴手套时应注意检查手套有无破损，如有破损必须立即更换 |

## （三）病人的准备

| | | |
|---|---|---|
| 病人的准备 | 手术体位安置 | 1. 水平仰卧位，适用于前胸壁、腹部、盆腔及四肢等部位的手术。<br>上肢外展仰卧位，适用于纵劈胸骨行纵隔或心脏手术、乳腺手术。颈伸仰卧位，适用于甲状腺等颈部手术<br>2. 一般侧卧位，适用于肺、食管、侧胸壁、肾脏等手术。半侧卧位，适用于乳房和腋部手术<br>3. 俯卧位适用于脊柱及其他背部手术<br>4. 截石位适用于会阴部、尿道、肛门部手术<br>5. 坐位适用于鼻咽部手术 |

| | | |
|---|---|---|
| **病人的准备** | **手术区皮肤消毒** | 1. 无菌手术切口,以手术切口为中心向四周消毒<br>2. 感染伤口或肛门会阴部皮肤消毒,应由手术区外周向感染伤口或肛门会阴部消毒<br>3. 消毒液不要蘸取过多,稍用力擦拭,已接触污染区的消毒液纱球不能返回清洁处<br>注:手术切口及周围 15~20cm 的区域,如有延长手术切口的可能,应扩大消毒范围。以切口为中心,上下各超过 1 个关节 |
| | **手术区铺单法** | 1. 手术医师外科手消毒后铺第一层切口单,然后需重新消毒手和手臂,穿手术衣、戴手套后再铺盖其他无菌单<br>2. 洗手护士传递手术单时应手持两端,医师接时手持中间。无菌手术单不能接触工作人员腰以下的无菌衣或其他部位,一经污染必须立即更换<br>3. 当铺大孔单展开时,应把手卷在手术单内,以免手被污染<br>4. 无菌手术单铺盖后则不宜移动,如果必须移动,只能由手术区向外移,而不能向内移<br>5. 严格遵循铺单顺序和方法,通常第一层手术单是按照从相对清洁到清洁、由远至近的方向铺盖的<br>6. 无菌手术单一般距离切口中心 2~3cm,悬垂于手术台边缘下至少 30cm<br>7. 一般要求术区周围应有 4~6 层无菌单,外周至少 2 层<br>8. 接触皮肤的第一层无菌单可以用巾钳或皮肤保护膜固定,最后一层无菌单应用组织钳固定,以免无菌单移动后造成污染<br>9. 术中手术单如被水或血浸湿,应加盖另一无菌单,以隔离无菌区 |
| | **方法** | 1. 铺无菌巾 用 4 块无菌巾遮盖切口周围<br>2. 铺手术中单 将 2 块无菌中单分别铺于切口的上、下方<br>3. 铺手术洞单 将有孔洞的剖腹大单正对切口,短端向头部、长端向下肢,先向上方再向下方、分别展开,展开时手卷在剖腹单里面,以免污染。要求短端盖住麻醉架,长端盖住器械托盘,两侧和足端应下超过手术台边缘 30cm |

## (四)手术室的无菌操作技术

| | | |
|---|---|---|
| **手术室的无菌操作技术** | **无菌器械桌的准备** | 当铺无菌器械台时,应按无菌原则操作,先由巡回护士准备好器械台,将无菌敷料包和手术器械包分别放在器械台上,检查两包已达灭菌效果后,打开无菌敷料包和手术器械包的外层包布,次序应为对侧、左、右,最后为近身侧,器械台布应下垂至台面下 30~40cm,保持手臂不跨越无菌区;再由穿好手术衣及戴好手套的器械护士将敷料、器械按使用先后次序及类别排列整齐 |
| | | 1. 无菌器械台应做到现铺现用,如铺好后超过 4h 即不能再用<br>2. 无菌器械台面要保持干燥、整洁,如无菌巾渗湿应及时加盖无菌巾<br>3. 器械摆放必须整齐、有序,及时、准确传递所需物品 |
| | **无菌技术原则** | 1. 严格区分有菌区和无菌区<br>2. 保持无菌物品的无菌状态<br>3. 保护切口皮肤<br>4. 沾染手术的隔离技术<br>5. 减少空气污染 |

## 二、测试题

### （一）单项选择题

**A<sub>1</sub> 型题**

1. **不符合**手术室规则的做法是
   A. 上呼吸道感染者应戴口罩入内　　　B. 严格区分无菌手术和有菌手术
   C. 同一房间接台，应先安排无菌手术　　D. 参加手术者应提前做好无菌准备
   E. 进入手术室必须更衣，换鞋，戴好帽和口罩

2. 术后皮下引流，较好的引流物为
   A. 橡皮片　　　　　　　　　　　　　B. 碘仿纱条
   C. 卷烟式　　　　　　　　　　　　　D. 双管引流
   E. 凡士林纱布

3. 手术护士与巡回护士共同责任的是
   A. 管理器械台的传递器械
   B. 协助手术人员穿衣
   C. 手术结束后整理手术台和清洗器械
   D. 术前洗手、穿无菌手术衣和戴手套
   E. 手术开始和结束前，清点器械、敷料、缝针和缝线

4. 下列说法正确的是
   A. 消毒仅杀灭病菌的繁殖体　　　　　B. 消毒可杀灭致病菌的繁殖体和芽孢
   C. 灭菌仅杀灭致病菌的繁殖体　　　　D. 灭菌仅杀灭致病菌的芽孢
   E. 抗菌法指的是灭菌

5. 刀剪刃性器械最佳消毒法是
   A. 煮沸灭菌法　　　　　　　　　　　B. 化学药液浸泡法
   C. 火烧灭菌法　　　　　　　　　　　D. 高压蒸汽灭菌法
   E. 甲醛蒸汽熏蒸法

6. 手术者身上无菌区除双上肢外包括
   A. 整个躯干　　　　　　　　　　　　B. 腰部以上前胸后背
   C. 腰部以上的前胸　　　　　　　　　D. 颈及整个躯干
   E. 整个躯干除背部

7. 张医生在手术过程中不慎被缝针刺破手套，正确的做法是
   A. 用 5% 碘附擦拭　　　　　　　　　B. 更换手套
   C. 重新洗手更换手套　　　　　　　　D. 用 70% 酒精消毒
   E. 终止手术

8. 手术进行中，下列**不符合**无菌原则的是
   A. 手术人员双手不可下垂超过腰以下
   B. 不可从手术者背后递送器械
   C. 所铺无菌单要有 2 层

D. 术中如手套接触到非无菌区,应立即更换

E. 无菌区的布单有沾湿时,应加铺盖上无菌巾

9. 男性病人,拟接受肛门部手术,其体位应安置于

 A. 俯卧位         B. 膀胱截石位

 C. 侧卧位         D. 半坐卧位

 E. 平卧位

10. 手术过程中要切开胃肠道时应

 A. 递盐水纱布揩擦胃肠道     B. 给手术者更换手套

 C. 准备抗生素撒布胃肠道     D. 更换手术台无菌巾

 E. 递纱布垫遮盖周围组织

11. 传递手术器械**错误**的做法是

 A. 将器械柄递给手术者      B. 手术刀要将刀锋朝下

 C. 弯钳的弯曲部朝上       D. 持针器钳夹弯针,要在后 1/3 处

 E. 血管钳传递时,要以柄轻击手术者手掌

12. 进入手术室的规则,下列**错误**的是

 A. 非手术人员不得擅自入内

 B. 患有上呼吸道感染者,如必须进入手术室应戴双层口罩

 C. 手术人员应按预定时间提前 30 分钟做好无菌准备

 D. 患有上肢皮肤化脓性感染病灶者,应戴双层手套才能参加手术

 E. 感染手术限于感染手术间进行

13. 接送手术病人时下列**错误**的是

 A. 按手术通知单规定时间迎接病人

 B. 交接病人时,要严格执行查对制度

 C. 送至指定手术间

 D. 护送途中注意保暖

 E. 手术结束后,由手术护士送病人回病室,做好交接工作

14. 气性坏疽切肢手术后,手术室空气消毒应

 A. 用紫外线消毒 2 小时      B. 用乳酸熏蒸清毒后紧闭门窗 30 分钟

 C. 40% 甲醛熏蒸后密封 24 小时   D. 过氧乙酸熏蒸

 E. 0.2% 过氧乙酸除空气喷雾消毒

15. 有关碘伏消毒**错误**的是

 A. 碘伏稀释后稳定性差,应现用现配   B. 皮肤消毒后用酒精脱碘

 C. 避光密闭保存        D. 外科手术及皮肤消毒时应涂擦 2 次

 E. 可用于黏膜、创面消毒

16. 用物理方法消灭细菌称

 A. 消毒法         B. 抗毒法

 C. 抗菌法         D. 无菌法

 E. 灭菌法

17. 无菌器械桌的管理,下列**错误**的是
    A. 器械应按使用顺序先后放置　　　　　B. 不同类型分别放置
    C. 物品存放定位,定数　　　　　D. 刀片套上刀柄备用
    E. 对于容易遗留体腔内的针及小纱布,应待关闭体腔时清点

18. 压力蒸汽灭菌包布包装层数**不少于**
    A. 2层　　　　　B. 3层
    C. 4层　　　　　D. 6层
    E. 8层

19. 手术区铺盖无菌布单,正确的是
    A. 无菌巾先铺相对不洁区或操作者的对侧
    B. 无菌巾铺下后不可由内向外再移动
    C. 开腹手术的术野区至少铺单2层
    D. 无菌单下垂手术台边缘至少10cm
    E. 术中手术巾单湿透时,应撤去重铺

20. 已铺好的备用无菌桌的有效期为
    A. 1小时　　　　　B. 2小时
    C. 3小时　　　　　D. 4小时
    E. 5小时

21. 手术区皮肤的准备范围,下列**错误**的是
    A. 颅脑手术,剃去全部头发及项部毛发
    B. 颈部手术、自唇下至乳头连线,两侧到斜方肌前缘
    C. 上腹部手术:自乳头至耻骨联合平面,两侧到腋后线
    D. 下腹部手术:自脐平线至大腿上1/3前内侧及外阴部,两侧到腋后线
    E. 备皮范围包括切口上、下各超过20cm的整段肢体

22. 病人男,即将进行阑尾切除术,巡回护士的职责**不包括**
    A. 核对病人姓名　　　　　B. 向病人做解释和安慰病人
    C. 安置病人手术体位　　　　　D. 管理器械台
    E. 清点手术器械

23. 手术区皮肤的准备**错误**的是
    A. 颅脑手术:术前2小时剃头
    B. 上腹部手术备皮范围:自乳头到耻骨联合平面,两侧到腋后线
    C. 颈部手术备皮范围:自唇下至乳头连线,两侧到斜方肌前缘
    D. 面部手术剃除眉毛
    E. 小儿手术备皮不剃毛,清洗即可

24. 孙某,女,48岁。胃癌,拟行手术治疗。手术皮肤消毒范围**不正确**的是
    A. 上至乳头连线　　　　　B. 下至脐水平
    C. 右侧至腋后线　　　　　D. 左侧至腋后线
    E. 手术切口周围15~20cm

25. 严重感染手术后的手术间，首先采用的消毒方法应是
    A. 熏蒸　　　　　　　　　　　　B. 通风
    C. 紫外线照射　　　　　　　　　D. 消毒液擦拭地面
    E. 湿洗所有用物

26. 手术切口的外源性感染途径**不包括**
    A. 外科器械物品　　　　　　　　B. 手术室空气灰尘
    C. 手术区皮肤　　　　　　　　　D. 手术人员的手和臂
    E. 手术台面

27. 葛某，女，61 岁。全麻下行腹腔镜胆囊切除术。刷手后，手的放置位置正确是
    A. 自然下垂　　　　　　　　　　B. 举过头顶
    C. 举于胸前　　　　　　　　　　D. 不碰任何无菌物品
    E. 放于身体两侧即可

28. 高压蒸汽灭菌时，**错误**的是
    A. 包裹不要过大　　　　　　　　B. 包裹应标明时间
    C. 包裹应堆放紧密　　　　　　　D. 包裹不应包得过紧
    E. 包裹内、外要有指示纸带

29. 王某，男，36 岁。于硬膜外麻醉下行疝修补术，手术人员刷手范围包括双手、前臂及肘关节以上
    A. 5cm　　　　　　　　　　　　B. 6cm
    C. 10cm　　　　　　　　　　　D. 15cm
    E. 20cm

30. 高压灭菌后的物品一般可保留
    A. 4 日　　　　　　　　　　　　B. 1 周
    C. 2 周　　　　　　　　　　　　D. 3 周
    E. 1 个月

31. 洁净手术室最理想的相对湿度为
    A. 40%　　　　　　　　　　　　B. 60%
    C. 35%　　　　　　　　　　　　D. 50%
    E. ≥80%

32. 绿脓杆菌感染手术后，手术室消毒正确的是
    A. 先用乳酸进行空气消毒，后用 0.1% 新洁尔灭溶液揩洗室内物品
    B. 先用 0.1% 新洁尔灭溶液揩洗室内物品，后用乳酸进行空气消毒
    C. 用紫外线灯照射 2 小时
    D. 用过氧乙酸熏蒸消毒后，手术室封闭 4 小时通风
    E. 用乳酸进行空气消毒

33. 无菌切口消毒的顺序是
    A. 自上而下　　　　　　　　　　B. 自下而上
    C. 由切口为中心向四周　　　　　D. 由四周向切口

E. 无一定顺序

34. **不符合**手术无菌要求的是

A. 切口周围铺巾 4 层以上

B. 无菌布单垂缘 30cm 以上

C. 缝针别在无菌台布,避免丢失

D. 切开空腔脏器前,用纱布垫遮盖周围组织

E. 器械落在台面下,虽未着地亦不可使用

35. 手术切口四周皮肤消毒范围至少

A. 5~10cm　　　　　　　　　　　B. 10~15cm

C. 15~20cm　　　　　　　　　　　D. 20~25cm

E. 25~35cm

36. 已穿好无菌手术衣,戴无菌手套,手术未开始,双手应置于

A. 胸前部　　　　　　　　　　　　B. 腹前部

C. 夹于腋下　　　　　　　　　　　D. 双手下垂

E. 双手往后背

37. 下列关于手术体位摆放原则**错误**的是

A. 防止肢体受压　　　　　　　　　B. 充分暴露手术野

C. 远端关节低于近端关节　　　　　D. 防止术中体位移动

E. 保持病人正常的呼吸、循环功能

38. 手术台上器械坠落后**错误**的是

A. 冲洗后再用　　　　　　　　　　B. 不得使用

C. 应计数　　　　　　　　　　　　D. 暂不拿出手术间

E. 须核实无误后,才可关闭胸、腹腔

39. 手术进行中的无菌原则**错误**的是

A. 手术人员一经"洗手",手臂即不接触未经消毒的物品

B. 不可在手术人员背后传递器械及手术物品

C. 如手套破损或接触到有菌区,需更换无菌手套

D. 同侧人员需调换位置时,应先退后一步,背对背转到另一位置

E. 参观手术人员可靠近手术人员或站得太高

40. 下列**不需**在特别洁净手术间手术是

A. 关节置换　　　　　　　　　　　B. 器官移植

C. 肝脏手术　　　　　　　　　　　D. 心脑手术

E. 眼科无菌手术

41. 连台手术时

A. 不需要更换手术衣、手套　　　　B. 先脱手术衣,再脱手套

C. 先脱手套,再脱手术衣　　　　　D. 不需洗手,另穿手术衣

E. 手可随意接触

42. 正确的刷手范围是

A. 从指尖到上臂上 1/3 处　　　　　　B. 从指尖到上臂中 1/3 处

C. 从指尖到上臂中、上 1/3 处　　　　D. 从指尖到上臂中、下 1/3 处

E. 从指尖到上臂下 1/3 处

43. 肥皂水刷手正确的是

A. 注意甲沟清洁　　　　　　　　　　B. 自指尖至肘关节

C. 肘关节为最高位　　　　　　　　　D. 冲洗时应自上而下至指尖

E. 反复冲洗 2 遍

44. 外科刷手法刷手顺序

A. 指尖、甲缘、指间、手掌、腕部、前臂、肘部刷手至肘上

B. 甲缘、指尖、指间、手掌、腕部、前臂、肘部刷手至肘上

C. 指间、指尖、甲缘、手掌、腕部、前臂、肘部刷手至肘上

D. 手掌、指尖、甲缘、指间、腕部、前臂、肘部刷手至肘上

E. 指尖、指间、甲缘、手掌、腕部、前臂、肘部刷手至肘上

**A₂ 型题**

45. 王护士因工作疏忽，无菌包外未贴消毒指示带，应

A. 补贴　　　　　　　　　　　　　　B. 放入其他贴有指示带的包中

C. 重新消毒　　　　　　　　　　　　D. 继续使用

E. 重新打包

46. 王医生穿好手术衣、戴好无菌手套后，其双手应该

A. 抱臂于胸前　　　　　　　　　　　B. 自然下垂

C. 交叉放于腹部　　　　　　　　　　D. 交叉于腋下

E. 举在胸前

47. 赵护士在手术过程中，手术衣被血液浸湿，应

A. 迅速更换　　　　　　　　　　　　B. 继续手术

C. 再穿上一件　　　　　　　　　　　D. 停止手术

E. 站远一点手术

48. 小张护士治疗过程中，工作服上不慎沾有碘渍，除去碘渍应选用

A. 过氧乙酸　　　　　　　　　　　　B. 盐水

C. 酒精　　　　　　　　　　　　　　D. 过氧化氢

E. 戊二醛

**A₃/A₄ 型题**

（49~50 题共用题干）

黄护士今日参加阑尾切除手术，洗手前准备已做好。

49. 黄护士洗手前准备**不合格**的是

A. 换好手术室清洁鞋、洗手衣　　　　B. 衣袖卷至上臂中段

C. 下摆扎在裤腰之内　　　　　　　　D. 全部头发已被帽子盖好

E. 口罩盖住口而露出鼻孔

50. 黄护士参加完阑尾炎手术后，因人员紧张又参加乳腺小叶增生切除手术，黄护士

下列行为**错误**的是

    A. 不需要更换手术衣、手套　　　　　B. 脱下手术衣、手套

    C. 常规洗手、浸泡消毒　　　　　　　D. 先穿手术衣

    E. 后戴干手套

## (二) 病例分析

李某,男,55 岁,有胃溃疡病史 5 年。6 小时前突发上腹部刀割样剧痛,后波及右下腹和全腹,伴恶心、呕吐。入院检查: P 110 次 / 分, BP 80/55mmHg,全腹压痛、反跳痛,呈板状腹,肠鸣音明显减弱,急诊拟剖腹探查 + 溃疡穿孔修补术。请问:

(1) 该手术适用什么级别的洁净手术间?

(2) 该病人应摆什么样的手术体位?

(3) 为预防术后肠粘连,手术室护士如何对病人进行健康指导?

(郭秀珍)

# 第六章 | 手术前后病人的护理

## 一、学习重点与难点

### （一）概述

| 概念 | 围手术期指从决定手术治疗时起，到与本次手术有关的治疗基本结束为止的一段时间。其包括**手术前期**、**手术中期**和**手术后期**3个阶段 |
| --- | --- |
| 手术分类 | 1. 按手术目的分为**诊断性手术**、**根治性手术**、**姑息性手术**<br>2. 按手术的时限性分为**择期手术**、**限期手术**和**急症手术**<br>3. 按手术范围分为大手术、中手术、小手术及微创手术 |
| 手术耐受性 | 1. 耐受性良好是指全身情况较好、重要脏器无器质性病变或其功能处于代偿阶段、疾病对全身影响较小，可以耐受大手术的病人<br>2. 耐受性不良是指全身情况不良、重要内脏器官功能损害较严重、疾病对全身影响明显、手术危险大，需要积极、全面的准备后方可实施手术的病人 |

### （二）手术前病人的护理

| | | |
| --- | --- | --- |
| 护理评估 | 健康史 | 评估病人本次发病的诱因、主诉、主要病情、症状和体征。详细了解各系统疾病史、创伤史、手术史、过敏史、家族史、遗传史、用药史、个人史，女病人了解月经史和婚育史 |
| | 身体状况 | 评估病人年龄、营养状态、体液平衡状况、有无感染、重要器官功能状况，充分估计对手术的耐受力 |
| | 心理-社会状况 | 评估病人产生心理反应的原因和程度，以及应对方式与效果。家属的关心程度及医疗费用的承受能力 |
| 护理诊断 | | ①焦虑/恐惧；②知识缺乏：缺乏疾病、手术、麻醉的相关知识；③营养失调：低于机体的需要量；④体液不足；⑤睡眠型态紊乱 |
| 护理措施 | 一般准备 | 1. **术前2周戒烟**，指导病人深呼吸和有效排痰的训练<br>2. 择期手术病人于术前 **8~12h 常规禁食，4h 常规禁饮**。胃肠道手术病人术前1~2d 开始进流质饮食，常规放置胃管，**幽门梗阻病人术前 3d 每晚用生理盐水洗胃**<br>3. 排便练习<br>4. 不同部位的手术备皮范围不同，原则上应包括手术切口周围至少 **15cm** 的皮肤<br>5. 保证病人充足的睡眠和充分休息 |

| | | |
|---|---|---|
| 护理措施 | 一般准备 | 6. 做好血型鉴定和交叉配血试验<br>7. 根据用药方案做药物过敏试验<br>8. 手术日晨应全面检查术前准备情况,测量生命体征;嘱病人排尽尿液,或留置导尿管;准备手术需要的物品,并随病人一同带入手术室 |
| | 特殊准备 | 9. 纠正水、电解质紊乱和酸碱平衡失调,以提高病人对手术的耐受力<br>10. 高血压病人血压控制在 160/100mmHg 以下方可手术;**急性心肌梗死者 6 个月内不行择期手术;心力衰竭者最好在心力衰竭控制 3~4 周后再进行手术**<br>11. 糖尿病病人血糖水平控制在( 5.6~11.2mmol/L )、尿糖为 +~++ 为宜<br>12. 急症手术在最短时间内做好急救处理,同时进行必要的术前准备 |
| | 心理准备 | 13. 做好心理护理,以提高病人的心理及环境适应能力。指导病人主动掌握与手术相关的知识,让病人处于接受手术的最佳心理状态,情绪稳定。争取得到家属的支持 |

## (三) 手术后病人的护理

| | | |
|---|---|---|
| 护理评估 | | 1. 了解麻醉种类、手术方式、术中出血量、补液量、输血量、尿量、用药情况;引流管<br>2. 安置的体位、名称及作用<br>3. 评估病人麻醉恢复情况<br>4. 评估生命体征、术后疼痛、排便情况、切口状况、引流管与引流液<br>5. 评估病人有无恶心、呕吐、腹胀、呃逆等症状;评估病人心理状况 |
| 护理诊断 | | ①疼痛;②低效呼吸型态;③体液不足;④舒适的改变;⑤活动无耐力;⑥潜在并发症:术后出血、切口感染或裂开、肺部感染、泌尿系统感染或深静脉血栓形成等 |
| 护理措施 | 体位 | 1. **全身麻醉尚未清醒的病人应平卧**,头转向一侧,防止呕吐误吸<br>2. **蛛网膜下隙阻滞的病人,应去枕平卧 6~8h**,以防止头痛<br>3. **颅脑手术后无休克或昏迷,可取 15°~30° 头高脚低斜坡卧位**<br>4. **颈、胸手术后,多采用高半坐卧位**,以利于呼吸及有效引流<br>5. **腹部手术后,多取低半坐卧位或斜坡卧位,以减轻腹壁张力。腹腔内有污染的病人**,在病情许可情况下,尽早改为半坐位或头高脚低位,使炎性渗出物流入盆腔,避免形成膈下脓肿<br>6. **脊柱或臀部手术后,可采用俯卧或仰卧位** |
| | 维持呼吸与循环功能 | 1. 中、小手术后每小时测血压、脉搏、呼吸 1 次,直至平稳<br>2. 大手术后或有内出血倾向者,必要时可每 15~30min 测血压、脉搏、呼吸 1 次,病情稳定后改为每 1~2h 1 次,并做好记录;保持呼吸道通畅(防止舌后坠、促进排痰和肺扩张 )<br>3. 术后 24h 内,每 4h 测体温 1 次,随后每 8h 1 次,直至体温正常后改为一日 2 次 |
| | 营养支持 | 静脉补液维持水、电解质、酸碱平衡,若禁食时间较长,需供肠外营养支持,以促进合成代谢 |
| | 饮食护理 | 1. 非腹部手术者,局麻、小手术、蛛网膜下隙阻滞和硬脊膜外腔阻滞者,**术后 3~6h 即可进食**;全身麻醉者,应待麻醉清醒,恶心、呕吐反应消失后进食<br>2. 腹部手术者,肠道蠕动恢复,肛门排气后可以开始逐渐进食。禁食及少量流质饮食期间,须静脉输液供给水、电解质和营养 |

| | | |
|---|---|---|
| | 切口及引流管护理 | 观察切口愈合情况,保持切口敷料干燥清洁,以防切口感染。保持引流管通畅,并记录观察引流液的色、质、量 |
| | 增进病人的舒适感 | 1. 疼痛　轻者可通过妥善固定各类引流管,指导病人在翻身、深呼吸或咳嗽时,用手按压伤口部位,指导病人分散注意力等方法减轻病人疼痛;重者适量应用止痛药物,或术后使用镇痛泵<br>2. 发热　**手术后病人的体温可略升高,幅度在 0.5~1.0℃,一般不超过 38.0℃,称外科手术热或吸收热。但若术后 3~6d 仍持续发热,则提示存在感染或其他不良反应**<br>3. 恶心、呕吐　常见原因是麻醉反应,待麻醉作用消失后自然停止;重者遵医嘱使用镇静、镇吐药物;反复恶心、呕吐应查明原因并给予处理<br>4. 腹胀　常见原因是胃肠道蠕动受抑制,肠腔内积气不能排出所致。严重腹胀者应给予持续胃肠减压和肛管排气,**鼓励病人早期下床活动**<br>5. 呃逆　常见原因可能为神经中枢或膈肌直接受刺激所致,手术后早期发生者,可经压迫眶上缘、抽吸胃内积气和积液、给予镇静或解痉药物等措施得以缓解<br>6. 尿潴留　常为麻醉后的反应或排尿环境改变所致,可采用听流水声、下腹部热敷、轻柔按摩、导尿等方法处理 |
| 护理措施 | 手术后并发症的预防及护理 | 1. 术后出血　常发生在术后 1~2d 内,应密切观察病情变化,若术后病人早期出现低血容量性休克的各种表现,或引流管中不断有大量血性液体流出,提示有术后出血<br>2. 切口感染　常发生于术后 3~4d。切口有红、肿、热、痛或波动感等典型体征。应采取有效措施加以控制;**已形成脓肿者,及时切开引流**,争取二期愈合<br>3. 切口裂开　常发生于术后 1 周左右,若有内脏脱出,切勿在床旁还纳内脏,以免造成腹腔内感染,立即用无菌生理盐水纱布覆盖切口,并用腹带包扎;通知医师,护送病人入手术室重新缝合处理<br>4. 肺不张　术后应指导并协助病人深呼吸,有效咳嗽和排痰,痰液黏稠不易咳出者,雾化吸入;病情许可尽早下床活动;全身或局部抗生素治疗<br>5. 尿路感染　术后保持排尿通畅,**鼓励病人多饮水,保持尿量在 1 500ml 以上**;合理选用抗生素。残余尿在 500ml 以上者,应留置导尿管,并严格遵守无菌技术,防止继发二重感染<br>6. 深静脉血栓形成　术后**鼓励病人早期下床活动**;卧床期间进行肢体主动和被动运动。对于已发生者抬高患肢、制动;患肢禁忌静脉输液,**严禁局部按摩**,以防血栓脱落;溶栓、抗凝治疗 |
| | 心理护理 | 根据病人社会背景、个性以及手术类型不同,对每个病人提供个体化的心理支持 |
| | 健康指导 | 1. 保证充足的睡眠,活动量从小到大<br>2. 指导术后康复锻炼的具体方法<br>3. 合理摄入、均衡饮食<br>4. 遵医嘱按时、按量服药<br>5. 闭合性切口,拆线后用无菌纱布覆盖 1~2d;开放性切口,遵医嘱定期到医院复查,更换敷料<br>6. 病人出院后若出现异常应及时就诊。告知病人就诊方法和随访的方法和时间 |

## 二、测试题

### (一) 单项选择题

**A₁ 型题**

1. 手术日晨的准备中**错误**的是
   A. 如有发热应给予退热药
   B. 如有活动的义齿应取下
   C. 按医嘱给术前用药
   D. 进手术室前常规排尿
   E. 按手术需要将有关资料和用物带入手术室

2. 手术前一般准备**不包括**
   A. 皮肤准备
   B. 胃肠道准备
   C. 药物过敏试验
   D. 术前用药
   E. 健康指导

3. 术前胃肠道准备的目的,**错误**的是
   A. 有利于肺气体交换
   B. 防止麻醉及手术时呕吐
   C. 减轻术后腹胀
   D. 防止术中大便污染手术区
   E. 减少术后感染机会

4. 病人术前深呼吸训练,下列需给予纠正的是
   A. 吸气时腹部隆起
   B. 呼气时腹部尽力收缩
   C. 鼻吸口呼
   D. 深吸慢呼
   E. 胸廓随呼吸大幅度活动

5. 蛛网膜下隙阻滞的病人取去枕平卧位 6~8 小时主要是预防
   A. 头痛
   B. 呕吐
   C. 低血压
   D. 切口痛
   E. 腹痛

6. 颅脑手术后如无休克昏迷的病人采取的卧位
   A. 平卧头转向一侧
   B. 15°~30°头高脚低斜坡卧位
   C. 高半坐卧位
   D. 低半坐卧位
   E. 半坐位

7. 术后半卧位的目的**不包括**
   A. 有利于引流,防止膈下脓肿
   B. 有利于呼吸,增加肺通气量
   C. 有利于血液循环
   D. 有利于排尿
   E. 减轻腹壁切口张力

8. 属于限期手术的是
   A. 胃十二指肠溃疡的胃大部切除术
   B. 未嵌顿的腹外疝手术
   C. 贲门癌根治术
   D. 甲状腺功能亢进的甲状腺次全切除术
   E. 先天性心脏病间隔缺损修补术

9. 择期手术病人，常规禁食、禁饮时间是

    A. 禁食 4 小时，禁饮 2 小时           B. 禁食 6 小时，禁饮 3 小时

    C. 禁食 8~12 小时，禁饮 4 小时      D. 禁食 6 小时，禁饮 1 小时

    E. 禁食 3 日，禁饮 4 小时

10. 甲状腺腺瘤的备皮范围是

    A. 下唇至乳头连线，两侧至斜方肌前缘

    B. 下唇至锁骨平面，两侧至斜方肌前缘

    C. 上唇到乳头连线，两侧至斜方肌前缘

    D. 下唇至胸骨角，两侧至斜方肌前缘

    E. 下唇至肋缘平面，两侧至斜方肌前缘

11. 术前疼痛的护理措施中，**错误**的是

    A. 加强生命体征和腹部体征的观察

    B. 评估疼痛的性质、部位、持续时间及有无牵涉痛

    C. 协助取半卧位

    D. 指导病人应用放松技巧

    E. 急腹症病人应用止痛剂

12. 促进睡眠的有效措施**不包括**

    A. 消除不良睡眠的诱因           B. 创造良好休息环境

    C. 提供放松技术              D. 尽量减少病人白天睡眠的时间和次数

    E. 呼吸衰竭者应用镇静安眠药

13. 全身麻醉未醒的病人应取的卧位是

    A. 半卧位                   B. 平卧位

    C. 头高斜坡位              D. 休克卧位

    E. 去枕平卧位，头转向一侧

14. 腹部手术后病人出现呼吸困难、发绀、呼吸音减弱或消失应首先考虑

    A. 切口感染               B. 肺不张和肺炎

    C. 气胸                    D. 血胸

    E. 支气管炎

15. 术后恶心、呕吐的处理常采用

    A. 应用抗生素              B. 注射阿托品

    C. 保证水、电解质的平衡     D. 胃肠减压

    E. 取平卧位

16. 胃肠道手术后引起的腹胀宜首先采用

    A. 胃肠减压              B. 肛管排气

    C. 腹部热敷              D. 肌内注射新斯的明

    E. 高渗盐水低压灌肠

17. 术后尿潴留的处理首先是

    A. 在无菌技术下导尿         B. 鼓励或诱导病人自行排尿

C. 下腹部热敷　　　　　　　　　　　　D. 镇静药镇痛

E. 针刺疗法

18. 预防切口感染的措施中，**错误**的是

A. 手术时严格遵守无菌操作　　　　　　B. 手术时注意操作精细

C. 手术前后提高病人的抵抗能力　　　　D. 手术后应用抗生素

E. 感染机会较大时，应放引流管

19. 胃肠减压拔管最可靠指征是

A. 体温正常　　　　　　　　　　　　　B. 腹胀消失

C. 肛门排气　　　　　　　　　　　　　D. 肠蠕动情况

E. 吸出液体量少

20. 全身麻醉下行全肺切除的病人，术后未清醒前应多长时间观察生命体征一次

A. 15~30 分钟　　　　　　　　　　　　B. 30~60 分钟

C. 1~2 小时　　　　　　　　　　　　　D. 4 小时

E. 8 小时

21. 腹部手术后开始进流质饮食的时间是

A. 腹痛消失后　　　　　　　　　　　　B. 病人有食欲时

C. 恶心、呕吐消失后　　　　　　　　　D. 肛门排气后

E. 体温降至 37.5℃

22. 胃肠道手术前禁食的主要目的是

A. 方便手术操作　　　　　　　　　　　B. 防止麻醉中呕吐造成窒息

C. 避免术后腹痛腹胀　　　　　　　　　D. 防止术后吻合口瘘

E. 有利于肠蠕动恢复

23. 手术后早期，病人腹胀的主要原因是

A. 胃肠功能受抑制　　　　　　　　　　B. 血液内气体弥散到肠腔内

C. 麻痹性肠梗阻　　　　　　　　　　　D. 组织代谢产生气体

E. 细菌代谢产生气体

24. 术后病人早期呕吐的最常见原因是

A. 急性胃扩张　　　　　　　　　　　　B. 水、电解质紊乱

C. 麻醉反应　　　　　　　　　　　　　D. 急性胃梗阻

E. 胃肠蠕动受抑制

25. 施行颈、胸部手术后的病人宜采取的体位是

A. 头高脚低斜坡卧位　　　　　　　　　B. 高半坐卧位

C. 低坐卧位　　　　　　　　　　　　　D. 平卧位

E. 侧卧位

26. 全身麻醉的非腹部手术后病人可以进食的判断标准是

A. 术后 6 小时　　　　　　　　　　　　B. 术后 24~48 小时

C. 术后立即　　　　　　　　　　　　　D. 完全清醒、无恶心、呕吐

E. 没有限制

27. 以下防止术后肺不张的措施中**错误**的是

    A. 术前锻炼深呼吸           B. 控制上呼吸道的急性感染

    C. 及时用镇咳药              D. 防止手术后呕吐物吸入

    E. 避免胸带包扎过紧,限制呼吸运动

28. 下列术前准备中**错误**的是

    A. 糖尿病病人,控制血糖至正常范围

    B. 纠正水、电解质平衡

    C. 肝功能损害者,加强护肝治疗

    D. 血压过高的病人术前应选用合适的降压药物

    E. 纠正贫血和低蛋白血症

29. 下列属于预防性应用抗生素的指征是

    A. 创面已感染              B. 肠道手术,特别是结肠手术

    C. 以往有伤口感染史者       D. 操作时间长的大手术

    E. 大血管手术

30. 肺功能障碍病人的术前准备中,**错误**的是

    A. 停止吸烟2周

    B. 痰液黏稠者,给予雾化吸入

    C. 急性呼吸系统感染时,若为择期手术应推迟1~2周

    D. 若为急症急诊手术,宜选择吸入麻醉

    E. 开胸手术者术前应做血气分析和肺功能检查

31. 预防并发症的术前准备工作**不包括**

    A. 禁烟                  B. 清洁皮肤

    C. 应用镇静剂            D. 注意口腔卫生

    E. 训练床上使用便器

32. 与手术切口裂开**无关**的因素是

    A. 营养不良             B. 低蛋白血症

    C. 切口感染             D. 胃肠功能紊乱

    E. 腹压增加

**A₂型题**

33. 杨某,男,58岁。患结肠癌,拟行左结肠癌根治术,开始服用肠道不吸收抗菌药物为术前

    A. 1日                 B. 2日

    C. 3日                 D. 4日

    E. 5日

34. 刘某,女,32岁。蛛网膜下隙麻醉下行"阑尾切除术"后第3日,主诉创口剧痛难忍,测 T 38℃,P 92次/min,血白细胞计数 $14×10^9$/L,首先考虑是

    A. 肺不张              B. 尿路感染

    C. 切口感染            D. 上呼吸道感染

E.外科热

35.李某,女,42岁。患慢性胆囊炎,反复发作,住院后拟行胆囊切除术。近日感冒后心慌、胸闷,端坐呼吸,诊断心力衰竭。以下方案正确的是

A.放弃手术,药物治疗为主

B.本周内可手术,做好心肺监护

C.心力衰竭控制后1~2周后,再考虑施行手术

D.心力衰竭控制后3~4周后,再考虑施行手术

E.心力衰竭控制后6个月后,再考虑施行手术

36.纪某,男,41岁。因门静脉高压症、上消化道大出血急诊入院,入院后经三腔管压迫止血有效,拟择期行门静脉高压分流手术。术前准备期间,自诉失眠、心慌,担心麻醉及手术效果。其主要护理诊断是

A.恐惧                                    B.焦虑

C.睡眠型态紊乱                            D.知识缺乏

E.体液不足

37.王某,男,70岁。上腹部隐痛1年,近1个月加重,且疼痛规律改变,精神状态差,消瘦明显,经胃镜检查确诊为"胃癌",将于近日择期行胃癌根治术。术前准备中**不妥**的一项是

A.术前1~2周禁止吸烟                      B.术前1~2日进流质

C.术前3日起每晚温盐水洗胃                D.术前晚灌肠

E.积极纠正营养不良

38.李某,男,60岁。因绞窄性肠梗阻行坏死小肠切除术。术后8日拆线,当日打喷嚏时,突然感觉伤口有液体流出,检查可见伤口敷料被红色液体浸湿,伤口有2cm长裂隙,未发现有内脏脱出。应考虑

A.切口感染                                B.切口部分裂开

C.切口完全裂开                            D.切口缝线反应

E.切口脂肪液化

39.刘某,男,56岁。上腹部手术后第6日,出现顽固性呃逆,应警惕的是

A.切口感染                                B.肺不张

C.膈下感染                                D.急性胃扩张

E.肠梗阻

40.杨某,男,54岁。外伤性肠穿孔修补术后2日,肠蠕动未恢复,腹胀明显,其最重要的护理是

A.半卧位                                  B.禁食、输液

C.胃肠减压                                D.肛管排气

E.针刺穴位

41.刘某,女,行腰麻术后4小时,烦躁不安,测血压、脉搏、呼吸均正常。查体见下腹部膨隆,叩诊浊音。首先考虑

A.肠梗阻                                  B.急性胃扩张

C. 腹腔内出血　　　　　　　　　　　　D. 急性腹膜炎

E. 尿潴留

42. 纪某，男，60岁。因结肠癌拟行手术治疗，术前血红蛋白 70g/L，血清白蛋白 25g/L，体重较以前下降 5kg，入院后应采取的措施是

A. 立即手术

B. 给予营养支持，待体重恢复后手术

C. 给予输血，肠外营养，纠正低蛋白血症

D. 全身情况差，已失去手术时机

E. 先出院，待全身情况好转后再手术

43. 王某，男，65岁。拟行肝内胆管切开取石术，既往有胸闷、心前区不适 5 年，术前检查最重要的是

A. 血压　　　　　　　　　　　　　　　B. 心电图

C. 血气分析　　　　　　　　　　　　　D. 肝功能

E. 肾功能

44. 杨某，男，55岁。肠梗阻术后第 2 日，现病情平稳，护士为其安置半坐卧位，其目的是

A. 减少静脉回心血量，减轻心脏负担　　B. 改善局部血液循环

C. 增加肺活量，改善呼吸困难　　　　　D. 减轻腹部缝合处张力

E. 减少局部出血

45. 刘某，女，52 岁，结肠癌，拟行根治术并永久性造口术。术前常规准备**不正确**的是

A. 备皮、皮试　　　　　　　　　　　　B. 术前 3 日少渣半流质饮食

C. 术前 1 日流质饮食，术晨禁食　　　　D. 术前 1 日晚及术晨做清洁灌肠

E. 补充维生素 K

46. 赵某，男，26 岁，拟在局部麻醉下行脓性指头炎切开引流术。护士告诉病人术前饮食要求是

A. 禁食 3 小时　　　　　　　　　　　　B. 禁食 6 小时

C. 禁食 10 小时　　　　　　　　　　　D. 禁食 24 小时

E. 不必禁食

47. 李某，女，67 岁。全麻下行肠道手术，无肺部疾病史。术后麻醉未清醒，呼吸时出现鼾声。此时护士应采取的措施是

A. 先观察病情，暂不做处理　　　　　　B. 气管插管

C. 头偏一侧　　　　　　　　　　　　　D. 托起病人下颌

E. 吸痰，注射阿托品

48. 高某，女，32 岁，子宫颈癌，拟手术治疗。病人情绪低落，沉默寡言，夜不能寐。护士采取的最重要的护理措施是

A. 报告主管医生　　　　　　　　　　　B. 让其爱人陪伴

C. 鼓励病人诉说并给予疏导　　　　　　D. 向病人解释疾病知识与手术注意事项

E. 联系精神科医生会诊

**A₃/A₄型题**

（49~50题共用题干）

高某，女，32岁。因甲状腺功能亢进入院，择期手术治疗。在术前准备期间，病人害怕手术，焦虑不安。

49.稳定病人情绪，解除焦虑的护理措施中**不妥**的是

　　A. 注意家庭成员的负性示范作用　　B. 不回答与手术相关的询问

　　C. 术前安排与手术成功病人同住一间　　D. 允许家属陪护

　　E. 安排亲属及时探视

50.术后多采用的卧位为

　　A. 半坐卧位　　　　　　　　　　　B. 头高脚低位

　　C. 高半坐卧位　　　　　　　　　　D. 低半坐卧位

　　E. 斜坡卧位

（51~53题共用题干）

李某，女，55岁。因发现右上肺占位性病变，准备手术治疗。病人咳嗽、咳痰，晨起痰多，黄绿色，自诉咳不净。有慢性支气管炎病史5年。身高157cm，体重70kg，T 37.9℃，P 80次/min，BP 150/85mmHg，呼吸音粗。

51.病人目前最主要的常见护理诊断/问题是

　　A. 营养失调：高于机体需要量　与摄入多消耗少有关

　　B. 清理呼吸道无效　与呼吸道炎症有关

　　C. 体温过高　与呼吸道炎症有关

　　D. 知识缺乏：缺乏手术前准备和配合的知识

　　E. 潜在并发症：切口感染

52.该病人目前最重要的护理措施是

　　A. 加强饮食指导，控制体重在正常范围

　　B. 充分备皮，预防切口感染

　　C. 学会床上翻身、活动的方法

　　D. 指导病人进行腹式呼吸训练

　　E. 控制感染，保持呼吸道通畅

53.该病人的术前准备内容**不正确**的是

　　A. 教会病人深呼吸、有效咳嗽的方法

　　B. 行肺功能检查，评估肺功能情况

　　C. 采取解痉、祛痰治疗

　　D. 服用降压药物，控制血压

　　E. 合理应用抗生素控制感染

（54~57题共用题干）

王某，男，50岁。"十二指肠溃疡"30年，上腹部隐痛1年，近1个月又出现呕吐并逐渐加剧，呕吐宿食。精神状态差，消瘦明显，皮肤弹性差，贫血貌。经胃镜检查确诊为

"十二指肠溃疡并发幽门梗阻",将于近日择期行胃大部切除术。

54. 从提高病人对手术的耐受力考虑,首要的护理诊断是

    A. 焦虑                         B. 知识缺乏

    C. 营养失调:低于机体需要量        D. 活动无耐力

    E. 有感染的危险

55. 特殊的术前准备是

    A. 术前禁食、禁饮                 B. 术前1~2日进流质

    C. 术前3日起每晚温盐水洗胃        D. 术前晚肥皂水灌肠

    E. 术日晨插胃管

56. 术后饮食指导正确的一项是

    A. 术后第1日流质,2日后改半流质       B. 术后第2日流质,5日后改半流质

    C. 肛门排气后进流质,酌情改半流质     D. 肛门排气后,可进流质

    E. 迅速补足营养,不必限制饮食

57. 病人行胃溃疡行毕Ⅱ式胃大部切除术后5日,肛门未排气,且伴严重腹胀,肠鸣音消失,病人可能发生

    A. 肠麻痹                        B. 机械性肠梗阻

    C. 肠胀气                        D. 粘连性肠梗阻

    E. 胃肠功能紊乱

(58~60题共用题干)

孙某,男,68岁。脊柱手术后卧床2周,出现右腿小腿疼痛、紧束感,并逐渐出现水肿。

58. 应考虑该病人可能出现的术后并发症是

    A. 肌肉萎缩                    B. 水、电解质紊乱

    C. 关节炎                       D. 切口感染

    E. 下肢深静脉血栓形成

59. 在护理该病人时,应注意要**禁止**

    A. 抬高患肢                    B. 热敷

    C. 理疗                         D. 按摩患肢

    E. 应用抗生素

60. 预防该并发症的主要护理措施是

    A. 早期下床活动              B. 定时观察,早期发现

    C. 预防性应用抗生素         D. 抬高患肢

    E. 热敷、理疗

## (二) 病例分析

张先生,24岁,身高170cm,体重70kg。无既往史、手术史、过敏史,吸烟5年。转移性右下腹痛4小时入院,拟诊为急性阑尾炎穿孔并发腹膜炎。拟在蛛网膜下隙阻滞麻醉下行急诊手术。术后1日,查体:T 38.1℃,P 80次/min,BP 110/85mmHg。主诉切口疼痛,有尿意,但不能自主排出。

请问：

(1) 急诊手术前护士应给病人做哪些准备？

(2) 病人出现术后不适的原因是什么？

(3) 针对病人上述情况，如何处理？

（夏春红）

# 第七章 | 外科感染病人的护理

## 一、学习重点与难点

### （一）概述

| | |
|---|---|
| 特点 | 外科感染的特点：①常为多种细菌引起的混合感染；②大部分感染病人有明显而突出的局部症状和体征，严重时可有全身表现；③大多不能自愈或单靠抗菌药治愈，常需清创、引流、切开等外科处理 |
| 分类 | 1. 按致病菌种类和病变性质分类<br>（1）非特异性感染特点：①一种致病菌可以引起不同的化脓性感染；②不同的致病菌也可引起同一种感染；③各种疾病具有共同的病理变化、临床表现和防治原则<br>（2）特异性感染特点：①一种致病菌只能引起特定的感染；②感染的病程演变和防治措施各有特点<br>2. 按病变进程分类 急性感染病程多在 3 周以内。慢性感染病程持续超过 2 个月。病程介于急性与慢性感染之间的是亚急性感染 |

| | | |
|---|---|---|
| 护理评估 | 健康史 | 了解病人有无皮肤损伤，有无足癣、口腔溃疡、鼻窦炎、糖尿病等相关疾病以及就诊前的处理情况 |
| | 身体状况 | 一般有红、肿、热、痛和功能障碍的典型表现。较重感染者可出现发热、呼吸、脉搏加快，头痛乏力、全身不适、食欲减退等症状。严重感染者可出现代谢紊乱、营养不良、贫血，甚至并发感染性休克等 |
| | 辅助检查 | 白细胞计数、中性粒细胞比例增加，当白细胞计数大于 $12×10^9$/L 或小于 $4×10^9$/L 或出现未成熟的白细胞时，警惕病情加重 |
| | 治疗原则 | 1. 保护感染部位、局部用药、物理治疗。脓肿形成后应及时切开引流使脓液排出<br>2. 全身支持治疗、抗菌药治疗、对症治疗 |

| | |
|---|---|
| 护理诊断 | ①疼痛；②体温过高 |
| 护理措施 | 1. 局部制动，避免受压，肢体感染者，抬高患肢。疼痛严重者遵医嘱给予镇痛剂<br>2. 早期局部热敷、超短波或红外线照射；对切开引流者，每日更换敷料。遵医嘱合理应用抗菌药，注意观察药物的不良反应<br>3. 采取物理或药物降温，鼓励病人多饮水，必要时可静脉输液，补充机体所需的液体量和热量，纠正水、电解质和酸碱失衡，并监测 24h 出入量<br>4. 理解、关心、体贴病人，消除病人的焦虑与恐惧<br>5. 注意个人卫生，保持皮肤清洁。向病人及家属讲解外科感染的病因、临床特点、治疗方法及护理措施 |

## (二)浅部软组织化脓性感染病人的护理

| | | |
|---|---|---|
| 护理评估 | 健康史 | 疖和痈的致病菌以金黄色葡萄球菌为主;急性蜂窝织炎、丹毒、急性淋巴管炎及淋巴结炎的主要致病菌为溶血性链球菌,金黄色葡萄球菌等 |
| | 身体状况 | 疖主要表现为红、肿、痛的小硬结,逐渐增大呈锥形隆起;痈早期为小片皮肤肿硬、色暗红、界限不清,其中可有多个脓点,疼痛较轻;随着病情进展,皮肤硬、肿范围增大,脓点增大增多,中心处破溃流脓,破溃处呈"火山口"状,其内含坏死组织和脓液。面疖和唇痈,被挤压或处理不当,可引起化脓性海绵状静脉窦炎,颜面部出现进行性肿胀,病人可有寒战、发热、头痛、意识障碍等症状,可危及生命。发生在口底、颌下、颈部等处的蜂窝织炎可致喉头水肿而压迫气管,引起**呼吸困难,甚至窒息**。丹毒即为皮肤及网状淋巴管的急性炎症。其特点是好发于下肢与面部。起病急,开始即有畏寒、发热、头痛、全身不适等。局部表现为**片状皮肤红疹**、微隆起、颜色鲜红、中间稍淡、边界较清楚。浅层急性淋巴管炎,在病灶表面出现**一条或多条"红线"**,触之硬而有压痛;深层急性淋巴管炎,无表面红线,但患肢肿胀,有压痛。浅部脓肿可有波动感。深部脓肿,局部常无波动感,红肿也多不明显,在病变区可出现凹陷性水肿。在压痛或波动明显处,用粗针穿刺,抽出脓液,即可确诊 |
| | 治疗原则 | 主要是针对原发病灶的处理。应用抗菌药,休息和抬高患肢。形成脓肿或痈已破溃及颌下急性蜂窝织炎,应及早切开引流 |
| 护理诊断 | | ①有窒息的危险;②舒适的改变;③有受伤危险;④营养失调;⑤有传播感染的危险 |
| 护理措施 | | 1. 避免对"危险三角区"的疖、痈进行挤压。观察病人有无寒战、高热、头晕、头痛等症状,尽早发现并控制**颅内化脓性感染**等严重并发症<br>2. 特殊部位如口底、颌下、颈部等的蜂窝织炎可影响病人呼吸。应严密观察病人有无呼吸费力、呼吸困难,甚至窒息等症状,以便及时发现和处理,警惕突发喉头水肿或痉挛,**做好气管插管或气管切开等急救准备**<br>3. 监测病人生命体征的变化,注意病人有无突发寒战、高热、头痛、意识障碍等,警惕脓毒症的发生。发现异常及时报告医生并配合救治<br>4. **避免挤压"危险三角区"的疖与痈**,以免感染扩散引起颅内化脓性海绵状静脉窦炎。丹毒病人要进行**接触性隔离**,接触病人后要洗手,防止传染;与丹毒相关的足癣、溃疡、鼻窦炎等应积极治疗以避免复发 |

## (三)手部急性化脓性感染病人的护理

| | | |
|---|---|---|
| 护理评估 | 健康史 | 了解病人有无受伤史,如刺伤、擦伤、小的切割伤、剪指甲过深、逆剥倒刺等,伤后的病情变化和就诊前的处理情况 |
| | 身体状况 | 甲沟炎常先发生在一侧甲沟皮下,出现红、肿、热、痛。指头炎疼痛剧烈;当指动脉受压时,出现搏动性跳痛。若不及时处理,可发生末节指骨坏死和骨髓炎。急性化脓性腱鞘炎患指所有关节轻度弯曲,被动伸指时疼痛加剧;如不及时切开减压,可发生肌腱坏死,患指功能丧失。桡侧滑囊炎表现为拇指微屈、肿胀、不能外展和伸直;拇指和大鱼际区压痛明显。尺侧滑囊炎表现为小指和环指呈半屈曲位,试行伸直可引起剧烈疼痛;小鱼际和小指处压痛。掌中间隙感染表现为掌心凹陷消失,局部隆起,皮肤紧张、发白,压痛明显;中指、环指、小指呈半屈状,被动伸指疼痛加剧。手背肿胀严重。鱼际间隙感染表现为掌心凹陷存在,鱼际和拇指蹼明显肿胀并有压痛;拇指外展略屈,不能对掌,示指半屈,活动受限 |

| 护理评估 | 治疗原则 | 1. 早期应悬吊前臂、平置患手,以减轻疼痛<br>2. 当指尖发生疼痛,肿胀并不明显时,可用热盐水多次浸泡,每次约 20min;亦可外敷药物<br>3. **出现搏动性跳痛即应切开减压**,以免发生指骨缺血、坏死;甲下脓肿应给予拔甲 |
|---|---|---|
| 护理措施 | | 1. 患处制动,抬高患肢,以缓解疼痛;指头炎疼痛严重者,给予止痛药<br>2. 密切观察患手的局部肿胀、疼痛和肤色。警惕腱鞘组织坏死或感染扩散的发生。当脓性指头炎时,应密切观察有无指骨坏死或骨髓炎等并发症<br>3. 遵医嘱给予理疗、热敷、外用药物、全身应用抗菌药等。拔甲或切开引流后,应观察伤口渗出情况和引流液体的量、性状,及时更换敷料,保持敷料清洁干燥<br>4. 理解、关心、体贴病人,消除病人的焦虑与恐惧<br>5. 炎症开始消退时,指导病人活动患处附近的关节,以尽早恢复手部功能 |

## (四) 全身性感染病人的护理

| 护理评估 | 健康史 | 了解病人是否有严重创伤、局部感染,感染发生的时间、经过及发病后的治疗情况等;病人有无静脉内留置导管、留置的时间等;病人有无免疫缺陷、营养不良、糖尿病等全身性疾病;有无长期应用广谱抗菌药、免疫抑制剂、糖皮质激素或抗肿瘤药等 |
|---|---|---|
| | 身体状况 | 突发寒战、高热,可达 40~41℃或体温不升;头痛、头晕、恶心、呕吐、腹胀、面色苍白或暗红、出冷汗、神志淡漠或烦躁、谵妄,甚至昏迷;心率加快、脉搏细速、呼吸急促甚至困难;肝脾大,可出现黄疸或皮下出血、瘀斑等。如不及时切开减压,可发生肌腱坏死,患指功能丧失 |
| | 治疗原则 | 1. 寻找和处理原发感染灶,包括清除坏死组织和异物、消灭死腔、充分引流脓肿等;尽早消除与感染相关的因素<br>2. 在未获得培养结果前,根据原发感染灶的性质,及早、联合应用足够剂量的抗菌药;再根据细菌培养及药物敏感试验结果,调整有效抗菌药;对于真菌性脓毒症,应尽量停用广谱抗菌药,改用抗真菌药物<br>3. 补充血容量、输注新鲜血,纠正低蛋白血症;控制高热,纠正电解质紊乱和维持酸碱平衡等 |
| 护理措施 | | 1. 严密观察病人的面色和神志,监测生命体征等,及时发现病情变化;在病人寒战、高热发作时,采集标本,行细菌或真菌培养<br>2. 鼓励病人进食高蛋白质、高热量、含丰富维生素、高碳水化合物的低脂肪饮食,对无法进食的病人可通过肠内或肠外途径提供足够的营养<br>3. 关心、体贴病人,减轻病人焦虑及恐惧,给病人及家属心理安慰和支持<br>4. 注意个人日常卫生,保持皮肤清洁;加强饮食卫生,避免肠源性感染;发现身体局部感染灶应及早就诊,以免延误治疗 |

## (五) 特异性感染病人的护理

| 病因及发病机制 | 破伤风梭菌为其致病菌。**伤口、缺氧环境、机体抵抗力低下**是破伤风发病的 3 个条件 |
|---|---|

| 病理生理 | | 痉挛毒素经血液循环和淋巴系统至脊髓、脑干等处,抑制突触释放抑制性传递介质。导致随意肌紧张与痉挛;还可阻断脊髓对交感神经的抑制,致使交感神经过度兴奋,引起血压升高、心率增快、体温升高、出汗等 |
|---|---|---|
| 护理评估 | 健康史 | 了解病人有无火器伤、开放性骨折、深部软组织开放性损伤、烧伤、生锈铁钉刺伤等外伤史 |
| | 身体状况 | **潜伏期平均为 7~8d**,但也可短至 24h 或长达数月、数年。前驱期全身乏力、头晕、头痛、失眠、咀嚼无力等。前驱症状一般持续 1~2d。发作期表现为张口困难(**牙关紧闭**)、苦笑面容、**颈项强直**、**角弓反张**、屈膝、弯肘、半握拳等痉挛姿态;膈肌受影响后,病人出现面唇青紫,呼吸困难,甚至呼吸暂停;**任何轻微的刺激**,如光、声、接触、饮水等均可诱发全身性的阵发性痉挛。发作时病人神志清,表情痛苦。可并发肺炎、肺不张、骨折、关节脱位、舌咬伤等、心搏骤停 |
| | 治疗原则 | 清除毒素来源、中和游离毒素、控制和解除痉挛、防治并发症等 |
| 护理措施 | | 1. 病室内备气管切开包及氧气吸入装置,急救药品和物品准备齐全。病人进食时避免呛咳、误吸;频繁抽搐者,禁止经口进食<br>2. 每 4h 测量体温、脉搏、呼吸 1 次,根据需要测量血压。观察并记录痉挛、抽搐发作的次数、持续时间及有无伴随症状<br>3. 遵医嘱使用镇静、解痉药物;在每次发作后检查静脉通路,防止因抽搐使静脉通路堵塞、脱落而影响治疗;医护人员要做到走路轻、语声低、操作稳,避免光、声、寒冷及精神刺激;使用器具无噪声;护理治疗安排集中有序,可在使用镇静剂 30min 内进行,减少探视,尽量不要搬动病人<br>4. 使用带护栏的病床,必要时加用约束带,防止痉挛发作时病人坠床和自我伤害;应用合适的牙垫,以防舌咬伤;剧烈抽搐时勿强行按压肢体,关节部位放置软垫,以防肌腱断裂、骨折及关节脱位<br>5. 协助病人进高热量、高蛋白、高维生素饮食,进食应少量多次,以免引起呛咳、误吸。病情严重不能经口进食者,予以鼻饲,但时间不宜过长。必要时予以全肠外营养(TPN),以维持人体正常营养需要<br>6. 将病人置于单人隔离病室,室内遮光、安静、温湿度适宜;设专人护理,医护人员进入病房穿隔离衣、戴口罩、帽子、手套,身体有伤口者不能参与护理;伤口处更换的敷料必须焚烧<br>7. 加强心电监护,注意防治心力衰竭<br>8. 安慰病人及家属,稳定情绪,减轻焦虑与恐惧<br>9. 宣传指导社区居民、病人接受破伤风主动免疫或被动免疫 |

## 二、测试题

### (一)单项选择题

A₁ 型题

1. **不符合**外科感染特点的是

    A. 多数由单一细菌引起的感染    B. 病变以局部炎症为主

    C. 常与创伤有关    D. 常需手术治疗

    E. 大多不能自愈或单靠抗菌药治愈

2. 急性外科感染一般指病程在多长时间以内

    A. 1 周                      B. 2 周

    C. 3 周                      D. 1 个月

    E. 2 个月

3. 颈部急性蜂窝织炎病情评估时,应注意其易发生的严重后果是

    A. 颅内化脓性海绵窦炎           B. 菌血症

    C. 脓毒症                  D. 吞咽困难

    E. 呼吸困难和窒息

4. 下列有关感染问题,**错误**的是

    A. 疖是单个毛囊及其所属皮脂腺的急性化脓性炎症

    B. 痈是多数散在的不相关联的疖病

    C. 丹毒是皮内网状淋巴管的炎性病变

    D. 急性蜂窝织炎是皮下、筋膜下、深部疏松结缔组织的感染

    E. 脓肿是急性感染后局部脓液积聚

5. 下肢急性丹毒首选抗菌药为

    A. 四环素                  B. 红霉素

    C. 庆大霉素              D. 青霉素

    E. 氨苄西林

6. 应注意隔离,防止交叉感染的疾病是

    A. 疖                       B. 痈

    C. 丹毒                   D. 淋巴管炎

    E. 蜂窝织炎

7. 下列属于特异性感染的是

    A. 疖                       B. 痈

    C. 急性蜂窝织炎          D. 破伤风

    E. 急性胆囊炎

8. 痈的好发部位是

    A. 腹部                   B. 上肢

    C. 颈后、背部            D. 下肢

    E. 胸部

9. 脓肿形成后的处理原则是

    A. 局部热敷              B. 外敷鱼石脂软膏

    C. 抗菌药治疗           D. 切开引流

    E. 患肢抬高、制动

10. 需尽早切开引流的急性软组织感染是

    A. 痈                       B. 疖

    C. 脓性指头炎           D. 急性淋巴管炎

    E. 急性淋巴结炎

11. 脓性指头炎典型的临床表现是
    A. 手指发麻                     B. 搏动性跳痛
    C. 寒战、发热                D. 晚期疼痛加剧
    E. 晚期指头明显发红、肿胀

12. 当拇指屈肌化脓性腱鞘炎时,感染易蔓延至
    A. 桡侧滑膜囊                B. 尺侧滑膜囊
    C. 鱼际间隙                  D. 掌中间隙
    E. 拇指骨膜下间隙

13. 化脓性指头炎的叙述**不正确**的是
    A. 致病菌多为金黄色葡萄球菌       B. 可引起骨坏死或慢性骨髓炎
    C. 必须等到有波动时才能切开引流     D. 晚期疼痛减轻
    E. 指头红肿较轻

14. 中指屈肌化脓性腱鞘炎时,感染易蔓延至
    A. 鱼际间隙                  B. 掌中间隙
    C. 桡侧滑液囊                D. 尺侧滑液囊
    E. 中指骨膜下间隙

15. 当示指屈肌化脓性腱鞘炎时,感染易蔓延至
    A. 鱼际间隙                  B. 掌中间隙
    C. 桡侧滑液囊                D. 尺侧滑液囊
    E. 示指骨膜下间隙

16. 破伤风最早累及的肌群是
    A. 面肌                       B. 膈肌
    C. 咀嚼肌                   D. 四肢肌
    E. 颈项肌

**A₂型题**

17. 李某,男,68岁。因颈部蜂窝织炎入院,医嘱予以气管切开。操作前,护士向其解释该措施的目的是预防
    A. 窒息                       B. 肺不张
    C. 全身感染                 D. 减轻疼痛
    E. 化脓性海绵状静脉窦炎

18. 李某,女,17岁。面部"危险三角区"长了一个疖,因怕影响形象而想自行挤破清除。护士告诉病人这样做的主要危险是可能导致
    A. 上颌骨骨髓炎             B. 面部痈
    C. 面部蜂窝织炎            D. 颅内海绵状静脉窦炎
    E. 眼球内感染

19. 孙某,男,55岁。项部长痈,迁延不愈。护士采集病史时应特别注意询问有无
    A. 糖尿病史                 B. 高血压病史
    C. 吸烟史                  D. 近期外伤史

E. 近期服药史

20. 刘某,男,49岁。3日前不慎刺伤中指指腹,当时未给予特殊处理。今日自感手指有搏动性跳痛,明显肿胀、皮肤苍白。护士告诉病人若不及时治疗,易发生

A. 指骨坏死
B. 甲沟炎
C. 慢性甲沟炎
D. 掌中间隙感染
E. 鱼际间隙感染

21. 周某,男,50岁。因大面积烧伤入院。对该病人的护理,**错误**的是

A. 严密观察病情
B. 高热者应给予物理降温
C. 加强生活护理和基础护理
D. 遵医嘱合理、正确使用抗菌药
E. 体温突然降至正常以下,不需要处理

22. 高某,男,60岁。因破伤风收入院。护士遵医嘱给予破伤风抗毒素静脉滴注,护士向其解释早期用药的目的是

A. 控制和解除痉挛
B. 抑制破伤风梭菌的生长
C. 减少毒素的产生
D. 中和游离毒素
E. 中和游离与结合的毒素

23. 马某,男,40岁。因破伤风收入院。护士对该病人进行病情评估,收集资料时应注意该病的潜伏期一般为

A. 3~5日
B. 7~8日
C. 11~20日
D. 24小时
E. 36~48小时

24. 刘某,女,30岁。因破伤风收入院,病人频繁抽搐,有关该病人的护理**错误**的是

A. 为减少刺激,不需要专人护理
B. 病床上加床栏,防止坠床
C. 床边备有气管切开包
D. 床边备有吸痰器
E. 可在病人臼齿间放入一小卷纱布

25. 秦某,男,20岁。因气性坏疽收入院,医生对其清创处理,用过的敷料最好

A. 高压蒸汽灭菌
B. 焚毁
C. 煮沸消毒1小时
D. 3%碘酊浸泡
E. 3%过氧化氢浸泡

26. 米某,女,40岁。因开放性骨折伴血管损伤6小时入院,预防气性坏疽的关键是

A. 尽快彻底清创
B. 注射多价气性坏疽抗毒素
C. 增强机体抵抗力
D. 应用类毒素
E. 全身使用大剂量的抗菌药

27. 姜某,女,45岁。因大面积烧伤后并发全身化脓性感染,需行血细菌培养,护士采血的最佳时间是

A. 寒战、高热时
B. 高热间歇时
C. 空腹时
D. 输入抗菌药时
E. 输入抗菌药后

28. 王某,女,50岁。因破伤风收入院,护士对其进行病情观察,应特别注意有无

A. 角弓反张          B. 张口困难

C. 苦笑面容          D. 呼吸困难

E. 四肢抽搐

29. 庞某，女，40岁。因下肢严重挤压伤入院，为预防破伤风最可靠的方法是

A. 静脉滴注破伤风抗毒素          B. 皮下注射破伤风抗毒素

C. 注射破伤风类毒素          D. 受伤后注射甲硝唑

E. 受伤后注射青霉素

30. 崔某，男，60岁。因颈部蜂窝织炎入院。病人颈部肿胀明显，护士观察中应特别注意

A. 体温          B. 呼吸

C. 血压          D. 吞咽

E. 神志

**A₃/A₄ 型题**

（31~34题共用题干）

孟某，男，40岁。上山砍柴时，脚底被树枝刺伤，自行包扎，第7日病人自感全身乏力、头晕、头痛、咀嚼无力，全身抽搐、张口困难、表情痛苦，送至医院诊断为"破伤风"。

31. 护士配合医生冲洗伤口所用的溶液为

A. 3%碘酊          B. 3%过氧化氢

C. 5%盐水          D. 10%硝酸银溶液

E. 生理盐水

32. 为控制痉挛，护理措施**错误**的是

A. 保持病室安静          B. 治疗护理操作应尽量集中进行

C. 安排单人房间          D. 遵医嘱使用镇静、解痉药物

E. 病室内光线明亮

33. 护士为病人处理伤口后，换下的敷料应

A. 统一填埋          B. 高压灭菌

C. 焚烧          D. 日光暴晒

E. 浸泡消毒

34. 护士向病人解释该病的病程一般为

A. 1~2周          B. 大约2周

C. 3~4周          D. 4~5周

E. 1~2个月

（35~37题共用题干）

冯某，男，35岁。因双下肢肌肉广泛损伤入院。3日后出现伤口剧痛、胀裂样。查体：伤口有稀薄、浆液性渗出液，有腐臭味，周围肿胀、皮肤苍白，紧张发亮，伤口周围有捻发音。初步诊断为气性坏疽。

35. 该致病菌属于

A. 革兰氏染色阴性大肠埃希菌          B. 革兰氏染色阴性厌氧拟杆菌

C. 革兰氏染色阴性变形菌      D. 革兰氏染色阴性梭状芽孢杆菌

E. 革兰氏染色阳性厌氧芽孢梭菌

36. 护士配合医生处理该病人的创口，**不包括**

A. 用3%过氧化氢冲洗伤口      B. 可用青霉素代替清创术

C. 用1∶1 000高锰酸钾溶液冲洗      D. 使用过的器械应单独收集、灭菌处理

E. 术后经常更换敷料，必要时再次清创

37. 对该病人的护理评估**错误**的是

A. 评估病人疼痛的严重程度

B. 评估伤口有无水泡、气泡逸出

C. 评估分泌物的性状、颜色及气味

D. 评估病人的生命体征

E. 无需评估病人的意识状态、皮肤黏膜色泽及温度

（38~42题共用题干）

蔡某，女，35岁。4日前不慎刺伤中指末节指腹，当时仅有少量出血，未予以特殊处理。前一日发现手指明显肿胀、皮肤苍白，自感有搏动性跳痛，尤以夜间为甚，全身不适。

38. 目前应考虑该病人发生了

A. 甲沟炎

C. 脓性指头炎      B. 甲下脓肿

D. 急性化脓性腱鞘炎

E. 化脓性滑囊炎

39. 对病人的首要处理措施是

A. 鱼石脂软膏敷贴指头      B. 拔除指甲

C. 脓肿切开引流      D. 应用抗菌药

E. 局部热敷和理疗

40. 若治疗不及时，病人易发生

A. 指骨坏死      B. 肌腱坏死

C. 慢性甲沟炎      D. 掌中间隙感染

E. 鱼际间隙感染

41. 护理措施**不正确**的是

A. 抬高患肢      B. 局部制动

C. 换药前应用镇痛剂      D. 无菌生理盐水浸湿敷料后换药

E. 适当按摩手指促进炎症消散

42. 对病人的健康指导**不包括**

A. 保持手清洁      B. 预防手损伤

C. 伤后自行清洗、包扎      D. 伤后及时消毒、清创

E. 手部感染后及时就诊

（43~45题共用题干）

董某，男，22岁。因"左下肢开放性骨折"2小时急诊入院治疗。3日后病人自述全身乏力，伤口"胀裂样"剧痛，查体：T 39.5℃，P 122次/min，R 30次/min，BP 97/69mmHg，口

唇苍白,大汗淋漓;伤口周围肿胀明显,有明显压痛,皮肤呈紫红色,压之有气泡从伤口逸出,并有稀薄、恶臭的浆液性或血液性液体流出。医生初步诊断:气性坏疽。

43. 对该病最有效的预防措施是
   A. 污染伤口做彻底清创
   B. 注入人体免疫球蛋白
   C. 高压氧治疗
   D. 输注新鲜血液
   E. 大量应用青霉素

44. 对该病人下肢伤口的处理**不正确**的是
   A. 紧急手术清创
   B. 广泛多处切开引流
   C. 3%过氧化氢溶液冲洗、湿敷
   D. 切口敞开、不予缝合
   E. 切口缝合、加压包扎

45. 对病人的药物治疗首选
   A. 青霉素
   B. 麦迪霉素
   C. 头孢霉素
   D. 甲硝唑
   E. 琥乙红霉素

(46~49题共用题干)

郭某,男,40岁。因"颌下急性蜂窝织炎"入院。颈部明显红肿、疼痛,自感心慌、气促、胸闷,口唇发绀。既往有冠心病及慢性支气管炎病史。入院后予以补液、抗感染治疗。

46. 目前病人最可能发生的并发症是
   A. 急性肺水肿
   B. 急性心肌梗死
   C. 急性呼吸衰竭
   D. 窒息
   E. 慢性支气管炎急性发作

47. 导致病人发生该并发症的原因是
   A. 输液过多过快
   B. 支气管痉挛
   C. 压迫气管
   D. 心肌缺血缺氧
   E. 支气管炎症水肿

48. 预防该并发症的最重要措施是
   A. 尽早吸氧
   B. 应用支气管解痉剂
   C. 大剂量应用皮质激素
   D. 舌下含化硝酸甘油
   E. 尽早行局部脓肿切开减压

49. 对该并发症首要的处理措施是
   A. 静脉滴注破伤风抗毒素(TAT)
   B. 气管切开
   C. 大剂量应用皮质激素
   D. 舌下含化硝酸甘油
   E. 应用支气管解痉剂

## (二)病例分析

孔某,男,35岁。足底被铁钉刺伤8日后,出现张口困难,全身肌肉强直性收缩,阵发性痉挛。查体:T 36.7℃、P 85次/min、R 16次/min、BP 110/70mmHg,神志清楚,张口困难,苦笑面容,颈项强直,角弓反张,半握拳姿态。临床诊断:破伤风。

请问：

（1）该病人的主要护理诊断有哪些？

（2）简述该病人的护理措施？

（张乳霞）

# 第八章 | 损伤病人的护理

## 一、学习重点与难点

### （一）创伤病人的护理

| | | |
|---|---|---|
| **护理评估** | 健康史 | 了解病人的一般情况、受伤史和既往史 |
| | 身体状况 | 病人出现疼痛、肿胀、功能障碍等局部表现。全身表现为体温升高,由于创伤出血或组织坏死分解产物吸收以及外科手术后均可引起**吸收热**,体温一般在38℃左右;同时伴有全身炎症反应综合征 |
| | 辅助检查 | 实验室检查、诊断性穿刺、导管检查、影像学检查等明确原因、部位及程度 |
| | 治疗原则 | 1. **优先抢救的急症主要包括心搏呼吸骤停、窒息、休克、大出血、张力性气胸等**<br>2. 应用支持疗法积极抗休克、保护器官功能、加强营养支持、预防继发性感染<br>3. 单纯软组织损伤者,予以局部制动。**初期局部冷敷**,后期采用热敷或红外线治疗;开放性损伤应及早清创缝合。清创越早效果越好,争取在伤后6~8h内施行。若伤口污染轻、位于头面部、早期已应用了有效抗生素治疗等情况,清创缝合时间可延长至伤后12h甚至24h或更迟 |
| **护理诊断** | | ①疼痛;②体液不足;③组织完整性受损;④潜在并发症:休克、感染、挤压综合征等 |
| **护理措施** | 急救护理 | 1. 在紧急情况下,优先处理危及病人生命的紧急问题<br>2. **通过包扎达到保护伤口、减少污染、压迫止血、骨折固定、减轻疼痛的目的**<br>3. 骨关节损伤须固定制动,以减轻疼痛,避免骨折断端损伤血管和神经<br>4. **搬运病人时注意勿使伤处移位、扭曲等**。搬动疑有脊柱骨折的病人应保持伤处固定,防止脊髓损伤。搬运昏迷病人应将头偏向一侧,以保持呼吸道通畅,防止误吸 |
| | 创面护理 | 1. **闭合性损伤12h内予以局部冷敷**,以减少局部组织的出血和肿胀。12h后改用热敷、理疗,以促进血肿和炎症的吸收<br>2. 开放性损伤按照清洁伤口、污染伤口、感染伤口进行处理 |
| | 健康指导 | 指导病人加强安全意识,加强功能锻炼 |

## （二）烧伤病人的护理

| | | |
|---|---|---|
| **护理评估** | 健康史 | 了解病人的一般情况、烧伤史和既往史 |
| | 身体状况 | 1. 中国新九分法适用于较大面积烧伤的评估。将体表面积划分为 11 个 9%，另加 1%，构成 100% 的体表面积，其中头颈部为 9%(1 个 9%)、双上肢为 18%(2 个 9%)、躯干(包括会阴)为 27%(3 个 9%)、双下肢(包括臀部)为 46%(5 个 9%+1%) |
| | | 2. 手掌法用病人自己的手掌测量其烧伤面积。不论年龄或性别，若将五指并拢、单掌的掌面面积占体表面积的 1% |
| | | 3. 采用三度四分法划分烧伤深度，即 I 度、浅 II 度、深 II 度、III 度。其中，I 度及浅 II 度烧伤属浅度烧伤；深 II 度和 III 度烧伤属深度烧伤 |
| | | 4. 烧伤程度分为四种。**轻度烧伤**是指 II 度烧伤面积 10% 以下。**中度烧伤**是指 II 度烧伤面积 11%~30%，或 III 度烧伤面积 10% 以下。**重度烧伤**是指烧伤总面积 31%~50%，或 III 度烧伤面积 11%~20%；或总面积、III 度烧伤面积未达到上述范围，但已发生休克、吸入性损伤或合并较重复合伤者。**特重烧伤**是指烧伤总面积在 50% 以上，或 III 度烧伤面积 20% 以上，或存在较严重的吸入性损伤、复合伤等 |
| | 辅助检查 | 采用实验室及影像学检查 |
| | 处理原则 | 早期及时输液，积极纠正低血容量性休克；尽早清除坏死组织，行移植治疗；维护重要脏器功能，防治多器官功能障碍综合征；重视形态、功能的恢复 |
| **护理诊断** | | ①体液不足；②有窒息的危险；③皮肤完整性受损；④悲伤；⑤潜在并发症：感染、肺部并发症、心力衰竭、肾功能不全、应激性溃疡等 |
| **护理措施** | 现场急救 | 应迅速脱离热源、抢救生命、预防休克、保护创面，并妥善转运 |
| | 防治休克 | 1. **第一个 24h 补液量 = 体重(kg)× 烧伤面积 ×1.5ml**(儿童为 1.8ml，婴儿为 2ml)+2 000ml(儿童为 60~80ml/kg，婴儿为 100ml/kg)；伤后第二个 24h 的补液量(胶体液和电解质液)为第一个 24h 补液量的一半，再加每日生理需要量 2 000ml |
| | | 2. 胶体液和电解质液的比例一般为 1:2，特重烧伤和小儿烧伤其比例可为 1:1 |
| | | 3. 应**在第一个 8h 内输入补液总量的 1/2**，其余分别在第二、第三个 8h 内输入 |
| | | 4. 遵循"**先晶后胶，先盐后糖，先快后慢**"的输液原则 |
| | | 5. 包扎疗法适用于小面积和四肢 I 度、II 度烧伤，创面包扎后应抬高肢体并保持各关节功能位；保持敷料清洁和干燥；密切观察创面，及时发现感染征象；包扎松紧度适宜，压力均匀；注意观察肢体末梢血液循环 |
| | | 6. 暴露疗法适用于 III 度烧伤、特殊部位(头面部、颈部或会阴部)及特殊感染(如铜绿假单胞菌、真菌)的创面及大面积烧伤情况。应严格消毒隔离制度，室温控制在 28~32℃，湿度适宜；保持创面干燥；定时翻身或使用翻身床；创面已结痂时注意避免痂皮裂开引起出血或感染；极度烦躁或意识障碍者，适当约束肢体，防止抓伤 |
| | | 7. 吸入性烧伤应床旁备急救物品，保持呼吸道通畅，给予吸氧，密切观察，积极预防肺部感染 |
| | | 8. 头颈部烧伤多采用暴露疗法，病人取半卧位，做好五官护理 |
| | | 9. 会阴部烧伤多采用暴露疗法，及时清理创面分泌物，保持创面清洁、干燥 |
| | 健康指导 | 急救知识普及，早期功能锻炼，心理疏导，加强创面皮肤护理，鼓励病人回归社会 |

### （三）毒蛇咬伤病人的护理

| | | |
|---|---|---|
| **病理生理** | | 1. 神经毒素主要作用于延髓和脊神经节细胞,且可阻断肌神经接点,引起肌肉瘫痪和呼吸麻痹<br>2. 血液毒素具有强烈的溶组织、溶血或抗凝作用,对血细胞、血管内皮细胞及组织有破坏作用,可引起出血、溶血、血压下降、休克或心力衰竭等<br>3. 混合毒素兼有神经毒素和血液毒素的作用 |
| **护理评估** | 身体状况 | 1. 一般局部留有齿痕,伴有疼痛和肿胀<br>2. 蛇咬伤后常见头晕目眩、恶心呕吐、吞咽困难、疲乏无力、高热、谵妄等;重者言语不清、呼吸困难、肢体弛缓性瘫痪、腱反射消失、惊厥昏迷、胸腔或腹腔大出血、心力衰竭等,若抢救不及时可迅速死亡 |
| | 治疗原则 | 1. 伤口上方绑扎,阻断毒素吸收;伤口局部抽吸、冲洗、清创,促进毒素排出;伤口周围用胰蛋白酶局部封闭治疗,破坏蛇毒<br>2. 全身应用解蛇毒中成药、抗蛇毒血清等治疗 |
| **护理措施** | 急救护理 | 1. 毒蛇咬伤后切忌惊慌奔跑,伤肢制动,位置放低,以免加速血液循环,增加毒素的吸收。立即用布带或止血带等在伤肢的近心端距伤口上方 5~10cm 处绑扎,以阻断淋巴和静脉回流为度,以减少蛇毒吸收<br>2. 使用清水或肥皂水冲洗伤口周围,再用 0.05% 高锰酸钾溶液、3% 过氧化氢溶液或等渗盐水反复冲洗伤口<br>3. 尽快破坏残存在伤口的蛇毒。可用胰蛋白酶 2 000~6 000IU 封闭伤口外周或近侧,起到降解蛇毒的作用 |
| | 健康指导 | 4. 宣传毒蛇咬伤的有关知识,强化自我防范意识;在野外作业时,应加强自身防护;勿轻易尝试抓蛇或玩蛇 |

## 二、测试题

### （一）单项选择题

**A₁型题**

1. 以下描述中**不属于**一期愈合特点的是
   A. 创缘对合良好　　　　　　　　　B. 创缘呈线性
   C. 创面修复主要以原来的细胞为主　D. 创面组织修复以纤维组织为主
   E. 创面结构和功能修复良好

2. 以下损伤属于闭合性损伤的是
   A. 刺伤　　　　　　　　　　　　　B. 砍伤
   C. 扭伤　　　　　　　　　　　　　D. 切割伤
   E. 撕脱伤

3. 下列属于开放性损伤的是
   A. 扭伤　　　　　　　　　　　　　B. 挫伤
   C. 爆震伤　　　　　　　　　　　　D. 挤压伤
   E. 刺伤

4. 当抢救伤员时，应该首先处理

    A. 休克                      B. 前臂出血

    C. 骨折                      D. 颅脑损伤

    E. 闭合性气胸

5. 以下表现**不属于**创伤局部表现的是

    A. 肿胀                      B. 功能障碍

    C. 疼痛                      D. 出血

    E. 发热

6. 开放性骨折伴张力性气胸且呼吸功能障碍的病人，现场急救应首先

    A. 固定骨折                B. 止痛

    C. 包扎                      D. 改善呼吸

    E. 输液

7. 创伤的病人现场急救**错误**的是

    A. 窒息病人应立即送医院抢救         B. 现场进行简要的全身检查

    C. 有活动出血者应立即包扎止血      D. 严密观察生命体征

    E. 可疑骨折者应局部固定

8. 大面积烧伤病人，容易发生失血性休克的时期是

    A. 体液渗出期             B. 急性感染期

    C. 创面修复期             D. 康复期

    E. 焦痂脱落期

9. 烧伤病人体液渗出的高峰期是

    A. 伤后 6 小时            B. 伤后 8 小时

    C. 伤后 12 小时        D. 伤后 24 小时

    E. 伤后 48 小时

10. 烧伤早期发生休克的主要原因是

    A. 大量红细胞丧失造成肺换气障碍

    B. 创面细菌感染造成感染性休克

    C. 大量体液从血管内渗出引起低血容量性休克

    D. 大量水分蒸发造成脱水

    E. 疼痛导致的生理反应

11. 用新九分法评估成人男性的烧伤面积，**错误**的是

    A. 躯干为 27%            B. 双臀为 5%

    C. 双上臂 6%             D. 头、面、颈各为 3%

    E. 双前臂为 6%

12. 浅 II 度烧伤创面特点是

    A. 水疱小，基底苍白        B. 水疱大，基底潮红

    C. 皮肤干燥、红斑         D. 创面焦黄失去弹性

    E. 树枝状栓塞静脉

13. 当烧伤现场急救时,首先应该
  A. 通知医务人员     B. 脱离热源
  C. 包扎伤口,避免感染   D. 寻找水源打水
  E. 快速脱掉衣物
14. 深Ⅱ度烧伤的损伤范围深达
  A. 角质层       B. 骨骼
  C. 真皮浅层      D. 真皮深层
  E. 肌肉

**A₂型题**

15. 病人,男,22岁。因工程塌方被石板压迫4小时,伤肢严重肿胀,组织广泛坏死。该损伤属于
  A. 扭伤       B. 挤压伤
  C. 挫伤       D. 冲击伤
  E. 撕裂伤
16. 病人,男,6岁,头颈面部烧伤,其面积为
  A. 22%       B. 10%
  C. 12%       D. 15%
  E. 9%
17. 病人,女,23岁。开水烫伤左上肢,局部有不同程度的水疱,剧痛,其烧伤面积和烧伤程度为
  A. 5%,轻度     B. 6%,中度
  C. 7%,中度     D. 8%,轻度
  E. 9%,轻度
18. 病人,男,54岁。双下肢深Ⅱ度烧伤,伤后第一个8小时补液时,晶体和胶体应给予当日补液总量的
  A. 1/2       B. 1/3
  C. 1/4       D. 1/5
  E. 全量
19. 病人,男,39岁。因车祸外伤导致左下肢开放性骨折,伴有大量出血和剧烈疼痛,急诊入院。作为接诊护士应立即采取的措施是
  A. 详细询问受伤的原因   B. 测量血压,建立静脉通路
  C. 给予病人镇静止痛的药物  D. 给予病人止血药
  E. 陪伴病人等待医生
20. 患儿,男,6岁。3小时前被热水烫伤双下肢(包括臀部),该患儿的烧伤面积为
  A. 55%       B. 50%
  C. 46%       D. 40%
  E. 37%
21. 病人,男,26岁。因热液烫伤躯干,出现大小不一的水疱,创面红润,主诉疼痛剧

烈,初步判断病人的烧伤深度为

    A. Ⅲ度烧伤　　　　　　　　　　B. Ⅳ度烧伤

    C. Ⅰ度烧伤　　　　　　　　　　D. 深Ⅱ度烧伤

    E. 浅Ⅱ度烧伤

22. 病人,女,52岁。在火灾中导致双下肢烧伤,可见小水疱,创面红白相间,痛觉迟钝,双上肢如皮革状,干燥,无痛觉,该病人的烧伤程度属于

    A. 轻度烧伤　　　　　　　　　　B. 重度烧伤

    C. 极重度烧伤　　　　　　　　　D. 特重度烧伤

    E. 中度烧伤

23. 病人,女,36岁。大面积烧伤入院,该病人第一个24小时内主要护理措施为

    A. 心理护理　　　　　　　　　　B. 包扎

    C. 保持创面清洁　　　　　　　　D. 扩充血容量

    E. 镇痛

24. 病人,男,33岁。野外游玩时不慎被毒蛇咬伤。以下处理**不正确**的是

    A. 可用胰蛋白酶进行伤口外周封闭　　B. 伤肢应放低下垂

    C. 在伤口远心端结扎　　　　　　　　D. 切勿奔跑、大声呼救

    E. 大量冷水冲洗

### (二) 病例分析

病人,男,42岁,体重60kg。因火灾导致双下肢烧伤,可见大小不等的水疱,创面呈潮红色,剧烈疼痛;左上臂可见小水疱,基底苍白,痛觉迟钝;胸部可见1个手掌大小的红斑,未见水疱,急诊入院。

请问:

1. 病人的烧伤面积是多少?

2. 病人的烧伤程度如何判断?

3. 病人第一个8小时补液量应为多少?

(宁艳娇)

# 第九章 | 肿瘤病人的护理

## 一、学习重点与难点

| | | |
|---|---|---|
| 护理评估 | 健康史 | 了解病人有无不健康的行为及生活方式,有无慢性炎症、溃疡等疾病史,有无与职业因素有关的接触与暴露史,有无癌前病史及家族病史 |
| | 身体状况 | 1. 肿瘤局部表现为**肿块(常是体表或潜在肿瘤的首要症状)、疼痛、溃疡、出血、梗阻**等,全身表现为**乏力、消瘦、贫血、恶病质**等<br>2. 良性肿瘤呈**膨胀性生长**,不发生转移。恶性肿瘤呈**浸润性生长**,生长速度快,常发生转移,转移途径有直接蔓延、淋巴转移、血行转移、种植性转移四种,术后易复发<br>3. 恶性肿瘤目前临床较常用的为国际抗癌联盟提出的 TNM 分期法。T 指原发肿瘤、N 为淋巴结、M 为远处转移。根据病灶大小及浸润深度在字母后标以 0至 4 的数字,1 代表小,4 代表大,0 代表无 |
| | 辅助检查 | **病理检查**是肿瘤定性诊断的检查,是目前确诊肿瘤的直接而可靠的依据 |
| | 心理 – 社会状况 | 肿瘤病人确诊后心理变化可分为**震惊否认期、愤怒期、磋商期、忧郁期、接受期** |
| | 处理原则 | 1. **手术切除对实体肿瘤是一种最有效的治疗方法**,恶性肿瘤还要辅以化学治疗、放射治疗、生物治疗、中医中药及内分泌治疗等<br>2. 肿瘤 I 级预防即**病因预防**,II 级预防是指**早发现、早诊断、早治疗**,III 级预防是指**治疗后的康复** |
| 护理诊断 | | ①焦虑与恐惧;②营养失调:低于机体需要量;③疼痛;④知识缺乏;⑤潜在并发症:感染、出血、皮肤和黏膜受损、静脉炎、静脉栓塞及脏器功能障碍 |
| 护理措施 | 一般护理 | 1. 积极采取措施改善病人营养状况,鼓励病人进食高蛋白、高碳水化合物、高维生素、清淡、易消化的饮食,必要时遵医嘱给予肠内、外营养支持<br>2. 肿瘤迅速生长、浸润神经或压迫邻近脏器可引起病人疼痛,晚期肿瘤疼痛难以控制者,可按三级阶梯镇痛方案处理 |
| | 化疗的护理 | 1. 注射化疗药物前必须将其**稀释至要求的浓度**,并在规定时间内用完;使用血管要两臂交替、由远及近,避免反复穿刺同一部位;注射药物后,再注入生理盐水 5~10ml,以减轻药物对静脉壁的刺激。若注射部位刺痛、烧灼或水肿,则提示药液外漏,一旦发现药液漏出,应立即停止用药,局部皮下注入解毒药物,冷敷 24h,同时报告医生并记录<br>2. **化疗期间应大量饮水以减轻药物对消化道黏膜的刺激**,并有利于毒素排泄 |

| 护理措施 | 化疗的护理 | 3. 每周为病人监测白细胞和血小板 1~2 次,当白细胞 <3×10$^9$/L、血小板 <80×10$^9$/L 者,暂停化疗;当白细胞 <1×10$^9$/L、血小板 <50×10$^9$/L 者,予以保护性隔离,预防交叉感染;当血小板 <20×10$^9$/L 者,应绝对卧床休息,限制活动<br>4. 化疗病人常表现恶心、呕吐、食欲缺乏等,应做好化疗重要性及药物不良反应的解释工作。进食前用温盐水漱口,进食后用温开水漱口,保持口腔清洁。必要时在晚餐后或入睡前给予镇痛止吐剂。口腔炎或溃疡剧痛者,可用 2% 利多卡因喷雾,改用吸管吸取流质饮食,必要时行肠外营养;合并真菌感染时,用 3% 碳酸氢钠液和制霉菌素液含漱;溃疡创面涂布 0.5% 金霉素甘油 |
|---|---|---|
| | 放疗的护理 | 放射治疗期间应注意选用全棉柔软内衣,避免粗糙衣物摩擦;照射野可用温水和柔软毛巾轻轻沾洗,禁用肥皂擦洗或热水浸浴,禁用碘油、酒精等刺激性消毒剂,避免冷热刺激如热敷、冰袋等;外出时避免阳光直晒;照射区皮肤禁做注射;忌用化妆品外涂,不可贴胶布,因氧化锌为重金属,可产生二次射线,加重皮肤放射性损伤。病人照射前后 30min 内禁食,照射后静卧 30min,鼓励多饮水 |
| | 健康指导 | 肿瘤病人的随访应在恶性肿瘤治疗后最初 3 年内每 3 个月至少随访 1 次,以后每半年复查 1 次,5 年后每年复查 1 次 |

# 二、测试题

## (一) 单项选择题

### A₁ 型题

1. 肿瘤最常见的局部表现是

    A. 梗阻             B. 肿块

    C. 疼痛             D. 溃疡

    E. 出血

2. 确诊肿瘤必不可少的检查方法是

    A. X 线摄影         B. 超声检查

    C. 内镜检查         D. 肿瘤标志物检查

    E. 病理学检查

3. 目前为提高肿瘤的治疗效果,大多数肿瘤通常采取

    A. 手术治疗         B. 化学药物治疗

    C. 放射治疗         D. 基因治疗

    E. 综合治疗

4. 恶性肿瘤病人放疗期间,白细胞降至 3×10$^9$/L 以下,处理首先应

    A. 加强营养         B. 减少用药量

    C. 少量输血         D. 服生血药

    E. 暂停放疗

5. 肿瘤化疗病人出现下列反应就应暂停化疗的是

    A. 呕吐频繁         B. 白细胞计数低于 3×10$^9$/L

C. 严重秃发

D. 血小板计数 $100×10^9/L$

E. 腹泻

6. 大多数化疗药物的副作用有

 A. 发热        B. 失眠

 C. 黄疸        D. 骨髓抑制和胃肠道反应

 E. 血糖升高

7. 化疗药物静脉注射时如有渗出，首先是

 A. 停止给药

 B. 立即用注射器回抽局部组织渗出的药液

 C. 及早热敷

 D. 利多卡因皮下组织局部封闭

 E. 生理盐水局部注射

8. 癌症的一级预防是指

 A. 早发现       B. 早诊断

 C. 病因预防       D. 早治疗

 E. 康复锻炼

9. 良性肿瘤的特征**错误**的是

 A. 细胞分化程度较高     B. 多呈膨胀性生长

 C. 表面光滑、活动      D. 从不危及生命

 E. 不发生转移

10. 交界性肿瘤的特征正确的是

 A. 良性肿瘤位于两个脏器交界处

 B. 良性肿瘤来源于两种组织

 C. 形态上属良性，但生长呈浸润，切除后易复发

 D. 良性肿瘤偶有远处转移

 E. 包膜不完整的良性肿瘤

11. 给胃癌病人做直肠指检时，发现盆腔内有硬结节，疑为转移灶，此种转移属于

 A. 直接转移       B. 淋巴转移

 C. 血行转移       D. 种植转移

 E. 骨转移

**A₂ 型题**

12. 钟某，男，40岁。因怀疑肝癌入院。病人因过度的焦虑和恐惧，表现出对护理的不合作，护理措施**错误**的是

 A. 批评病人的态度和行为    B. 关注病人的心理和行为反应

 C. 对病人的表现表示理解    D. 教育病人正视现实

 E. 解释护理的方法和可能的感受

13. 张某，男，43岁。因患胃癌入院。接受化疗以后，口腔黏膜发生溃烂，为预防念珠菌感染，应给病人提供的漱口水是

A. 1.5%过氧化氢溶液　　　　　　　B. 凉开水

C. 制霉菌素液　　　　　　　　　　D. 生理盐水

E. 麦冬、金银花泡液

14. 马某,女,54岁。因患肝癌入院。当接受静脉化疗时,穿刺部位出现肿胀,处理方法正确的是

　　A. 立即停止给药,局部注射解毒剂,然后拔针

　　B. 立即停止给药,拔针,然后局部注射解毒剂

　　C. 立即停止给药,不拔针,接注射器回抽渗出的药液后,再拔针

　　D. 立即停止给药,不拔针,接注射器回抽渗出的药液和注射解毒剂后,再拔针

　　E. 立即减慢给药速度,局部注射解毒剂,不拔针

**A₃/A₄型题**

(15~16题共用题干)

刘某,男,67岁。因持续性黄疸43日、伴腹痛15日入院。病人自述40余日来,皮肤发黄,15日前又出现腹痛,呈持续性,牵扯腰背,不敢平卧,夜间不能入睡,痛苦难忍。医疗诊断:胰头癌(晚期)。查体:病人消瘦,体重45kg,面容憔悴,精神萎靡,表情痛苦,皮肤黏膜黄染,取坐位,弯腰弓背。

15. 目前该病人最突出的护理诊断是

　　A. 疼痛　　　　　　　　　　　　B. 营养失调:低于机体需要量

　　C. 活动无耐力　　　　　　　　　D. 恐惧

　　E. 焦虑

16. 对该病人,最重要的护理措施是

　　A. 表示同情和关心　　　　　　　B. 检查疼痛的部位,观察疼痛的反应

　　C. 帮助病人安置减轻疼痛的体位　D. 给病人解释疼痛的原因

　　E. 定时使用止痛剂

(17~19题共用题干)

何某,女,39岁。记者。因乳房肿块入院。当得知患乳腺癌需要手术治疗后,表现为紧张、抑郁、脉快、精力不集中、失眠、暗自流泪。

17. 该病人目前最恰当的护理诊断是

　　A. 绝望　　　　　　　　　　　　B. 预感性悲哀

　　C. 焦虑　　　　　　　　　　　　D. 恐惧

　　E. 睡眠型态紊乱

18. 对该病人,目前最适宜的护理措施是

　　A. 教育、安慰　　　　　　　　　B. 提供保证

　　C. 同情、体贴　　　　　　　　　D. 经常巡视

　　E. 用镇静剂

19. 该病人化疗期间,护理措施**错误**的是

　　A. 监测白细胞每周1~2次　　　　B. 检查口腔黏膜有无炎症

　　C. 穿刺静脉有条索和压痛时按摩治疗　D. 观察尿量和尿液的pH

E. 观察有无感染征象

## (二) 病例分析

王某,女,42岁。因发现左侧乳房肿块2个月余入院。入院诊断:乳腺癌(左)。拟行乳癌根治术。入院后病人情绪紧张,睡眠欠佳,不思饮食,形体消瘦。自述1个月内体重减轻5kg,当向其询问有关癌症的一般常识时,回答语无伦次,只知道"癌症非常可怕,手术非常危险,后果不好,心里感到不安"。

请问:

1. 王某目前的主要护理问题是什么?

2. 应对王某采取哪些护理措施?

(俞宝明)

# 第十章 | 器官移植病人的护理

## 一、学习重点与难点

### （一）概述

| | | |
|---|---|---|
| 供者的选择 | 免疫学方面的选择 | 1. ABO 血型相容试验,检测供者与受者的红细胞血型抗原是否相同或相容<br>2. 淋巴细胞毒交叉配型试验,指受体的血清与供体淋巴细胞之间的配合试验,是移植前必检项目<br>3. 人类白细胞抗原配型,HLA 抗原系统通过血清学分型、细胞学分型、DNA 分型来检测 |
| | 供者的非免疫学要求 | 移植器官功能正常,供者无血液病、结核病、恶性肿瘤、严重全身性感染和人类免疫缺陷病毒感染等疾病。供者年龄以小于 50 岁为佳,活体移植以同卵孪生间最佳,依次是异卵孪生、同胞兄弟姐妹、父母子女、血缘相关的亲属及无血缘者之间 |
| 器官的切取与保存 | | 1. 应遵循低温、预防细胞肿胀和避免生化损伤的原则。控制热缺血与冷缺血时间、配合安全有效的器官保存是器官移植成功的先决条件<br>2. 从器官切取时即开始保存器官的低温状态。主要有单纯低温保存法、持续低温机械灌注法和冷冻保存法等 |

### （二）肾移植病人的护理

| | | |
|---|---|---|
| 护理评估 | 健康史 | 了解病人的一般情况,患病情况及诊疗经过 |
| | 身体状况 | 评估病人的全身情况及肾脏局部情况 |
| 护理措施 | 术前护理 | 根据病人的营养状况指导并鼓励病人进食低钠、优质蛋白、高碳水化合物、高维生素饮食 |
| | 术后护理 | 1. 测量生命体征,如体温>38℃,评估是否发生排斥反应或感染<br>2. 监测并记录尿液的色、质、量,术后 3~4d 内,尿量维持在 200~500ml/h 为宜,当尿量<100ml/h,应警惕移植肾发生急性肾小管坏死或急性排斥反应<br>3. 观察伤口有无红肿、热、痛及分泌物,引出血性液体>100ml/h,提示有活动性出血<br>4. 原则上不在手术侧下肢和动静脉造瘘侧的肢体建立静脉通道;术后早期应建立两条通道。记录 24h 出入量,遵循"量出为入"的原则。根据尿量和中心静脉压(CVP)及时调整补液速度与量,后 1h 的补液量与速度依照前 1h 排出的尿量而定,当血容量不足时需加速扩容 |

| 护理措施 | 术后护理 | 5. 免疫抑制剂监测血药浓度谷值在服药前 30min,监测血药浓度峰值在服药后 2h,抽血剂量要准确 <br> 6. 移植术后机体消耗较大而抵抗力低,对于肾功能恢复较好者给予高蛋白、**高热量、高维生素、低脂、易消化的饮食**,以保证营养,必要时可给予要素饮食或静脉高营养 <br> 7. **出血的护理** ①监测病人神志、生命体征、外周循环、伤口和各引流管引流情况;②预防血管吻合口破裂,术后平卧 24h,与移植肾同侧的下肢髋膝关节水平屈曲 15°~25°;禁忌突然改变体位;术后可尽早进行床上活动,并根据病情逐步开始下床活动;保持大便通畅,避免腹压增高;③发现出血征象,遵医嘱及时加快补液速度、给予止血药、升压药或输血治疗;协助医师做好手术探查止血的术前准备 <br> 8. 感染好发部位为伤口、肺部、尿路、皮肤、口腔等。病人出现体温逐渐升高,无尿量减少及血肌酐上升等改变时。①遵医嘱合理预防性使用抗生素,做好保护性隔离;②严格执行无菌操作;③做好各项基础护理;④预防交叉感染;⑤定期进行血、尿、痰、大便、咽拭子、引流液的细菌培养及药敏试验 <br> 9. 急性排斥反应的表现为**体温突然升高且持续高热**,伴有血压升高、尿量减少、**血肌酐上升、移植肾区闷胀感、压痛**等。抗排斥治疗后,如果体温下降至正常,尿量增多,体重稳定,移植肾肿胀消退、质变软、无压痛,全身症状缓解或消失,血肌酐、尿素氮下降,提示排斥逆转 <br> 10. 密切观察并记录伤口引流液的色、质、量,如引流出尿样液体并超过 100ml/d,引流液肌酐检测与尿肌酐水平相符,提示尿瘘的可能;如引流出乳糜样液则提示淋巴漏 |
|---|---|---|
| | 健康指导 | 遵医嘱正确、准时服药;预防感染;做好自我监测;育龄期女病人应延迟妊娠到移植术后至少 1 年;定期门诊随访,一般病人术后 3 个月内每周门诊随访 1 次 |

## (三) 肝移植病人的护理

| 护理评估 | 健康史 | 了解病人的一般情况,患病情况及诊疗经过 |
|---|---|---|
| | 身体状况 | 评估病人的全身情况及肝脏局部情况 |
| 护理措施 | 术前护理 | 1. 合理补液,包括输血浆、白蛋白、利尿剂、补充维生素 $K_1$ 及凝血酶原复合物等,以纠正体液失衡、贫血、低蛋白血症、凝血异常等,维持血红蛋白>90g/L,白蛋白>30g/L <br> 2. 术前常规备同型浓缩红细胞 4 000ml 以上,血浆 3 000~4 000ml 以及一定数量的凝血因子、白蛋白、血小板等 <br> 3. 术前 2~3d 开始口服抗生素和肠道清洁剂,术前 1d 清洁灌肠 |
| | 术后护理 | 1. 定时监测血糖,血糖高时遵医嘱静脉泵入胰岛素调节血糖;当病人恢复饮食后测量血糖时间改为三餐前后,可以通过改善饮食结构,结合皮下注射胰岛素来调控血糖,必要时使用皮下置入胰岛素泵控制血糖;餐后血糖控制在 6.1~8.3mol/L,可获得较好的预后 <br> 2. 应积极鼓励病人从移植术后第 1 日开始,根据病情于床上适当活动;如病人体力可耐受,鼓励病人于术后第 2 日开始下床活动并完成每日制订的活动目标 |
| | 健康指导 | 定期复诊,一般病人术后 3 个月内每周 1 次 |

## 二、测试题

### (一) 单项选择题

**A₁型题**

1. 断肢再植属于

   A. 自体移植术　　　　　　　　　B. 同质移植术

   C. 同种异体移植术　　　　　　　D. 异种移植术

   E. 再植

2. 移植前必检的免疫学检测项目为

   A. ABO 血型相容试验　　　　　　B. 淋巴细胞毒交叉配型试验

   C. 群体反应性抗体 (PRA) 检测　　D. 人类白细胞抗原配型

   E. 是否合并其他免疫学疾病

3. 活体移植最佳的为

   A. 同卵孪生之间　　　　　　　　B. 异卵孪生之间

   C. 同胞兄弟姐妹之间　　　　　　D. 父母子女之间

   E. 血缘相关的亲属之间

4. 肾移植术后 3~4 日，尿量应维持在

   A. 100~500ml/L　　　　　　　　B. 200~500ml/L

   C. 200~600ml/L　　　　　　　　D. 100~600ml/L

   E. 100~200ml/L

**A₂型题**

5. 李某，男，50 岁。肾移植术后第 3 日，尿量在 80ml/h，其最可能的原因是

   A. 急性排斥反应　　　　　　　　B. 术前输液过量

   C. 术前尿毒症钠潴留　　　　　　D. 术后尿毒症致水钠潴留

   E. 术后输液过量

6. 王某，男，51 岁。肾移植术后第 1 日，尿量为 500~1 000ml/h 时，病人的补液量应为

   A. 相等尿量　　　　　　　　　　B. 尿量的 4/5

   C. 尿量的 2/3　　　　　　　　　D. 尿量的 1/2

   E. 尿量的 1/3

7. 陈某，男，35 岁。移植术后第 1 日，尿量 700ml/h。体检示：T 36.5℃，P 86 次 /min，BP 127/86mmHg，CVP（8cmH₂O）。对该病人补液的原则为

   A. 量出为入　　　　　　　　　　B. 量入为出

   C. 入量等于尿量　　　　　　　　D. 入量应大于出量

   E. 入量应小于出量

8. 蒋某，男，53 岁。肝移植术后第 8 日，逐步恢复至普食，病人的餐后血糖应控制在

   A. 2.1~3.1mol/L　　　　　　　　B. 3.1~5.3mol/L

   C. 5.1~7.3mol/L　　　　　　　　D. 6.1~8.3mol/L

   E. 7.1~9.3mol/L

## (二) 病例分析

李某,男,40岁。肾移植术后第5日,诉全身乏力、失眠、移植肾区闷胀感。体检:T 39℃,P 98次/min,BP 155/95mmHg,尿量减少至50ml/h,血肌酐680μmol/L。

请回答以下问题:

1. 该病人目前最主要的护理诊断是什么?
2. 目前最关键的处理是什么?

(宁艳娇)

# 第十一章 ｜ 颅脑疾病病人的护理

## 一、学习重点与难点

### （一）颅内压增高病人的护理

| 护理评估 | 健康史 | 了解有无引起颅内压增高的原因及诱发因素 |
|---|---|---|
| | 身体状况 | 头痛、呕吐、视神经盘水肿，称为颅内压增高"三主征" |
| | 辅助检查 | 影像学检查有助于诊断病因及确定病变部位；腰椎穿刺能测定颅内压力，对颅内压增高症状和体征明显者应禁用 |
| | 治疗原则 | 病因治疗是最理想和有效的治疗方法 |
| 护理诊断 | | ①疼痛；②有脑组织灌注无效的危险；③营养失调：低于机体需要量；④焦虑／恐惧；⑤潜在的并发症：脑疝、窒息等 |
| 护理措施 | | 床头抬高15°~30°；持续或间断吸氧；每日输入量控制在1 500~2 000ml，加强基础护理等。密切观察病情，防止颅内压骤升；对症处理；高热者给予降温；头痛者适当应用止痛剂；呕吐者防止误吸，观察并记录呕吐物的量和性状；药物治疗的护理；脑室外引流管妥善固定 |

### （二）颅脑损伤病人的护理

#### 1. 头皮损伤病人的护理

| 护理评估 | 健康史 | 了解受伤的经过，评估病人有无暂时意识障碍，有无其他部位损伤等，同时应了解现场急救情况 |
|---|---|---|
| | 身体状况 | 头皮血肿、头皮裂伤、头皮撕脱伤 |
| | 辅助检查 | 注意检查有无颅骨骨折和颅脑损伤及休克，必要时做X线、CT、MRI等检查 |
| | 治疗原则 | 头皮小血肿无需特殊处理，血肿较大时在无菌操作下穿刺抽血后加压包扎。头皮裂伤现场急救可加压包扎止血，及早清创缝合。头皮撕脱伤用无菌敷料覆盖创面，加压包扎止血，应用TAT、抗生素及止痛药 |
| 护理措施 | | 注意有无休克和脑损伤的发生；伤口护理，预防感染；鼓励病人，消除病人紧张、恐惧的心理 |

#### 2. 颅骨骨折病人的护理

| 护理评估 | 健康史 | 了解受伤过程，如暴力的性质、大小、方向和着力点及身体状况，有无意识障碍、口鼻流血、流液等情况，有无其他合并伤及其他疾病 |
|---|---|---|

| 护理评估 | 身体状况 | 1. 颅盖骨折包括线性骨折和凹陷性骨折<br>2. 颅底骨折常为线性骨折,多因间接暴力作用于颅底所致 |
| | 辅助检查 | X 线检查可帮助了解颅盖骨折片陷入的深度和有无合并脑损伤。CT 检查可确定有无骨折,并有助于脑损伤的诊断 |
| | 治疗原则 | 1. 单纯线性骨折  卧床休息,对症治疗<br>2. 凹陷性骨折  凹陷不深,范围不大者可等待观察。若凹陷骨折位于脑重要功能区,应手术复位或摘除碎骨片<br>3. 颅底骨折时观察有无脑损伤和处理脑脊液漏、脑神经等合并伤 |
| 护理措施 | | 取头高位,床头抬高 15°~30°。保持外耳道、鼻腔、口腔清洁。严禁从鼻腔吸痰和放置胃管,禁止耳鼻滴药、冲洗和堵塞,禁忌腰穿。避免用力咳嗽、打喷嚏、擤鼻涕及用力排便。观察生命体征和记录脑脊液流出量。做好心理护理和健康指导 |

### 3. 脑损伤病人的护理

| 护理评估 | 健康史 | 了解受伤过程,如暴力的性质、大小、方向和着力点及身体状况,有无意识障碍、口鼻流血、流液等情况,有无其他合并伤及其他疾病 |
| | 身体状况 | 了解有无脑震荡、脑挫裂伤或颅内血肿 |
| | 辅助检查 | 脑脊液检查和影像学检查 |
| | 治疗原则 | 卧床休息 1~2 周,给予止痛、镇静等药物对症处理,可完全恢复。出现脑挫裂伤:清创、减压,促进脑功能恢复,降低颅内压。颅内血肿处理原则包括手术及非手术治疗 |
| 护理诊断 | | ①意识障碍;②清理呼吸道无效;③营养失调:低于机体需要量;④焦虑 / 恐惧;⑤潜在并发症 |
| 护理措施 | | 病情观察,保持呼吸道畅通,防治休克。减轻脑水肿、降低颅内压,避免颅内压骤升因素。做好高热、躁动、便秘及并发症护理 |

## (三) 颅内和椎管内肿瘤病人的护理
### 1. 颅内肿瘤病人的护理

| 护理评估 | 健康史 | 详细询问病史、有无脑肿瘤家族史、有无接触化学、物理和生物致癌因素等其他病史 |
| | 身体状况 | 颅内压增高;局灶症状和体征 |
| | 辅助检查 | CT 或 MRI |
| | 治疗原则 | 降低颅内压、手术治疗、放疗、化疗、免疫治疗、中医药治疗和基因药物治疗等 |
| 护理诊断 | | ①自理缺陷;②营养失调:低于机体需要量;③焦虑 / 恐惧;④潜在并发症 |
| 护理措施 | | 做好术前检查和常规术前护理。术后加强病情观察,注意颅内压增高症状的评估。静脉给予营养及输液,保持呼吸道畅通、吸氧。做好引流管的护理、疼痛护理、癫痫护理等 |

2. 椎管内肿瘤病人的护理

| 护理评估 | 健康史 | 详细询问病史、有无脑肿瘤家族史、有无接触化学、物理和生物致癌因素等其他病史 |
| | 身体状况 | 肿瘤进行性压迫而损害脊髓和神经根，临床分为三期：①刺激期；②脊髓部分受压期；③脊髓瘫痪期 |
| | 辅助检查 | 脑脊液蛋白细胞分离现象，是重要诊断依据。MRI 检查是最有价值的检查方法 |
| | 治疗原则 | 手术切除肿瘤是目前唯一有效的治疗手段 |
| 护理诊断 | | ①有受伤危险；②潜在并发症 |
| 护理措施 | | 定时翻身，预防压力性损伤；轴式翻身；及时发现术后脊髓血肿和水肿征象等。及时清除呼吸道分泌物并保持通畅，防止肺部感染的发生。做好心理护理，尽早功能锻炼，防止失用综合征的发生 |

## （四）脑血管病变病人的护理

1. 颅内动脉瘤病人的护理

| 护理评估 | 健康史 | 详细询问病史、家族史，有无动脉粥样硬化、高血压、头部外伤等病史 |
| | 身体状况 | 小动脉瘤（直径<0.5cm）未出血者可无症状，巨大动脉瘤（直径>2.5cm）可压迫邻近组织出现局灶症状，如动眼神经麻痹、视物障碍等。动脉瘤破裂出血症状：表现为严重的蛛网膜下腔出血症状，严重者因急性颅内压增高引发脑疝而危及生命 |
| | 辅助检查 | 数字减影脑血管造影（DSA）是确诊颅内动脉瘤的检查方法 |
| | 治疗原则 | 应尽快对破裂动脉瘤进行开颅夹闭或介入栓塞，同时处理颅内压增高和脑血管痉挛等 |
| 护理诊断 | | ①知识缺乏；②潜在并发症 |
| 护理措施 | | 卧床休息，保持适宜的颅内压，维持血压稳定，预防再出血。做好术前常规护理及术后并发症预防与护理 |

2. 颅内动静脉畸形病人的护理

| 护理评估 | 健康史 | 了解胎儿期其母有无特殊感染和放射线接触及服药情况，是否异常分娩等 |
| | 身体状况 | 出血、癫痫、头痛、神经功能障碍 |
| | 辅助检查 | 脑血管造影是确诊颅内动静脉畸形的必检方法，CT 检查和 MRI 检查有助于诊断，脑电图可帮助癫痫的诊断 |
| | 治疗原则 | 手术切除是最根本的治疗方法，对位于脑深部位或主要功能区的直径<3cm 的畸形，可考虑放射治疗，对血流丰富和体积较大者行血管栓塞术。治疗后应复查脑血管造影，对残存的畸形血管继续治疗 |
| 护理诊断 | | ①知识缺乏；②潜在并发症 |
| 护理措施 | | 规律生活，避免情绪激动和剧烈运动；合理饮食，保持大便通畅，避免暴饮暴食和酗酒；对于高血压和癫痫发作者，遵医嘱服用降压药及抗癫痫药 |

3. 脑卒中病人的护理

| | | |
|---|---|---|
| 护理评估 | 健康史 | 评估病人年龄、性格、职业。了解有无高血压、动脉硬化、颅内动静脉畸形等病史 |
| | 身体状况 | 1. 缺血性脑卒中分三种类型　①短暂性脑缺血发作；②可逆性缺血性神经功能障碍；③完全性脑卒中<br>2. 出血性脑卒中　突然意识障碍、呼吸急促、脉搏缓慢、血压升高，随后出现偏瘫、大小便失禁，严重者出现昏迷、完全性瘫痪及去皮质强直等 |
| | 辅助检查 | CT 检查、MRI 检查、磁共振血管造影（MRA）、颈动脉 B 超和经颅多普勒 |
| | 治疗原则 | 对缺血性脑卒中，应扩张血管、抗凝或血液稀释治疗。脑动脉完全闭塞者可考虑手术治疗。对出血性脑卒中，应止血、脱水和降低颅内压，病情严重者可手术清除血肿和解除脑疝 |
| 护理诊断 | | ①知识缺乏；②躯体移动障碍；③潜在并发症 |
| 护理措施 | | 注意控制血压、降低颅内压。在溶栓、抗凝治疗期间，注意观察药物疗效及副作用。做好术后护理及健康指导 |

## 二、测试题

### （一）单项选择题

$A_1$ 型题

1. 提示为急性颅内压增高的早期临床表现是

　　A. 脉搏快，呼吸急促　　　　　　　　B. 脉搏快，血压降低

　　C. 脉搏快，血压增高　　　　　　　　D. 脉搏慢，呼吸慢，血压高

　　E. 脉搏慢，血压降低

2. 引起颅内压增高最主要因素是

　　A. 颅内容物体积增加　　　　　　　　B. 颅内占位病变

　　C. 颅腔缩小　　　　　　　　　　　　D. 外伤

　　E. 严重感染

3. 形成脑疝的根本原因是

　　A. 急性颅内压增高　　　　　　　　　B. 慢性颅内压增高

　　C. 严重脑挫裂伤　　　　　　　　　　D. 严重颅骨骨折

　　E. 颅内各分腔压力差

4. 关于小脑幕切迹疝的表现，**错误**的是

　　A. 颅内压增高症状进行性加重　　　　B. 意识障碍进行性加重

　　C. 患侧瞳孔先缩小再散大　　　　　　D. 患侧肢体中枢性瘫痪

　　E. 晚期双侧瞳孔散大

5. 对颅内高压病人行脱水治疗时，20% 甘露醇 250ml 静脉滴注的时间是

　　A. 5~15 分钟　　　　　　　　　　　B. 15~30 分钟

　　C. 30~45 分钟　　　　　　　　　　D. 45~60 分钟

　　E. 60~90 分钟

6. 对颅内压增高病人的护理措施**不包括**

    A. 体温39℃以上用冰枕降温        B. 头痛时用吗啡止痛

    C. 避免咳嗽、打喷嚏等因素        D. 躁动时适当镇静，但禁忌强制约束

    E. 保持呼吸道通畅

7. 关于脑疝的处理，**错误**的是

    A. 保持呼吸通畅并吸氧        B. 密切观察病情变化

    C. 20%甘露醇快速静脉输注        D. 原因未明前头痛时注射哌替啶

    E. 做好紧急手术准备

8. 颅内压增高脑室外引流病人的护理措施，**错误**的是

    A. 严格无菌操作        B. 妥善固定引流管并确保通畅

    C. 引流管开口高于侧脑室12cm        D. 观察并记录脑脊液色、质和量

    E. 拔管前应夹管或降低引流袋

9. 中脑损伤瞳孔变化的特征为

    A. 双侧瞳孔散大固定

    B. 伤后双侧瞳孔立即缩小

    C. 一侧瞳孔进行性散大，对光反应消失

    D. 双侧瞳孔大小多变，对光反射消失伴眼球分离

    E. 两侧瞳孔等大，对光反射灵敏

10. 冬眠低温疗法的护理措施，**错误**的是

    A. 单人房间，光线宜暗，室温18~20℃        B. 肛温不低于33℃

    C. 先给予物理降温，后使用冬眠药物        D. 收缩压不低于13.3kPa

    E. 防止发生冻伤和肺炎

11. 颅脑外伤后鼻饲**不适用于**

    A. 脑挫裂伤后长期昏迷者        B. 脑干损伤，吞咽困难者

    C. 气管切开的病人        D. 颅底骨折后并脑脊液鼻漏的病人

    E. 烦躁不安，欠合作的病人

12. 降低颅内高压最有效而易行的方法是

    A. 腰椎穿刺大量引流脑脊液        B. 使用脱水剂或利尿剂

    C. 进行控制性过度换气        D. 施行人工冬眠低温

    E. 将病员置于高压氧舱内

13. 颅内压增高最严重的后果是

    A. 头痛        B. 血压升高

    C. 意识障碍        D. 脑疝

    E. 视神经盘水肿

14. 头部损伤后，球结膜下出血，鼻孔出血且有脑脊液流出，首先考虑为

    A. 鼻骨骨折        B. 颅盖骨骨折

    C. 颅前窝骨折        D. 脑出血

    E. 脑疝

15. 颅内压增高病人床头抬高 15°~30°，主要目的是

    A. 有利于改善心脏功能

    B. 有利于改善呼吸功能

    C. 有利于改善头痛

    D. 有利于鼻饲

    E. 有利于颅内静脉回流

**$A_2$ 型题**

16. 李某，男，28 岁。因颅内压增高，头痛逐渐加重，行腰椎穿刺脑脊液检查后突然呼吸停止，双侧瞳孔直径 2mm，以后逐渐散大，应首先采取的措施是

    A. 行脑脊液分流术

    B. 快速输入脱水药物

    C. 钻颅行脑脊液外引流

    D. 腰椎穿刺脑脊液引流

    E. 大剂量应用肾上腺皮质激素

17. 何某，男，36 岁。因颅内压增高，头痛逐渐加重，行腰椎穿刺脑脊液检查时突发急性枕骨大孔疝。其最主要表现为

    A. 意识障碍

    B. 呼吸和循环障碍

    C. 瞳孔散大

    D. 肢体瘫痪

    E. 瞳孔缩小

18. 一青年车祸后昏迷，20 分钟后诉轻微头痛，四肢活动自如，次日感头痛加剧、呕吐数次、嗜睡而就诊，处理宜

    A. 镇静、休息 1 周

    B. 镇静、止呕、休息 1 周

    C. 脱水、利尿、随诊

    D. 脱水、利尿、进一步检查

    E. 脱水、利尿、CT 检查、开颅探查

19. 刘某，男，32 岁。从高处坠落后昏迷。查体：呼唤能睁眼，说话含混不清，针刺肢体呈过伸反应，格拉斯哥评分为

    A. 6 分

    B. 7 分

    C. 8 分

    D. 9 分

    E. 10 分

20. 陈某，男，36 岁。交通事故致伤。头顶部有直径约 10cm 血肿。病人意识清楚，恶心、呕吐。急诊处置措施**不包括**

    A. 注意观察意识状态

    B. 保持呼吸道通畅

    C. 穿刺抽吸头皮下血肿

    D. 必要时给予脱水剂

    E. 血压、脉搏、呼吸监测

21. 李某，男性，25 岁，因脑挫裂伤入院。医嘱给予应用肾上腺皮质激素治疗。其目的是

    A. 减轻脑出血

    B. 减轻脑水肿

    C. 预防应激性溃疡

    D. 预防继发感染

    E. 预防肌痉挛

22. 王某，男，80 岁。脑出血入院，现意识不清，频繁呕吐。右侧瞳孔 4mm，左侧瞳孔 3mm，血压 208/120mmHg，左侧偏瘫，下列护理措施**错误**的是

    A. 绝对卧床休息，头偏向一侧

    B. 脱水、降颅内压治疗

C. 遵医嘱降血压　　　　　　　　　　　D. 保持瘫痪肢体功能位

　　E. 便秘时灌肠以保持大便通畅

23. 高某,女,56 岁。头颅外伤昏迷,对瞳孔观察的判断,**错误**的是

　　A. 伤后双侧瞳孔形圆,等大,直径约 2mm,对光反射灵敏,属正常

　　B. 伤后出现双侧瞳孔散大,光反射消失伴眼球固定,提示脑干损伤

　　C. 伤后一侧瞳孔散大、对侧肢体瘫痪,提示脑受压或脑疝可能

　　D. 伤后双侧瞳孔极度缩小、对光反应迟钝,提示桥脑损伤

　　E. 伤后双侧瞳孔大小、形态多变,光反射消失伴眼球分离,提示中脑损伤

24. 李某,男,56 岁。因头部受伤入院。体检发现:BP 135/90mmHg,鼻腔有脑脊液流出。以下护理措施中,**错误**的是

　　A. 床头抬高 15°~30°　　　　　　　　B. 清洁鼻前庭

　　C. 无菌棉球堵塞鼻腔　　　　　　　　D. 避免经鼻腔吸痰

　　E. 避免经鼻置胃管

### A₃/A₄ 型题

（25~26 题共用题干）

孙先生,24 岁。头部外伤后头痛、恶心、呕吐入院。CT 检查示颅骨线性骨折。病人 3 日后头痛加重,喷射性呕吐 2 次,昏迷,右侧瞳孔散大,对光反应消失,左侧肢体瘫痪。

25. 此时该病人的颅内压**不低于**

　　A. 50mmH$_2$O　　　　　　　　　　　B. 70mmH$_2$O

　　C. 100mmH$_2$O　　　　　　　　　　D. 150mmH$_2$O

　　E. 200mmH$_2$O

26. 对该病人的护理措施**错误**的是

　　A. 吸氧

　　B. 协助病人坐起,吐出呕吐物

　　C. 静脉补液,预防电解质紊乱

　　D. 协助病人头偏向一侧,清除口腔分泌物

　　E. 做好急诊手术准备

（27~28 题共用题干）

吴女士,52 岁。车祸外伤后半小时入院。入院后病人意识不清,喷射性呕吐,双瞳孔等大正圆,直径 2mm,对光反应迟钝,血压 185/110mmHg,头部 CT 检查示:右侧基底节区脑出血破入脑室。急诊全麻下行开颅血肿清除术,术终带脑室外引流管返回病房。

27. 为防止颅内压升高,医嘱予 250ml 甘露醇快速静脉滴注,滴完甘露醇的时间需控制在

　　A. 10 分钟以内　　　　　　　　　　　B. 30 分钟以内

　　C. 40 分钟以内　　　　　　　　　　　D. 50 分钟以内

　　E. 60 分钟以内

28. 术后脑室外引流的护理措施正确的是

　　A. 引流管开口低于侧脑室平面 10~15cm　　B. 每日引流量不宜超过 800ml

C. 每日更换引流袋或引流瓶　　　　　　　D. 如有堵塞,可用无菌生理盐水冲洗

E. 引流一般不超过 14 日

（29~33 题共用题干）

赵女士,25 岁。车祸伤后 1 小时入院。病人主诉头痛、头晕、恶心、呕吐,CT 检查发现颅内血肿,查体见视神经盘水肿。

29. 病人的颅内压**不低于**

A. 70mmH$_2$O　　　　　　　　　　　　B. 50mmHg

C. 200mmHg　　　　　　　　　　　　　D. 100mmHg

E. 200mmH$_2$O

30. 以下护理措施**错误**的是

A. 遵医嘱输入甘露醇　　　　　　　　　　B. 昏迷多痰者,给予吸痰或气管切开

C. 便秘时给予高压灌肠　　　　　　　　　D. 鼓励病人多吃蔬菜与水果

E. 高热时给予物理降温

31. 病人拟采用冬眠低温疗法,以下护理措施**错误**的是

A. 安置病人于光线明亮的单人病房

B. 使用冬眠药物后 30 分钟内不要为病人翻身

C. 降温速度为每小时 1℃ 为宜

D. 维持直肠温度在 33~35℃

E. 停止冬眠低温疗法时,应先停物理降温,后停用冬眠药物

32. 护士此时应重点观察病人的

A. 体温　　　　　　　　　　　　　　　　B. 肢体瘫痪情况

C. 呕吐量及性质　　　　　　　　　　　　D. 血压

E. 瞳孔

33. 病人入院后进行性意识障碍,呕吐数次。为保持呼吸道通畅,最可靠的措施是

A. 气管切开　　　　　　　　　　　　　　B. 及时吸痰

C. 气管插管　　　　　　　　　　　　　　D. 放置口咽通气道

E. 用舌钳牵舌

**（二）病例分析**

刘先生,45 岁。因间断头痛、头晕 5 年,加重伴恶心呕吐半月入院,行头部 CT 检查示左侧额叶占位性病变。入院后第 2 日,突然出现剧烈头痛,呕吐,伴意识模糊。查体:P58 次/min,R20 次/min,BP160/88mmHg。

临床诊断:颅内压增高

请问:

1. 请列出病人的护理诊断。

2. 作为责任护士,请立即为病人实施护理措施。

（刘　卫）

# 第十二章 | 颈部疾病病人的护理

## 一、学习重点与难点

### （一）甲状腺功能亢进外科治疗病人的护理

| | | |
|---|---|---|
| **护理评估** | 健康史 | 了解发病的过程及诊疗经过 |
| | 身体状况 | 1. 按其发病的原因可分为原发性甲状腺功能亢进（简称甲亢）、继发性甲亢和高功能腺瘤<br>2. **原发性甲亢最常见，好发于 20~40 岁女性，在甲状腺肿大的同时出现功能亢进症状**，两侧腺体呈弥漫性、对称性肿大，常伴有眼球突出，又称突眼性甲状腺肿<br>3. **脉率增快及脉压增大常是判断病情程度和治疗效果的重要标志** |
| | 辅助检查 | 1. 基础代谢率（BMR）测定应选择在清晨空腹、完全安静时进行。**基础代谢率（%）= 脉率 + 脉压 −111**。正常值为 ±10%，+20%~+30% 为轻度甲亢，+30%~+60% 为中度甲亢，+60% 以上为重度甲亢<br>2. 甲亢时**血清 $T_3$ 可高于正常 4 倍左右**，而 $T_4$ 仅为正常的 2.5 倍；2h 内甲状腺摄取 $^{131}I$ 量超过人体总量的 25%，或 24h 内超过 50%，且摄取 $^{131}I$ 高峰提前出现 |
| | 治疗原则 | 1. **甲状腺大部分切除术是目前治疗中度以上甲亢最常用而有效的方法**，可选择常规或腔镜方式。通常需切除腺体的 80%~90%，并同时切除峡部，**保留两侧腺体背面部分的甲状旁腺**<br>2. **手术适应证** ①中度以上的原发性甲亢；②继发性甲亢或甲状腺高功能腺瘤；③腺体较大，伴有压迫症状，或胸骨后甲状腺肿等类型的甲亢；④抗甲状腺药物或 $^{131}I$ 治疗后复发者或坚持长期用药有困难者。另外，甲亢影响妊娠（流产、早产等），而妊娠又加重甲亢，故妊娠早期、中期的甲亢病人凡具有上述指征者，应考虑手术治疗<br>3. **手术禁忌证** ①青少年病人；②症状较轻者；③年老体弱或有严重器质性疾病无法耐受手术治疗者 |
| **护理诊断** | | ①焦虑；②营养失调：低于机体需要量；③清理呼吸道无效；④潜在并发症：呼吸困难和窒息、甲状腺危象、喉返神经损伤、喉上神经损伤和手足抽搐等 |

| 护理措施 | 术前护理 | 1. 术前**体位训练** 病人每日用软枕垫高肩部（头低肩高体位）练习数次，以适应术中颈过伸的体位<br>2. 甲亢病人术前通过药物降低基础代谢率是手术准备的重要环节。常用**复方碘化钾溶液（鲁氏碘液）**进行术前准备，其作用是抑制蛋白水解酶，减少甲状腺球蛋白的分解，逐渐抑制甲状腺素的释放，同时还可以减少甲状腺血流量，**使腺体缩小变硬**，降低手术风险。复方碘化钾溶液 3 次 /d，口服，第 1 日每次 3 滴，第 2 日每次 4 滴，以后逐日每次增加 1 滴至每次 16 滴止，然后维持此剂量。不手术的病人不用碘剂。也有用硫脲类药物加用碘剂或碘剂加用硫脲类药物后再单用碘剂进行术前准备。对于常规应用碘剂或合并应用硫脲类药物不能耐受或无反应的病人，可遵医嘱应用**普萘洛尔（心得安）**或与碘剂联合应用<br>3. 甲亢病人术前药物准备达到以下标准即应尽快手术：**病人情绪稳定、睡眠良好、体重增加、脉率稳定在 90 次 /min 以下、脉压恢复正常、基础代谢率 +20% 以下、腺体缩小变硬**<br>4. 甲亢病人一般**术前不用阿托品**，以免引起心动过速 |
|  | 术后护理 | 1. 术后病人床旁备引流装置、无菌手套、拆线包及气管切开包等急救物品<br>2. 病人全麻清醒后，血压平稳取**半坐卧位**；即可饮用少量温水或凉水，若无不适，逐渐给予微温流质饮食，以后逐步过渡到普食<br>3. 甲亢病人术后遵医嘱继续服用复方碘化钾溶液，3 次 /d，每次 10 滴，共 1 周左右；或由 3 次 /d，每次 16 滴开始，逐日每次减少 1 滴，至病情平稳。<br>4. 甲状腺大部切除术后最危急的并发症是呼吸困难和窒息，常见原因是**切口内出血形成血肿压迫气管、喉头水肿、术后气管塌陷、双侧喉返神经损伤**<br>5. 切口内血肿压迫所致呼吸困难者，应立即在床旁拆除缝线，去除血肿<br>6. 单侧喉返神经损伤引起声音嘶哑；双侧喉返神经损伤引起两侧声带麻痹致**失声或呼吸困难，甚至窒息**，应立即行气管切开<br>7. 甲状腺大部切除术中损伤喉上神经外支（运动支），引起声带松弛和声调降低；损伤喉上神经内支（感觉支），易**误吸而诱发反射性呛咳**<br>8. 手术时误切甲状旁腺或其血液供应受损，术后可出现**低钙抽搐**。手足抽搐严重时，立即静脉缓慢推注 10% 葡萄糖酸钙或氯化钙 10~20ml。发生手足抽搐后，应**限制摄入瘦肉、蛋黄、乳制品等食品**（因含磷较高，影响钙的吸收）<br>9. 甲状腺危象多发生于**术后 12~36h 内**，主要表现为高热（>39.0℃）、脉快而弱（>120 次 /min）、烦躁不安、谵妄、呕吐、水样便腹泻、昏迷、休克甚至死亡。**其发生与术前准备不充分、甲亢症状未控制、肾上腺皮质功能减退及手术应激等有关，充分的术前准备和轻柔的手术操作是预防的关键** |
|  | 健康指导 | 病人出院后应定期至门诊复查。若出现心悸、手足震颤、抽搐等情况时及时就诊 |

## （二）单纯性甲状腺肿病人的护理

| 护理评估 | 健康史 | 引起单纯性甲状腺肿的原因主要是：①碘缺乏；②甲状腺激素（TH）需要量增加；③ TH 合成或分泌障碍；④青春发育期、妊娠、哺乳期，机体对 TH 需要量增加，可出现相对性缺碘而致生理性甲状腺肿 |
|  | 身体状况 | 单纯性甲状腺肿病人早期甲状腺呈**轻度或中度弥漫性肿大，两侧对称，质地柔软**。甲状腺显著肿大时可引起压迫症状 |

| | | |
|---|---|---|
| 护理评估 | 辅助检查 | 血清 $T_4$ 正常或偏低,$T_3$、TSH 正常或偏高;摄 $^{131}$I 率增高但无高峰前移;甲状腺扫描可见弥漫性甲状腺肿,常呈均匀分布 |
| | 治疗原则 | 1. 生理性甲状腺肿,宜多食含碘丰富的食物如海带、紫菜;对 20 岁以下的弥漫性单纯甲状腺肿病人可给予小量甲状腺素<br>2. 有以下情况的单纯性甲状腺肿,应及时施行手术:因气管、食管或喉返神经受压引起临床症状者;胸骨后甲状腺肿;巨大甲状腺肿影响生活和工作者;结节性甲状腺肿继发功能亢进者;结节性甲状腺肿疑有恶变者。手术方式多采用甲状腺大部切除术 |
| 护理措施 | 非手术治疗的护理 | 1. 碘缺乏者,嘱病人遵医嘱准确、长期**补充碘剂**,并注意观察药物疗效和不良反应<br>2. 及时向病人解释及宣教病因及防治知识,告知病人补碘等治疗后甲状腺肿可逐渐缩小或消失 |
| | 健康指导 | 1. 应在甲状腺肿流行地区推广加碘食盐;指导病人多进食含碘丰富的食物如海带、紫菜等海产类食品,并食用碘盐,避免大量摄入阻碍 TH 合成的食物如卷心菜、菠菜、萝卜等<br>2. 在妊娠、哺乳、青春发育期应增加碘的摄入 |

## （三）甲状腺肿瘤病人的护理

| | | |
|---|---|---|
| 病理 | | 1. 甲状腺腺瘤是**最常见的甲状腺良性肿瘤**。按形态学可分为滤泡状和乳头状囊性腺瘤两种,腺瘤具有完整的包膜<br>2. 甲状腺癌是**最常见的甲状腺恶性肿瘤**。①乳头状癌:约占成人甲状腺癌的 60% 和**儿童甲状腺癌的全部**,恶性程度较低,预后较好。②滤泡状腺癌:中度恶性,预后不如乳头状癌。③未分化癌:**高度恶性**,约 50% 肿瘤早期发生颈部淋巴结转移,或侵犯喉返神经、气管或食管。此外,常经血行转移至肺、骨等处,预后很差。④髓样癌:中度恶性,预后不如乳头状癌,但较未分化癌好。常有家族史 |
| 护理评估 | 身体状况 | 1. 甲状腺腺瘤多为颈部出现**单发的圆形或椭圆形结节**。结节质地稍硬,表面光滑,边界清楚,无压痛,随吞咽上下移动。多数病人无任何症状。腺瘤生长缓慢<br>2. 甲状腺癌的表现通常是腺体内**块质硬而固定、表面不平**。晚期常因压迫邻近组织器官而出现相应症状。髓样癌可产生激素样活性物质,如 5- 羟色胺和降钙素,病人可出现腹泻、心悸、脸面潮红和血钙降低等症状,还伴有其他内分泌腺体的增生。 |
| | 辅助检查 | 3. 放射性 $^{131}$I 或 $^{99m}$Tc 扫描　甲状腺腺瘤多呈温结节,甲状腺癌呈冷结节,边缘一般较模糊 |
| | 治疗原则 | 1. 甲状腺腺瘤应早期行包括腺瘤的患侧甲状腺大部或部分(腺瘤小)切除术<br>2. 手术治疗是除未分化癌以外各型甲状腺癌的基本治疗方法,并辅以放射性核素、TSH 抑制和放射外照射等治疗 |
| 护理措施 | 术后护理 | 参照甲状腺功能亢进外科治疗病人的护理 |
| | 健康指导 | 指导病人头颈部制动一段时间后,开始逐步练习活动,促进颈部的功能恢复 |

## 二、测试题

### （一）单项选择题

#### A₁型题

1. 门诊判断甲状腺功能亢进病情程度的最简单而主要的指标是
   - A. 突眼的程度
   - B. 脉率和脉压
   - C. 体重减轻程度
   - D. 食欲亢进程度
   - E. 甲状腺肿大程度

2. 甲状腺手术后出现误咽、呛咳原因是
   - A. 喉返神经损伤
   - B. 喉上神经内支损伤
   - C. 喉上神经外支损伤
   - D. 舌咽神经损伤
   - E. 迷走神经损伤

3. 引起甲亢术后甲状腺危象的主要原因是
   - A. 精神紧张
   - B. 术后出血
   - C. 术中失血过多
   - D. 术中补液不足
   - E. 术前准备不充分

4. 甲状腺癌的临床特点，**错误**的是
   - A. 颈部无痛性肿块
   - B. 肿块表面不光滑
   - C. 肿块活动度良好
   - D. 早期有远处转移
   - E. 淋巴转移有相应的压迫症状

5. 甲状腺肿块的临床检查特征是
   - A. 肿块突出明显
   - B. 随吞咽活动
   - C. 质地较硬
   - D. 有压痛感
   - E. 颈部受压

6. 甲状腺大部切除术后立即出现声音嘶哑提示
   - A. 甲状腺危象先兆
   - B. 喉上神经损伤
   - C. 喉返神经损伤
   - D. 甲状腺旁腺损伤
   - E. 黏稠痰液阻塞

7. 必须进行手术的甲状腺疾病是
   - A. 结节性甲状腺肿继发甲亢
   - B. 轻度甲状腺功能亢进
   - C. 青春期甲状腺肿
   - D. 妊娠期甲状腺肿
   - E. 甲状腺炎

8. 甲状腺手术病人术前应练习的体位是
   - A. 半卧位
   - B. 仰卧位
   - C. 头颈过伸位
   - D. 侧卧位
   - E. 去枕平卧位

9. 甲状腺肿瘤预后最差的是
   - A. 髓样癌
   - B. 未分化癌

C. 乳头状腺癌          D. 滤泡状腺癌

E. 甲状腺腺瘤

10. 病人出现霍纳综合征可能因肿大的甲状腺压迫

A. 气管          B. 食管

C. 颈交感神经丛          D. 颈深部大静脉

E. 双侧喉返神经

11. 鉴别甲亢与单纯性甲状腺肿的最佳选择是

A. 基础代谢率测定          B. 甲状腺碘摄率

C. 血清总 $T_3$、总 $T_4$ 测定          D. $T_3$ 抑制试验

E. 促甲状腺激素释放激素兴奋试验

12. 甲状腺大部切除术后发声声调降低，是因为手术损伤了

A. 甲状旁腺          B. 单侧喉返神经

C. 双侧喉返神经          D. 喉上神经内支

E. 喉上神经外支

13. 引起甲状腺功能亢进的主要因素是

A. 自身免疫          B. 理化因素

C. 手术创伤          D. 病毒感染

E. 遗传因素

14. 当甲状腺功能亢进时，下列检查最能反映甲状腺功能的是

A. 血清 $T_3$、$T_4$          B. 血清抗甲状腺球蛋白

C. 基础代谢率          D. 核素扫描

E. 甲状腺摄 $^{131}I$ 率

15. 抗甲状腺药物的作用机制为

A. 抑制甲状腺细胞摄取碘

B. 抑制甲状腺组织释放碘

C. 抑制甲状腺过氧化氢酶，阻断甲状腺激素合成

D. 抑制甲状腺组织释放 TH

E. 增加甲状腺激素的降

16. 甲状腺术后病人的健康指导**不包括**

A. 按时服用碘剂          B. 练习颈部活动

C. 肩部和颈部的功能锻炼          D. 出院病人定期复查

E. 教会病人自行检查颈部

17. 下列表现仅见于原发性甲亢的是

A. 杂音及震颤          B. 手颤及舌颤

C. 眼球突出          D. 脉压增大

E. 食欲亢进

18. 重度甲亢的基础代谢率是

A. +10% 以下          B. +10%~+20%

C. +20%~+30%                              D. +30%~+60%

E. +60% 以上

19. 甲状腺癌中, 发病率最高的是

    A. 滤泡状腺癌                          B. 乳头状腺癌

    C. 髓样癌                              D. 未分化癌

    E. 巨细胞癌

20. 甲亢术前服用碘剂最长**不宜**超过

    A. 2 周                                B. 3 周

    C. 4 周                                D. 5 周

    E. 6 周

21. 甲状腺术后最危重的并发症为

    A. 误咽                                B. 手足抽搐

    C. 声音嘶哑                            D. 甲状腺危象

    E. 声调下降

22. 预防术后甲状腺危象的关键是

    A. 术后使用镇静剂                      B. 加强术后护理

    C. 术前使基础代谢率降至 +20% 以下       D. 术后使用镇痛剂

    E. 术时选用全身麻醉

23. 分泌大量降钙素的甲状腺癌是

    A. 乳头状腺癌                          B. 滤泡状腺癌

    C. 未分化癌                            D. 髓样癌

    E. 转移癌

24. 甲状腺次全切除后, 甲状腺危象多发生在术后

    A. 1~4 小时                            B. 4~8 小时

    C. 8~12 小时                           D. 12~36 小时

    E. 36~48 小时

25. 判断甲亢治疗效果的主要指标是

    A. 情绪变化                            B. 食欲变化

    C. 体重变化                            D. 甲状腺大小变化

    E. 心率及脉压变化

26. 引起单纯性甲状腺肿的主要病因是

    A. 甲状腺素需要量增加                  B. 甲状腺素合成障碍

    C. 甲状腺激素分泌障碍                  D. 合成甲状腺素原料(碘)的缺乏

    E. 应用甲状腺激素抑制剂

27. 病人在进行甲状腺摄碘试验前, 应禁食含碘食物的时间是

    A. 3~6 日                              B. 6~9 日

    C. 1 周                                D. 2~3 周

    E. 4~6 周

28. 甲状腺功能亢进手术的禁忌证为

    A. 高功能腺瘤　　　　　　　　　　B. 早期妊娠

    C. 胸骨后甲状腺肿　　　　　　　　D. 内科治疗无效或复发者

    E. 青少年病人

29. 下列**不属于**甲状腺危象临床表现的是

    A. 高热大汗　　　　　　　　　　　B. 心动过速

    C. 肝脾大　　　　　　　　　　　　D. 血压上升

    E. 呕吐腹泻

**A$_2$型题**

30. 病人行甲状腺大部分切除术后回病房,护士接病人时,要求病人回答问题的目的是评估

    A. 麻醉清醒　　　　　　　　　　　B. 意识障碍

    C. 痰液阻塞　　　　　　　　　　　D. 神经损伤

    E. 记忆受损

31. 张某,男,31岁。行甲状腺大部分切除术后4小时,出现进行性呼吸困难,切口敷料上有少许血液浸透,应首先考虑

    A. 喉头水肿　　　　　　　　　　　B. 气管塌陷

    C. 痰液阻塞气道　　　　　　　　　D. 切口内血肿形成

    E. 双侧喉返神经损伤

32. 黄某,男,36岁。行甲状腺大部分切除术后3日,出现手足疼痛,指尖针刺感并有轻微抽搐,护士应备好

    A. 氯化钾　　　　　　　　　　　　B. 碘化钠

    C. 苯巴比妥　　　　　　　　　　　D. 碳酸氢钠

    E. 葡萄糖酸钙

33. 刘某,男,35岁。行甲状腺大部分切除术后出现饮水呛咳,发声时音调无明显变化,应考虑

    A. 气管塌陷　　　　　　　　　　　B. 切口内出血

    C. 单侧喉返神经损伤　　　　　　　D. 喉上神经外侧支损伤

    E. 喉上神经内侧支损伤

34. 孙某,甲状腺术后12小时出现颈部肿大,呼吸困难,应立即

    A. 吸氧　　　　　　　　　　　　　B. 吸痰

    C. 气管切开　　　　　　　　　　　D. 雾化吸入

    E. 拆除缝线,清除血肿

35. 张某,男,40岁。已有多年怕热、多汗。心率110次/min,食量大,但渐消瘦,经查血清T$_4$及T$_3$增高,诊断为甲状腺功能亢进,行甲状腺大部分切除术,术后第1日突然体温达40.0℃,心率150次/min,恶心、呕吐、腹泻、大汗持续而昏睡,其原因可能是

    A. 甲状腺被大量破坏　　　　　　　B. 机体消耗大量甲状腺素

    C. 垂体功能亢进　　　　　　　　　D. 大量甲状腺素释放入血

E.下丘脑功能亢进

36.刘某,女,30岁。妊娠6周发生甲状腺功能亢进,甲状腺肿大伴有局部压迫症状,下列治疗最恰当的是

    A.终止妊娠后,服用抗甲状腺药　　　　　B.服用抗甲状腺药物

    C.终止妊娠后,手术治疗　　　　　　　　D.终止妊娠后,$^{131}$I治疗

    E.不终止妊娠,手术治疗

37.张某,男,15岁。诊断为单纯性甲状腺肿,甲状腺肿较明显,为其采取的主要治疗措施是

    A.放射性$^{131}$I治疗　　　　　　　　　　B.多食含碘食物

    C.抗甲状腺药物治疗　　　　　　　　　　D.甲状腺大部分切除

    E.给予小量甲状腺素

38.杨某,男,36岁。行甲状腺大部切除术后18小时,病人烦躁不安,高热大汗,测T 39.0℃,P 125次/min,BP 120/70mmHg,切口无渗血,引流管引出30ml淡血性液体,首先考虑的并发症是

    A.喉头水肿　　　　　　　　　　　　　　B.切口内血肿形成

    C.甲状旁腺损伤　　　　　　　　　　　　D.甲状腺危象

    E.压迫喉返神经

39.朱某,男,32岁。因甲亢接受放射性$^{131}$I治疗。治疗后护士应嘱咐病人定期检查,以便及早发现

    A.甲状腺癌变　　　　　　　　　　　　　B.永久性甲状腺功能减退

    C.红细胞减少　　　　　　　　　　　　　D.突眼恶化

    E.声音嘶哑

**A$_3$/A$_4$型题**

(40~41题共用题干)

刘某,女,26岁。甲状腺肿大1年余,有怕热、多汗、心悸症状,乏力,易疲劳。检查:P 100次/min,R 22次/min,BP 17.3/9.3kPa(130/70mmHg),双侧甲状腺弥漫肿大,有震颤,眼球稍突,心肺无异常。

40.对诊断最有价值的检查方法是

    A.T$_3$、T$_4$测定　　　　　　　　　　　　B.B超检查

    C.CT检查　　　　　　　　　　　　　　D.心电图检查

    E.血清钙、磷测定

41.术后不可能出现的并发症是

    A.呼吸困难　　　　　　　　　　　　　　B.窒息

    C.声嘶　　　　　　　　　　　　　　　　D.误咽

    E.高血钙

(42~43题共用题干)

李某,男,42岁。因甲亢做甲状腺大部切除术,术后第3日病人感手足麻木,时有抽搐,但术前检查血钙正常。

42. 该病人的饮食，应限制

    A. 乳品                          B. 海味

    C. 豆制品                     D. 维生素

    E. 绿叶蔬菜

43. 当病人抽搐发作时，为解除痉挛，应立即选用

    A. 氯丙嗪                       B. 异丙嗪

    C. 口服维生素 $D_3$            D. 口服乳酸钙

    E. 10% 葡萄糖酸钙静脉注射

(44~45 题共用题干)

黄某，女，35 岁。甲状腺肿大、突眼、心慌、失眠。P 100 次/min，BP 140/90mmHg (18.6/12.0kPa)，诊断为甲亢。

44. 病人的基础代谢率是

    A. +20%                       B. +29%

    C. +30%                       D. +39%

    E. +49%

45. 术前服用碘剂的目的是

    A. 减少甲状腺血流，使其变硬变小     B. 抑制甲状腺素分泌

    C. 抑制甲状腺素合成           D. 增加甲状腺球蛋白分解

    E. 防止缺碘

(46~48 题共用题干)

李某，女，28 岁。近期食欲亢进，餐后不久又感饥饿，伴消瘦，情绪易激动。体检：颈部增粗，双侧甲状腺均增大，P 100 次/min，T 37.5℃，BMR +40%，$^{131}$I 摄取率 2 小时为 40%。

46. 诊断甲亢下列最有意义的是

    A. 甲状腺肿大程度           B. 眼球突出

    C. 心率增快                   D. 基础代谢率增高

    E. 血清 $T_3$ 值增高

47. 对该病人的治疗原则

    A. 甲状腺全切除术          B. 甲状腺大部分切除术

    C. 抗甲状腺药物治疗        D. 肾上腺皮质激素

    E. $^{131}$I 治疗

48. 该病人手术后，下列急救准备必要的是

    A. 继续服用碘剂             B. 常规注射氢化可的松

    C. 床旁常规放置气管切开包    D. 常规服用普萘洛尔

    E. 常规使用抗生素

(49~52 题共用题干)

赵某，女，45 岁。有甲状腺功能亢进病史 9 年，拟择期手术治疗，术前使用抗甲状腺药物加碘剂。

49. 护士为病人解释术前使用碘剂的目的是

    A. 减轻突眼症状                     B. 减轻心脏损害

    C. 减轻甲状腺充血              D. 减轻交感神经亢进症状

    E. 对抗甲状腺素作用

50. 下列选项中说明对该病人采取的术前准备有效的是

    A. 情绪稳定,体重减轻,脉率<85 次 /min

    B. 情绪稳定,体重增加,脉率<90 次 /min

    C. 情绪稳定,体重增加,BMR<+25%

    D. 情绪稳定,体重减轻,BMR<+30%

    E. 脉率降低

51. 病人行甲状腺大部切除术后,术后第 2 日突然发生手足持续性痉挛,此时首要处理原则为

    A. 检查引流管通畅与否         B. 气管切开

    C. 立即喉镜检查                D. 立即静脉注射 10% 氯化钙 20ml

    E. 拆除颈部伤口缝线,检查有无积血

52. 发生手足持续性痉挛的可能原因是

    A. 切口内出血压迫气管         B. 喉头水肿

    C. 气管塌陷                   D. 双侧喉返神经损伤

    E. 甲状旁腺被误切或损伤

## (二)病例分析

周某,女,38 岁。半年前无明显诱因出现心悸、乏力、消瘦、腹胀等症状。入院后查体:T 36.0℃,P 112 次 /min,R 19 次 /min,BP 150/90mmHg。查体:双眼凸出,眼睑水肿,颈静脉怒张,甲状腺Ⅰ度肿大,血管杂音(+),双手平伸震颤(+)。血清 $T_3$ 高于正常值 4 倍以上。

请问:

1. 该病人的主要护理问题有哪些?

2. 应对该病人采取哪些护理措施?

(俞宝明)

## 第十三章 | 胸部疾病病人的护理

## 一、学习重点与难点

### （一）胸部损伤病人的护理

1. 肋骨骨折病人的护理

| 概述 | 肋骨骨折是指肋骨的完整性和连续性中断，是**最常见的胸部损伤**。最常见的肋骨骨折是第4~7肋 | |
|---|---|---|
| 病理 | 当相邻多根多处肋骨骨折时，使局部胸壁失去完整肋骨支撑而软化，可出现**反常呼吸运动**，即吸气时软化区胸壁内陷，呼气时外突，称为**连枷胸** | |
| 护理评估 | 健康史 | 了解受伤过程、病情变化及诊疗经过 |
| | 身体状况 | 1. 胸痛　是主要症状，深呼吸、咳嗽或体位改变时加剧<br>2. 呼吸困难<br>3. 咯血<br>4. 体征　受伤胸壁肿胀、压痛；多根多处肋骨骨折时，伤处可见胸壁反常呼吸运动 |
| | 辅助检查 | 胸部X线和CT、肋骨三维重建CT等检查 |
| | 治疗原则 | 1. 处理肋骨骨折<br>(1) 闭合性单处肋骨骨折：用多头胸带或弹性胸带固定胸廓<br>(2) 闭合性多根多处肋骨骨折，厚棉垫加压包扎、呼吸机正压通气、手术固定<br>(3) 开放性肋骨骨折：胸壁伤口需彻底清创，若胸膜已穿破，需行胸腔闭式引流<br>2. 有效镇痛<br>3. 肺部物理治疗<br>4. 早期活动 |

2. 气胸和血胸病人的护理

| 病因病理 | 1. 闭合性气胸　胸膜腔内压低于大气压<br>2. 张力性气胸　胸膜腔内压高于大气压<br>3. 开放性气胸　胸膜腔内压几乎等于大气压，出现纵隔扑动<br>4. 血胸　使呼吸、循环功能降低 |
|---|---|

| | | |
|---|---|---|
| 护理评估 | 健康史 | 了解受伤过程、病情变化及诊疗经过 |
| | 身体状况 | 1. 闭合性气胸肺萎陷 30% 以下者，一般无明显症状；中量、大量气胸，常有明显的呼吸困难，气管向健侧移位，叩诊呈鼓音，听诊呼吸音减弱<br>2. 开放性气胸　明显呼吸困难；胸壁可见伤口，颈静脉怒张，可闻及吸吮样声音，气管向健侧移位，叩诊呈鼓音，听诊呼吸音减弱或消失<br>3. 张力性气胸者出现严重或极度呼吸困难、烦躁、意识障碍、大汗淋漓、发绀、昏迷、休克等；患侧胸部饱满，颈静脉怒张，常触及皮下气肿，气管向健侧明显移位，叩诊呈鼓音，听诊呼吸音消失<br>4. 小量血胸者，可无明显症状；中量血胸和大量血胸者，可出现面色苍白、脉搏细速、血压下降、四肢湿冷等低血容量性休克表现，伤侧胸部肋间隙饱满，气管向健侧移位，叩诊呈浊音，呼吸音减弱或消失等 |
| | 辅助检查 | 1. 血常规检查显示血红蛋白、红细胞、红细胞压积下降<br>2. 胸部 X 线检查示胸膜腔积气和肺萎陷；大量血胸时显示大片密度增高阴影，纵隔移向健侧；血气胸时可见气液平面 |
| | 治疗原则 | 1. 少量闭合性气胸者，积气一般在 1~2 周内自行吸收，无需特殊处理。**中量或大量气胸者，可行胸腔穿刺，或胸腔闭式引流术**<br>2. **开放性气胸者首要的急救措施为紧急封闭伤口，将开放性气胸变为闭合性气胸**<br>3. 张力性气胸者首要的急救措施为胸膜腔排气减压。在患侧锁骨中线第 2 肋间，用粗针头穿刺胸膜腔排气减压，并外接单向活瓣装置<br>4. 小量积血可自行吸收；中、大量血胸，应积极行胸腔闭式引流<br>5. 进行性血胸　及时补充血容量，防治低血容量性休克；立即开胸探查、止血<br>6. 凝固性血胸者应待病情稳定后尽早手术<br>7. 感染性血胸者应及时改善胸腔引流，尽早手术 |
| 护理诊断 | | ①气体交换受损；②体液不足；③急性疼痛；④潜在并发症：肺部和 / 或胸腔感染 |
| 护理措施 | 非手术治疗与术前护理 | 1. **现场急救**　①多根多处肋骨骨折，**厚棉垫加压包扎，以减轻或消除胸壁的反常呼吸运动**；②开放性气胸，紧急封闭胸壁伤口，阻止气体继续进入胸膜腔；③张力性气胸，立即协助医师行胸膜腔穿刺排气或胸腔闭式引流；④胸部有较大异物不宜立即取出，以免出血不止<br>2. **维持有效气体交换**　①保持呼吸道通畅；②吸氧；③**体位**：病情稳定者可取半卧位<br>3. 积极补充血容量和抗休克治疗<br>4. 密切观察生命体征，观察病人呼吸、神志、瞳孔、尿量等变化；遵医嘱行血常规和生化等检查；观察胸腔引流液的色、质、量，警惕**进行性血胸**<br>5. 减轻疼痛　①妥善固定胸部；②遵医嘱给予镇痛药物；③协助或指导病人及家属用双手按压患侧胸壁<br>6. 防治感染　①监测体温变化；②保持敷料清洁干燥和引流通畅；③对开放性损伤者，遵医嘱肌内注射破伤风及合理使用抗生素 |

| 护理措施 | 术后护理 | 1. 一般护理　①密切观察病人生命体征、神志、瞳孔、尿量等变化，并记录；②妥善固定各种引流管并保持通畅<br>**2. 呼吸道管理**<br>**3. 胸腔闭式引流的护理**<br>(1) **保持胸腔闭式引流系统的密闭**：①引流管周围用凡士林纱布严密覆盖；②水封瓶保持直立，长管没入水中 3~4cm；③更换引流瓶或搬动病人时，先用止血钳双向夹闭引流管，防止空气进入；④随时检查整个引流装置是否密闭，防止引流管脱落<br>(2) **严格无菌操作，防止逆行感染**：①保持引流装置无菌，定时更换胸腔闭式引流瓶；②保持胸壁引流口处敷料清洁、干燥；③引流瓶位置应低于胸壁引流口平面 60~100cm，防止逆行感染<br>(3) **保持引流通畅**：①最常用的体位是半坐卧位；②定时挤压引流管，防止引流管阻塞、受压、扭曲、打折、脱出；③鼓励病人咳嗽、深呼吸和变换体位<br>(4) **观察和记录引流**：①观察引流液的色、质和量，并准确记录；②密切观察水封瓶长管内水柱波动情况<br>(5) **妥善固定**<br>(6) **拔管**：①拔管指征为留置引流管 48~72h 后，如引流瓶中无气体逸出且引流液颜色变浅，24h 引流液量少于 300ml，或脓液少于 10ml，同时病人无呼吸困难，听诊呼吸音恢复，胸部 X 线检查显示肺复张良好，可考虑拔管；②护士协助拔管，嘱病人先深吸一口气，在深吸气末屏气，迅速拔管；③拔管后 24h 内，应注意观察病人是否有胸闷、呼吸困难、切口漏气、渗血、渗液和皮下气肿等<br>4. 并发症的观察与护理　①切口感染；②肺部和胸腔感染 |
|---|---|---|
| | 健康宣教 | 1. 有效咳嗽、咳痰<br>2. 应尽早开始患侧肩关节的功能锻炼，循序渐进，促进功能恢复。气胸痊愈的 1 个月内，不宜参加剧烈的活动<br>3. 胸部损伤严重者定期来院复诊；肋骨骨折者后 3 个月应复查胸部 X 线 |

### 3. 心脏损伤病人的护理

| 病因病理 | | 1. 穿透性心脏损伤多由火器、刃器或锐器所致<br>2. 钝性心脏损伤多由胸前区撞击、挤压、减速、高处坠落、冲击等暴力所致 |
|---|---|---|
| 护理评估 | 健康史 | 了解受伤过程、病情变化及诊疗经过 |
| | 身体状况 | 1. 轻度心肌挫伤可能无明显症状；中、重度挫伤可能出现胸痛、心悸、气促，甚至心绞痛症状<br>2. **心包与心脏损伤裂口较小，易导致心脏压塞**，表现为贝克（Beck）三联征。心前区闷胀疼痛、呼吸困难、烦躁不安、有时可扪及奇脉。心包与心脏损伤裂口较大，可见胸壁伤口不断涌出鲜血；很快出现低血容量性休克，甚至死亡 |
| | 治疗原则 | 1. 非手术治疗　①卧床休息；②严密观察病情，持续心电监护，出现心律失常对症处理；③吸氧；④补充血容量；⑤有效镇痛<br>2. 手术治疗　在全麻体外循环下实施房、室间隔缺损修补术、瓣膜置换术、腱索或乳头肌修复术等。穿透性心脏损伤时，尽早开胸手术 |

| 护理措施 | 非手术治疗与术前护理 | 1. 有心脏压塞者,配合医生立即行心包腔穿刺减压术,做好手术准备<br>2. 迅速建立至少 2 条以上静脉通路,维持有效循环血量<br>3. 严密观察病人生命体征、末梢血氧饱和度、神志、瞳孔、中心静脉压、尿量及有无心脏压塞等表现<br>4. 减轻疼痛<br>5. 预防感染<br>6. 心理护理 |
|---|---|---|
| | 术后护理 | 参见本节气胸和血胸病人的护理相关内容 |
| | 健康宣教 | ①要做心包腔穿刺者,操作前向病人和家属说明治疗的目的;②卧床休息可减轻心脏负荷,减少心肌耗氧量,有助于心脏损伤的修复;③心脏损伤严重者须定期来院复诊 |

## (二)肺癌病人的护理

| 病因 | | 长期大量吸烟是肺癌的最重要危险因素。其他危险因素包括大气污染、职业接触、饮食因素、遗传易感性、基因突变等 |
|---|---|---|
| 分布 | | 右肺多于左肺,上叶多于下叶。 |
| 分类 | | 1. 根据癌肿发生的部位,可分为中心型肺癌和周围型肺癌<br>2. 根据细胞分化程度和形态特征,肺癌可分为非小细胞肺癌和小细胞肺癌。非小细胞癌主要包括腺癌、鳞状细胞癌(鳞癌)、大细胞癌 |
| 护理评估 | 健康史 | 了解病人年龄、吸烟史、职业性危险因素、既往疾病、家族遗传等情况 |
| | 身体状况 | 1. 早期肺癌<br>(1)咳嗽、咳痰:最常见,早期为刺激性干咳或少量黏液痰<br>(2)血痰:以中心型肺癌多见,常为痰中带血丝或少量咯血<br>(3)胸痛、胸闷、气促和发热<br>2. 晚期肺癌除了食欲减退、体重减轻、倦怠等全身症状外,还可出现癌肿压迫,侵犯邻近器官、组织或发生远处转移的症状 |
| | 辅助检查 | ①痰细胞学检查找到癌细胞,即可确诊;②影像学检查:胸部 CT 检查可发现早期病变;PET-CT 检查能对病灶进行精准定位和分期;头部 MRI 检查用于确定是否有脑转移;超声检查常用于检查腹部重要器官有无转移;骨扫描主要用于骨转移筛查。③支气管镜检查对于诊断中心型肺癌阳性率较高 |
| | 治疗原则 | ①非小细胞肺癌以手术治疗为主,辅以化学治疗、放射治疗、靶向治疗、免疫治疗等;②小细胞肺癌除早期($T_{1\sim2}N_0M_0$)病人适合手术治疗,其他以非手术治疗为主 |
| 护理诊断 | | ①气体交换受损;②营养失调:低于机体需要量;③疼痛;④焦虑 / 恐惧;⑤潜在并发症:出血、肺不张、肺感染、急性肺水肿、心律失常、支气管胸膜瘘等 |

| 护理措施 | 非手术治疗与术前护理 | 1. 改善呼吸功能,预防术后感染<br>(1) **指导病人术前戒烟2周以上**<br>(2) 保持呼吸道通畅:①体位引流;②痰液黏稠不易咳出者,应用祛痰药物、超声雾化吸入,必要时吸痰;③大量咯血者,应绝对卧床休息,头偏向一侧,以免发生窒息<br>(3) 预防和控制感染<br>(4) 腹式呼吸与有效咳嗽训练<br>2. 营养支持　指导病人进食高热量、高蛋白、丰富维生素的饮食;遵医嘱给予肠内或肠外营养,改善其营养状况<br>3. 心理护理 |
|---|---|---|
| | 术后护理 | 1. 采取合适体位<br>(1) 一般体位:**病人未清醒前取平卧位,头偏向一侧**;麻醉清醒、血压平稳后改为**半坐卧位**<br>(2) 特殊情况下病人体位:①楔形切除术或肺段切除者,尽量选择健侧卧位;②一侧肺叶切除术者,如呼吸功能尚可,可取健侧卧位;如呼吸功能较差,为避免健侧肺受压而限制肺的通气功能,可取半坐卧位;③**全肺切除者,避免过度侧卧,可取1/4患侧卧位**;④咯血或支气管瘘者,取患侧卧位<br>2. 严密观察病人生命体征及外周血液循环情况,注意有无血容量不足和心力衰竭的发生<br>3. 呼吸道护理　①吸氧;②注意观察有无呼吸窘迫;③清理呼吸道:病人清醒后鼓励并协助其进行深呼吸和有效咳嗽。咳嗽时,先给病人叩背或体外振动,协助固定伤口,减轻疼痛。对于咳痰无力者,给予吸痰<br>4. **全肺切除术后病人的胸腔引流管一般呈钳闭状态**<br>5. 维持液体平衡和补充营养　①**严格控制输液的量和速度**:防止心脏前负荷过重导致肺水肿。**全肺切除术后应控制钠盐摄入量,24h补液量不超过2 000ml,速度以20~30滴/min为宜**,严格记录出入量,维持液体平衡。②补充营养<br>6. 活动与休息　①**早期活动**;②**手臂和肩关节运动**<br>7. 并发症的观察与护理<br>(1) 出血:密切观察病人的生命体征,定时检查伤口敷料渗血情况,观察胸腔引流液的色、质、量<br>(2) 肺部并发症:预防的主要措施是早期协助病人深呼吸、有效咳嗽排痰及活动,补液时严格控制输液的量和速度<br>(3) 心律失常:①术后应严密心电监测,如有异常,立即通知医生;②遵医嘱应用抗心律失常药,观察药物疗效及不良反应;③控制静脉输液量和速度<br>(4) 支气管胸膜瘘:**肺切除术后严重的并发症之一**,多发生于术后1~2周。表现为胸腔引流管大量气体引出、持续高热、患侧胸痛、刺激性咳嗽、痰中带血或咯血、呼吸困难、呼吸音减弱等症状。一旦发生,立即通知医师;让病人患侧卧位,以防漏液流向健侧;遵医嘱应用抗生素;继续行胸腔闭式引流 |
| | 健康宣教 | 1. 早期诊断<br>2. 适当休息与活动,术后半年内不得从事重体力活动,加强营养<br>3. 指导病人出院后进行手臂和肩关节运动<br>4. 预防感染<br>5. 复诊指导 |

## （三）食管癌病人的护理

| | | |
|---|---|---|
| 概述 | | 1.**胸中段食管癌较多见**,下段次之,上段较少<br>2.**鳞癌在食管癌中最常见**,其次是腺癌<br>3.食管癌主要经淋巴转移,血行转移发生较晚 |
| 病因 | | ①**吸烟和重度饮酒已证明是食管癌重要致病原因**;②亚硝胺及真菌;③缺乏某些微量元素及维生素;④遗传因素;⑤其他如食管慢性炎症、黏膜损伤、慢性刺激及贲门失弛缓症等 |
| 护理评估 | 健康史 | 了解病人的家族史、饮食习惯、有无吸烟、饮酒及食管疾病等 |
| | 身体状况 | 1. 早期常无明显症状,在进粗硬食物时有不同程度的不适感,包括哽噎感、胸骨后烧灼样、针刺样或牵拉摩擦样疼痛<br>2. 中晚期**食管癌典型症状是进行性吞咽困难**。病人逐渐消瘦、贫血、乏力及营养不良、持续胸背部疼痛、声音嘶哑、霍纳综合征等 |
| | 辅助检查 | ①纤维食管镜;②食管吞钡造影;③放射性核素检查;④胸部 CT、腹部 CT、头颅核磁、骨扫描等 |
| | 治疗原则 | 以手术为主,辅以放射治疗、化学治疗、中医中药、靶向治疗及免疫治疗等。最常见胃代食管术,其次为结肠和空肠代食管术 |
| 护理诊断 | | ①营养失调:低于机体需要量;②清理呼吸道无效;③疼痛;④焦虑/恐惧;⑤潜在并发症:肺炎、肺不张、出血、吻合口瘘、乳糜胸等 |
| 护理措施 | 非手术治疗与术前护理 | 1. 营养支持和维持水、电解质平衡<br>2. 术前准备<br>(1) 呼吸道准备:对吸烟者,术前 2 周应劝其严格戒烟<br>(2) **胃肠道准备**:①无胃肠道动力障碍者,术前禁食 6h,禁饮 2h,有吞咽困难或梗阻的病人遵医嘱延长禁食禁饮时间;②食管癌炎症者,遵医嘱口服抗生素;③拟行结肠代食管手术者,术前 3d 进少渣饮食,遵医嘱口服抗生素;术前 2d 进无渣流食;术前晚行清洁灌肠或全肠道灌洗后禁饮禁食;④对进食后有滞留或反流者,3d 前开始温生理盐水冲洗食管,每日 1 次,防止吻合口瘘;⑤术日晨常规留置胃管,行胃肠减压,通过梗阻部位困难时,不能强行置入,以免戳穿食管 |
| | 术后护理 | 1. 胃肠道护理<br>**术后胃肠减压的护理**:①术后 3~4d 内持续胃肠减压,妥善固定胃管,防止脱出;②严密观察引流液的色、质、量,并准确记录;③**经常挤压胃管**,**防止堵塞**;④**胃管脱出后应立即通知医师**,密切观察病情,**不应盲目插入**<br>2. 饮食护理  循序渐进,由稀到干,少食多餐。①术后早期吻合口处于充血水肿期,一般需禁饮禁食 3~4d,持续胃肠减压,遵医嘱予肠内、肠外营养支持;②停止胃肠减压后,病人无吻合口瘘的症状,可开始经口进食,先试饮少量水,逐渐加入半流质饮食、软食、普食;③避免进食生、冷、硬、刺激性食物;④嘱病人餐后 2h 内勿平卧,以防食物反流<br>3. 并发症的观察与护理<br>(1) 吻合口瘘:**胸内吻合口瘘是食管癌术后极为严重的并发症**。表现:①剧烈胸痛、高热、寒战;②呼吸困难,严重者可出现发绀和休克;③胸腔引流液有食物残渣。护理措施:①嘱病人立即禁饮食;②协助医师行胸腔闭式引流并常规护理;③遵医嘱予抗感染治疗,同时提供静脉营养支持;④严密观察生命体征,若出现休克,应积极抗休克治疗;⑤需再次手术的,应积极做好术前准备 |

| 护理措施 | 术后护理 | (2) 乳糜胸：多发生于术后 2~10d。早期因禁食为淡黄色或浅血性，进食后呈乳白色，量较多。护理措施：①加强观察：注意病人有无胸闷、气促、心悸，甚至血压下降；②协助处理：若诊断成立，应迅速处理，留置胸腔闭式引流，及时引流胸腔内乳糜液；③嘱病人禁饮食，并给予肠外营养支持；④保守治疗无效者，手术结扎胸导管 |
| --- | --- | --- |
| | 健康宣教 | 1. 解释术前术后禁食目的，取得病人的配合，术后指导病人遵循饮食原则，逐渐恢复正常饮食<br>2. 指导病人术后早期活动，逐渐增加活动量<br>3. 加强自我观察，若术后 3~4 周再次出现吞咽困难，可能为吻合口狭窄，应来院复诊<br>4. 定期复查，坚持后续治疗 |

## （四）心脏疾病病人的护理

### 1. 二尖瓣狭窄病人的护理

| 护理评估 | 健康史 | 了解病人青少年时期是否常患感冒、咽喉炎及发热等 |
| --- | --- | --- |
| | 身体状况 | 可出现气促、咳嗽、咯血、发绀等症状，在剧烈体力活动、情绪激动、呼吸道感染、妊娠、心房颤动等情况下，可诱发端坐呼吸或急性肺水肿，急性肺水肿表现为血性泡沫样痰。心衰可出现心悸、心前区闷痛、乏力等症状。病人常见二尖瓣面容。 |
| | 治疗原则 | 1. 非手术治疗适用于无症状或心功能 I 级的病人<br>2. 手术治疗适用于有症状且心功能 II 级以上的病人 |
| 护理诊断 | | ①活动无耐力；②气体交换受损；③低效性呼吸型态；④焦虑/恐惧；⑤潜在并发症：出血、动脉栓塞等 |
| 护理措施 | 非手术治疗与术前护理 | 1. 注意休息，限制活动量，避免情绪激动<br>2. 改善循环功能　注意观察心率和血压的变化；吸氧；限制液体摄入；遵医嘱应用强心、利尿、补钾药物<br>3. 加强营养 |
| | 术后护理 | 1. 改善心功能和维持有效循环血量　①遵医嘱补充血容量；②遵医嘱应用强心、利尿、补钾和血管活性药物，观察药物疗效及副作用；③严格记录每小时尿量和 24h 出入量；④观察心率和心律的变化，警惕出现心律失常；⑤观察体温、皮温和色泽，注意保暖<br>2. 施行瓣膜置换术的病人，**术后 24~48h**，即应开始口服华法林抗凝治疗，定期复查凝血酶原时间（PT）和国际标准比值（INR），调整华法林的用量。凡置换机械瓣者，须终生抗凝治疗；置换生物瓣者，一般抗凝治疗 3~6 个月。<br>3. 并发症的观察、预防与护理<br>(1) 出血：①观察生命体征，胸腔闭式引流液，如有进行性出血，及时通知医生，在输血、补液的同时做好开胸止血的准备；②服用华法林时，注意有无牙龈出血、鼻出血、血尿等征象，发现异常及时通知医生<br>(2) 动脉栓塞：警惕病人有无突发晕厥、偏瘫或下肢厥冷、皮肤苍白、疼痛等血栓形成或肢体栓塞的表现，出现异常及时通知医师 |

| 护理措施 | 健康宣教 | 1. 进食高蛋白、丰富维生素、低脂肪的均衡饮食,少食多餐<br>2. 注意保暖,预防呼吸道感染<br>3. 一般术后休息 3~6 个月,避免劳累;根据心功能情况,逐渐增加活动量<br>4. 月经期若出血量多,及时就诊;如需妊娠,应详细咨询医生<br>5 用药指导　①遵医嘱服用强心、利尿、补钾及抗凝药物,不得擅自停药或改变剂量;②服药期间,如发现出血征象或动脉栓塞等表现应及时就诊<br>6. 定期复诊,术后半年内,每个月定期复查 PT 和 INR,根据结果遵医嘱调整用药,半年后,置入机械瓣膜病人至少 3 个月复查 1 次 |
|---|---|---|

### 2. 冠状动脉粥样硬化性心脏病病人的护理

| 护理评估 | 健康史 | 了解病人有无冠心病危险因素、疾病史、用药史、手术史等 |
|---|---|---|
| | 身体状况 | 1. 主要症状为心绞痛,在体力劳动、情绪激动或饱餐时可诱发,休息或含服硝酸甘油可缓解<br>2. 心肌梗死时心绞痛剧烈,有濒死感,休息和含服硝酸甘油不能缓解,可伴有恶心呕吐、发热、心律失常、发绀、血压下降、心力衰竭等,甚至猝死 |
| | 治疗原则 | 冠状动脉旁路移植术(简称"冠脉搭桥")是常用的手术方式 |
| 护理诊断 | | ①活动无耐力;②低效性呼吸型态;③心排血量减少;④焦虑/恐惧;⑤潜在并发症:出血、肾功能不全等 |
| 护理措施 | 非手术治疗与术前护理 | 1. 减轻心脏负担　①注意休息,避免劳累和情绪激动;②合理膳食:进食高维生素、粗纤维素和低脂食物,防止便秘发生;③吸氧;④镇静<br>2. 术前 3~5d 停服抗凝剂;应用药物改善心功能 |
| | 术后护理 | 1. 病情观察　①密切监测生命体征;②监测血氧饱和度和动脉氧分压;③观察体温变化和末梢循环<br>2. 取静脉的手术肢体护理　术后局部加压包扎,注意观察手术切口渗血情况;观察术侧肢体远端的动脉搏动情况和末梢温度、颜色、水肿、感觉及运动情况;观察周围血管充盈情况<br>3. 术后功能锻炼　术后 2h,可进行术侧下肢、脚掌和趾的被动锻炼,以促进侧支循环的建立;休息时,注意抬高患肢,以减轻肿胀,避免足下垂;根据病情鼓励其早期活动;逐渐进行肌肉被动和主动训练<br>4. 并发症的观察与护理　①出血:在抗凝治疗时,密切观察病人有无局部和全身出血的症状,如有异常报告医生;②肾功能不全:密切观察尿量、尿比重、血钾、尿素氮和血清肌酐等指标的变化。疑为肾衰竭者,限制水和钠的摄入,控制高钾食物摄入。若证实为急性肾衰竭,遵医嘱予透析治疗 |
| | 健康宣教 | 1. 合理均衡饮食,少食多餐,控制体重;术后根据个体耐受和心功能恢复情况逐渐增加活动量;养成良好的生活习惯,保证充分的睡眠与休息;保持心情平静、愉悦,避免情绪激动<br>2. 指导病人坚持用药,学会观察药物常见副作用,外出时随身携带硝酸甘油类药物,以防心绞痛发生<br>3. 术后 3 个月,避免胸骨受到较大的牵张,促进下肢血液循环,可穿弹力护袜<br>4. 出院后 3~6 个月复查一次,出现不适及时就诊 |

## 二、测试题

### (一) 单项选择题

**A₁ 型题**

1. 胸部损伤中最常见的是
   A. 肋骨骨折          B. 开放性气胸
   C. 闭合性气胸        D. 张力性气胸
   E. 血胸

2. 张力性气胸的首要处理措施是
   A. 剖胸探查          B. 封闭伤口
   C. 立即穿刺排气       D. 吸氧
   E. 抗休克

3. 成人中量血胸是指失血量
   A. 500ml 以下        B. 500~1 000ml
   C. 1 000ml 以上       D. 1 200ml 以上
   E. 1 500ml 以上

4. 开放性气胸的病理生理改变,描述**不正确**的是
   A. 胸膜腔内压几乎等于大气压     B. 易出现纵隔扑动
   C. 可出现呼吸循环障碍         D. 形成皮下气肿
   E. 伤侧肺萎陷

5. 进行性血胸病人的处理措施是
   A. 剖胸探查          B. 固定胸壁
   C. 穿刺排气减压       D. 立即封闭胸壁伤口
   E. 抗感染治疗

6. 胸腔闭式引流管置于引流瓶中的长管应没入水中
   A. 1~2cm           B. 3~4cm
   C. 5~6cm           D. 7~8cm
   E. 9~10cm

7. 胸腔闭式引流瓶位置应低于胸壁引流口平面
   A. 10~20cm         B. 20~40cm
   C. 40~60cm         D. 60~100cm
   E. 100cm 以上

8. 以引流气体为目的的胸腔闭式引流管放置于
   A. 锁骨中线第 2 肋间       B. 锁骨中线第 3 肋间
   C. 锁骨中线第 4~5 肋间     D. 腋中线和腋后线第 6 或第 7 肋间
   E. 腋前线第 6~8 肋间

9. 以引流液体为目的的胸腔闭式引流管放置于
   A. 锁骨中线第 2 肋间       B. 锁骨中线第 3 肋间

C. 锁骨中线第 4~5 肋间      D. 腋中线和腋后线第 6 或第 7 肋间

E. 腋前线第 6~8 肋间

10. 拔除胸腔闭式引流管时,应当嘱病人

    A. 深吸气后屏气                  B. 深呼气后屏气

    C. 浅呼气后屏气                  D. 浅吸气后屏气

    E. 正常呼吸

11. 胸腔闭式引流的目的,**不包括**

    A. 引流胸腔内积血、积液和积气      B. 恢复和保持胸膜腔内负压

    C. 保持纵隔正常位置             D. 保持引流通畅

    E. 促使患侧肺迅速膨胀,防止感染

12. 胸部闭合性损伤后出现严重皮下气肿和极度呼吸困难,首先应考虑

    A. 肋骨骨折                       B. 肺挫伤

    C. 创伤性窒息                  D. 张力性气胸

    E. 血胸

13. 胸腔闭式引流的护理措施,**不包括**

    A. 保持胸腔闭式引流系统的密闭      B. 严格无菌操作,防止逆行感染

    C. 保持引流管通畅            D. 观察和记录引流液的量、颜色、性质

    E. 严禁挤压引流管,以防止逆行感染

14. 关于胸腔闭式引流的拔管指征,下列说法正确的是

    A. 24 小时引流液少于 200ml

    B. 病人咳嗽时,引流管内无气体逸出

    C. 病人无呼吸困难

    D. 肺部听诊呼吸音恢复

    E. 24 小时引流液少于 200ml,或脓液少于 10ml,无气体逸出,病人无呼吸困难,听
        诊呼吸音恢复,胸部 X 线检查显示肺膨胀良好

15. 对胸部损伤病人的健康宣教,首要的是

    A. 愉快的心情                 B. 深呼吸和有效咳痰

    C. 适当加强营养                D. 防止便秘

    E. 劳逸结合

16. 可出现贝克(Beck)三联征的是

    A. 血气胸                        B. 闭合性气胸

    C. 开放性气胸                 D. 张力性气胸

    E. 心脏压塞

17. 贝克三联征的表现**不正确**的是

    A. 静脉压升高,>15cmH$_2$O         B. 颈静脉怒张

    C. 心音遥远                    D. 静脉压升高,>10cmH$_2$O

    E. 脉压小,动脉压降低

18. 心脏损伤的护理措施**不包括**

A. 严格观察病情，持续心电监护     B. 补充血容量，速度宜快

C. 观察病人有无心脏压塞的表现     D. 有效镇痛

E. 预防感染

19. 下列属于肺癌主要危险因素的是

A. 吸烟                        B. 石棉、无机砷化物等化学物质

C. 空气污染              D. 肺部慢性感染

E. 长期、大剂量电离辐射

20. 肺癌已有全身转移的表现是

A. 痰中带血             B. 持续性胸痛

C. 股骨局部破坏       D. 间歇性高热

E. 极度呼吸困难

21. 关于肺癌的晚期症状，**不正确**的是

A. 食欲缺乏、体重减轻

B. 侵犯喉返神经时，出现声带麻痹、声音嘶哑

C. 侵犯胸膜时，常出现血性胸膜腔积液

D. 刺激性咳嗽

E. 侵入纵隔，压迫食管，可引起吞咽困难

22. 诊断肺癌最可靠的依据是

A. 痰中找到癌细胞       B. 胸片有阴影

C. 大量胸腔积液         D. 造影示支气管狭窄

E. 刺激性咳嗽

23. 诊断中心型肺癌阳性率较高的辅助检查是

A. 痰细胞学检查         B. 胸部 X 线检查

C. 转移灶活组织检查     D. 支气管镜检查

E. 经皮穿刺活组织检查

24. 为防止肺癌术后病人出现术侧肩关节僵硬及失用性萎陷，护士应指导其

A. 翻身                        B. 抬头、低头

C. 做术侧手臂及肩关节的运动     D. 将手举过头顶

E. 双手交替握紧、松开

25. 全肺切除术后胸腔闭式引流的护理**不包括**

A. 胸腔引流管一般呈钳闭状态

B. 每次放液量不宜超过 100ml

C. 每次放液速度宜快

D. 观察病人的气管是否居中

E. 气管明显向健侧移位，排除肺不张后，可放出适量气体或液体

26. 食管癌的好发部位是

A. 颈段                        B. 胸上段

C. 胸中段               D. 胸下段

E. 腹段

27. 关于早期食管癌的症状描述，**不正确**的是
    A. 咽部不适感                    B. 食物停滞感
    C. 进行性吞咽困难                D. 进食哽噎感
    E. X 线钡餐显示食管黏膜紊乱

28. 食管癌诊断最有价值的辅助检查是
    A. 细胞学检查                    B. 纤维食管镜检查
    C. CT                           D. 食管吞钡造影
    E. 超声检查

29. 食管癌病人最常见的护理问题是
    A. 营养失调：低于机体需要量        B. 清理呼吸道无效
    C. 气体交换受损                  D. 疼痛
    E. 焦虑或恐惧

30. 食管癌术后最严重的并发症是
    A. 乳糜胸                        B. 脓胸
    C. 血胸                          D. 出血
    E. 吻合口瘘

31. 食管癌病人术后出现吻合口瘘的表现，**不包括**
    A. 剧烈胸痛                      B. 高热、寒战
    C. 呼吸困难                      D. 胸闷、咳嗽
    E. 剧烈腹痛

32. 关于食管癌病人术后护理措施的叙述，正确的是
    A. 术后立即取半卧位
    B. 鼓励病人经口饮水，有助于保持胃管通畅
    C. 拔出胃管后即可进食
    D. 饮食原则：循序渐进，少量多餐
    E. 胃管一旦脱出，立即重置

33. 对于无症状或心功能 I 级的二尖瓣狭窄病人，治疗原则**不包括**
    A. 避免剧烈体力活动，注意休息      B. 控制钠盐摄入
    C. 手术治疗                      D. 预防感染
    E. 控制液体入量

34. 关于瓣膜置换术后的病人饮食指导，**不正确**的是
    A. 进食高蛋白、丰富维生素、低脂肪饮食
    B. 少食多餐，避免进食过量加重心脏负担
    C. 进清淡、易消化饮食，鼓励病人进食稀饭和汤类
    D. 心功能较差的病人应限制饮水量
    E. 少吃维生素 K 含量高的食物

35. 冠心病的主要危险因素，**不包括**

A. 高脂血症                           B. 高血压

C. 感染                               D. 吸烟

E. 糖尿病

36. 关于冠心病的症状，**不正确**的是

A. 在体力劳动、情绪激动或饱餐时，可发生心绞痛

B. 严重者在静息状态，也可发生心绞痛

C. 表现为胸闷、胸骨后压榨样疼痛，向上、向左放射至左肩、左臂等

D. 当发生心绞痛时，嘱病人休息或含服硝酸甘油

E. 当发生心肌梗死时，出现严重而持久的心绞痛，休息和含服硝酸甘油后缓解

37. 冠状动脉旁路移植术后，常见的护理问题**不包括**

A. 活动无耐力                         B. 低效性呼吸型态

C. 营养失调：低于机体需要量           D. 焦虑／恐惧

E. 心排血量减少

38. 冠心病病人的健康宣教，**不包括**

A. 进食高蛋白、高纤维素、低盐、低胆固醇饮食

B. 少食多餐

C. 定期检查血压、血糖、血脂

D. 术后半年内，每个月定期复查凝血酶原时间（PT）和国际标准比值（INR）

E. 恢复期间可穿弹力护袜，床上休息时，应脱去护袜，抬高下肢

**A₂ 型题**

39. 李某，男，20 岁。左胸外伤后发生肋骨骨折入院，极度呼吸困难、发绀，左胸壁可见反常呼吸运动，首要的急救措施是

A. 气管插管                           B. 止痛

C. 胸壁加压包扎                       D. 开胸探查

E. 应用抗生素

40. 林某，男，32 岁。因交通事故致右胸损伤，右侧胸壁塌陷，请问最可能的原因是

A. 多根多处肋骨骨折                   B. 气胸

C. 胸腔积液                           D. 肺挫伤

E. 肺实变

41. 赵某，女，40 岁。车祸致右胸部损伤，极度呼吸困难、发绀、呼吸音消失，并有严重的皮下气肿，诊断为张力性气胸。急救应立即

A. 胸壁加压包扎                       B. 快速静脉输液

C. 心电监测                           D. 胸膜腔穿刺排气

E. 应用抗生素

42. 刘某，女，40 岁。外伤后出现呼吸困难、发绀、冷汗。体检：心率 120 次／min，血压 70/45mmHg，气管向左偏移，可触及皮下气肿，右侧胸廓饱满，叩诊鼓音，右肺呼吸音消失。若对该病人实施胸腔闭式引流，以排气为主要目的的胸腔引流管安放的位置是

A. 伤侧锁骨中线第 2 肋间              B. 伤侧锁骨中线第 3 肋间

C. 伤侧锁骨中线第 4 肋间　　　　D. 伤侧腋中线第 5、6 肋间

E. 伤侧腋中线第 7、8 肋间

43. 关某，女，46 岁。外伤致右侧肋骨骨折，病人皮下气肿，呼吸困难，痰中带血，X 线检查可见气液平面，诊断为闭合性血气胸，医生为病人行胸腔闭式引流术，鼓励病人咳嗽和深呼吸，目的是

A. 增加供氧　　　　　　　　　　B. 防止液体回流

C. 保持引流通畅　　　　　　　　D. 促进液体、气体排出及肺复张

E. 呼吸功能锻炼

44. 刘某，男，40 岁。胸部闭合性损伤导致左侧血气胸，经胸腔闭式引流后病情平稳，下列情况是拔管最好指标的是

A. 胸腔闭式引流量连续 2 日少于 200ml

B. 胸腔闭式引流长管内水柱波动停止

C. 胸腔闭式引流瓶内无气体逸出

D. 胸腔闭式引流管内水柱波动小于 1cm

E. 水封瓶内无气体逸出，24 小时引流量少于 200ml，X 线检查证实患侧肺完全膨胀

45. 孙某，男，22 岁。左胸部刀刺伤后 1 小时，主诉心前区闷胀疼痛，呼吸困难，烦躁不安，胸壁左侧第 4 肋间可见一长约 2cm 伤口，出血已止，听诊心搏微弱，心音遥远，可闻及心脏杂音。该病人可能发生了

A. 休克　　　　　　　　　　　　B. 感染

C. 心脏压塞　　　　　　　　　　D. 血胸

E. 血气胸

46. 王某，男，42 岁。在建筑工地干活时，不慎由高空坠落，诉胸闷、气短、腹痛，胸部可闻及胃、肠蠕动音，腹部平坦、压痛、肌紧张。急诊诊断为"胸部闭合性损伤，膈肌损伤"，护士采取了以下护理措施，**不正确**的是

A. 吸氧　　　　　　　　　　　　B. 嘱病人进清淡、易消化饮食

C. 留置胃管行胃肠减压　　　　　D. 建立静脉通路

E. 做好术前准备

47. 李某，男，58 岁。吸烟 30 年，咳嗽少痰 4 个月，无发热，近半个月来出现声音嘶哑。X 线检查提示左肺门病变，但未明确诊断，为了进一步确诊，应采取以下检查，**不正确**的是

A. 痰细胞学检查　　　　　　　　B. 胸部 CT

C. 经皮肺穿刺活检　　　　　　　D. 胸部 MRI

E. 支气管镜检查

48. 刘某，男，56 岁。因肺叶切除术后行胸腔闭式引流，翻身时胸腔引流管不慎脱出，首要的护理措施是

A. 立即插入引流管　　　　　　　B. 呼叫医生

C. 立即去取敷料，将伤口封闭　　D. 用手指捏紧引流管口处皮肤

E. 协助医生重新留置引流管

49. 赵某,男,60岁。左肺下叶切除术后第2日,预防呼吸道感染的最佳护理措施是

    A. 协助病人有效咳嗽排痰              B. 超声雾化吸入

    C. 吸痰                         D. 应用祛痰药物

    E. 应用抗生素

50. 王某,男,56岁。主诉一个月以来持续胸背部疼痛,入院后经胸部CT,食管内镜检查后,确诊为食管癌晚期,持续性胸背痛的主要原因是

    A. 癌肿部位有炎症               B. 癌肿较大

    C. 食管气管瘘                 D. 癌肿已侵犯食管外组织

    E. 有远处血行转移

51. 吴某,男,58岁。进行性吞咽困难3个月,目前仅能进半流食,X线钡餐检查显示食管中段5cm长不规则充盈缺损,轻度狭窄。胸部CT显示肿瘤位于食管肌层内。双侧锁骨上窝无肿大淋巴结,肝内无转移病灶,最佳的治疗方案是

    A. 化学治疗                 B. 手术治疗

    C. 放射治疗                 D. 免疫治疗

    E. 中医中药治疗

52. 孙某,男,62岁。拟于今日在全麻下行食管癌根治术,术前责任护士遵医嘱留置胃管行胃肠减压。护士携物品到床旁后,该病人拒绝插胃管,护士首先应

    A. 接受该病人的拒绝

    B. 把病人的拒绝转告给医生

    C. 告诉护士长并请家属做病人的思想工作

    D. 告诉家属并请护士长做病人的思想工作

    E. 给该病人耐心解释插管的目的,并教他如何配合

53. 关某,男,61岁。入院诊断"中段食管癌",拟行手术治疗,术前准备**不包括**

    A. 劝其严格戒烟

    B. 指导病人进行腹式深呼吸和有效咳嗽训练

    C. 保持口腔卫生

    D. 术前晚行清洁灌肠后禁食水

    E. 术前3日每晚清洁灌肠

54. 刘某,男,56岁。食管癌切除、食管胃吻合术后第5日,突然出现高热、寒战、呼吸困难、胸痛,白细胞明显增高,高度怀疑发生了

    A. 肺炎、肺不张              B. 吻合口瘘

    C. 吻合口狭窄              D. 出血

    E. 乳糜胸

55. 李某,男,45岁。主诉活动后心悸、气短3年,入院诊断"风湿性心脏瓣膜病,二尖瓣狭窄"。拟行手术治疗,术前采取以下护理措施,**不正确**的是

    A. 注意休息,限制活动量          B. 吸氧,改善缺氧情况

    C. 限制液体摄入              D. 限制钠盐摄入

E. 应用抗生素预防感染

56. 刘某,女,42岁。行瓣膜置换术后2个月,现口服华法林抗凝治疗,护士指导病人有以下情况应及时就诊,**不正确**的是

    A. 牙龈出血、鼻出血不易止         B. 皮肤青紫、瘀斑

    C. 血尿                            D. 尿量增多

    E. 下肢厥冷、疼痛、皮肤苍白

57. 李某,女,45岁。生物瓣膜置换术后,护士应告知病人抗凝治疗的时间为术后

    A. 3~6个月                   B. 6~9个月

    C. 9~12个月                D. 2年

    E. 终身

58. 赵某,女,66岁。高血压病史18年,服药不规律,无明显症状时,常自行停药,晚餐后,出现胸闷、胸骨后压榨样疼痛,并向上、向左放射至左肩、左臂,休息后缓解。病人可能发生了

    A. 心肌梗死                   B. 心绞痛

    C. 感染                          D. 糖尿病

    E. 二尖瓣狭窄

59. 吴某,男,62岁。心绞痛发作史14年,冠状动脉造影示"冠状动脉供血呈右优势型,冠状动脉双支血管病变,累及左前降支、左回旋支",拟行冠状动脉旁路移植术。术前采取以下护理措施,**不正确**的是

    A. 适当活动,避免劳累         B. 戒烟

    C. 术前10日停服抗凝剂         D. 指导病人深呼吸、有效咳嗽

    E. 训练床上大小便,床上腿部肌肉锻炼

60. 张某,女,66岁。冠状动脉旁路移植术后第2日,护理措施**不正确**的是

    A. 密切监测生命体征,尤其是血压、心率、心律的变化

    B. 监测血氧饱和度和血气分析

    C. 观察外周血管充盈情况

    D. 口服华法林抗凝

    E. 观察取静脉的手术肢体足背动脉搏动情况

## A₃/A₄型题

(61~62题共用题干)

王某,男,35岁。胸部刀刺伤后半小时,出现呼吸困难、烦躁、出冷汗,入急诊科。查体:T 37.8℃,P 110次/min,呼吸32次/min,BP 80/55mmHg,口唇发绀,气管向左侧移位,右侧胸部有一伤口,呼吸时可闻及气体进出伤口的声音,右胸叩诊鼓音,呼吸音减弱。于局麻下行清创术及胸腔闭式引流术。

61. 现场急救首先应

    A. 胸腔穿刺抽气          B. 立即封闭伤口

    C. 建立静脉通路          D. 清创缝合

    E. 剖胸探查

62. 护士准备胸腔闭式引流的装置, **不正确**的是

    A. 水封瓶内放入无菌生理盐水
    B. 水封瓶长管插入液面下 4cm

    C. 胸腔引流管与水封瓶短管相连接
    D. 水封瓶低于胸壁切口 60cm

    E. 引流管连接处用胶布紧密固定

（63~65 题共用题干）

赵某，男，59 岁。因刺激性咳嗽、咳痰，痰中带血 1 个月入院，胸部 CT 示"右肺占位性病变"，纤维支气管镜检查示"右肺下叶支气管可见新生物突入管腔，呈菜花状"，病理回报为"高分化鳞癌"，入院诊断"右肺中心型肺癌"，于全麻下行右全肺切除术。

63. 术后最主要的护理问题是

    A. 气体交换受损
    B. 营养失调：低于机体需要量

    C. 疼痛
    D. 焦虑与恐惧

    E. 肺感染

64. 护士采取了以下护理措施, **不正确**的是

    A. 病人咳嗽时，协助固定伤口
    B. 体位取 1/4 侧卧位

    C. 随时观察病人的气管是否居中
    D. 输液速度 60 滴 /min

    E. 严格记录出、入液量，维持体液平衡

65. 护士应积极预防和及时发现并发症，护理措施**不正确**的是

    A. 胸腔闭式引流管夹闭，无需开放

    B. 早期协助病人深呼吸、有效咳嗽排痰

    C. 补液时严格控制输液的量和速度

    D. 严密心电监测，如有异常，立即通知医师

    E. 遵医嘱应用抗心律失常药，密切观察心率、心律

（66~69 题共用题干）

李某，男，55 岁。因进食哽噎感 2 个月，近 2 周加重，现进半流食也觉哽噎，纤维食管镜检查示"食管距门齿 30~35cm，可见不规则隆起，质脆易出血，长约 5cm"，病理回报为"高分化鳞癌"，入院诊断"中段食管癌"，完善相关检查后，行手术治疗。

66. 食管癌最典型的症状是

    A. 进食哽噎感
    B. 进食时胸骨后烧灼样疼痛

    C. 食物通过缓慢
    D. 进食时停滞或异物感

    E. 进行性吞咽困难

67. 病人行食管癌根治术后，关于饮食护理，**错误**的是

    A. 禁食期间，遵医嘱给予肠内营养
    B. 禁食期间持续胃肠减压

    C. 禁食期间，遵医嘱给予静脉营养
    D. 嘱病人餐后 1 小时内勿平卧

    E. 饮食原则是循序渐进，由稀到干，少食多餐

68. 术后第 7 日，病人出现呼吸困难、剧烈胸痛、高热、白细胞计数明显升高。护士应首先考虑出现的并发症是

    A. 吻合口狭窄
    B. 吻合口瘘

    C. 肺不张
    D. 乳糜胸

E. 出血

69. 出现该并发症,护士应采取以下护理措施,**不包括**

A. 嘱病人立即禁饮食　　　　　　B. 协助医师行胸腔闭式引流

C. 遵医嘱予以抗感染治疗　　　　D. 给予静脉营养

E. 立即做好手术准备

### (二)病例分析

赵某,男,65 岁。2 个月前出现进食哽噎感,症状时轻时重,近日来喝稀饭也觉吞咽困难,纤维食管镜检查示"食管中段 5cm 长管腔狭窄,黏膜中断",病理报告为"高分化鳞癌",入院诊断为"中段食管癌",拟行手术治疗。请问:

1. 手术前应协助病人做好哪些准备?

2. 病人术后可能的护理问题有哪些?

3. 术后应如何做好胃肠减压的护理?

(王建荣)

# 第十四章 | 乳房疾病病人的护理

## 一、学习重点与难点

### （一）急性乳腺炎病人的护理

| | | |
|---|---|---|
| **护理评估** | 健康史 | 了解是否为初产妇；乳房发育情况；乳头有无皲裂或破损 |
| | 身体状况 | 1. 初期局部表现为患侧**乳房胀痛**，有红肿、**发热**；较深的脓肿表面皮肤红肿不明显，但乳房肿胀明显。全身中毒症状<br>2. 初期可触及压痛明显的炎性肿块；局部波动感试验阳性提示乳房浅部脓肿形成。深部脓肿形成后波动感不明显。同侧腋窝淋巴结肿大、压痛 |
| | 辅助检查 | 1. 白细胞计数及中性粒细胞比例升高<br>2. B超检查可见炎症部位、大小<br>3. 深部脓肿不能确诊时可进行穿刺，抽出脓液表示脓肿已形成 |
| | 治疗原则 | 1. 尚未形成脓肿的病人非手术治疗。①患乳停止哺乳，排空乳汁；②乳腺炎症早期热敷，促进炎症消散；③抗生素控制感染<br>2. 脓肿形成应及时切开引流。严重感染者、脓肿引流术后乳瘘者应口服己烯雌酚等药物终止乳汁分泌（断乳） |
| **护理诊断** | | ①体温过高；②急性疼痛；③焦虑/恐惧；④知识缺乏：缺乏正确哺乳方法和预防乳腺炎的知识 |
| **护理措施** | 术前护理 | 1. 保持室内清洁，讲究个人卫生，充分休息<br>2. 缓解疼痛 ①疏通积乳：指导病人患乳暂停哺乳；②托起患乳：用宽松胸罩托起患乳，可减轻疼痛与肿胀；③炎症早期热敷，避免患乳被触碰<br>3. 控制感染和高热<br>4. 健侧乳房允许哺乳，但应保持乳头清洁，检测乳汁内是否存在细菌 |
| | 术后护理 | 脓肿引流术后的护理：保持引流通畅，注意观察引流液的量、色泽、气味变化及有无乳瘘形成，纱布浸湿及时更换 |
| | 健康指导 | 正确哺乳，排空乳汁，注意卫生，积极预防 |

## （二）乳腺癌病人的护理

| | | |
|---|---|---|
| **护理评估** | 健康史 | 询问月经史、婚育史、家族史、既往乳腺疾病史、长期应用雌激素史等 |
| | 身体状况 | 1. 无痛性单发乳房肿块是最常见的症状<br>2. 体征 ①乳房肿块，多位于乳房外上象限，肿块表面不光滑，质硬且与周围组织分界不清楚，活动度差；②乳房外形改变：癌肿侵及乳房悬韧带，表面皮肤凹陷，呈"酒窝征"；癌肿表面皮肤因皮内和皮下淋巴管被癌细胞阻塞，导致淋巴回流受阻，出现真皮水肿，皮肤呈"橘皮样"改变；邻近乳头或乳晕的癌肿侵及乳管使之缩短，把乳头牵向癌肿一侧，可使乳头移位(乳头扁平、回缩、凹陷、偏移等)；晚期癌肿处皮肤破溃呈菜花状，有恶臭味，易出血<br>**特殊类型乳腺癌**：炎性乳癌的特征为乳房明显增大，类似急性炎症改变，但无明显肿块；乳头湿疹样乳腺癌在乳头和乳晕区呈现湿疹样改变，病变继续发展，可扪及肿块<br>3. 最初多见于同侧腋窝淋巴结肿大，早期为散在、质硬、无痛、活动的结节，后期相互粘连、融合，不易推动 |
| | 辅助检查 | 1. 钼靶 X 线摄片是早期发现乳腺癌的最有效方法<br>2. B 超可鉴别囊性或实性病灶<br>3. 活组织病理学检查是确定肿块良性或恶性的最有效方法 |
| | 治疗原则 | 以手术为主，辅以化学药物、内分泌、放射、生物等疗法的综合性治疗<br>1. 手术治疗是病灶局限于局部及区域淋巴结病人的首选治疗方法<br>2. 术后化疗可提高生存率，乳腺癌是实体瘤中应用化疗最有效的恶性肿瘤之一。早期联合化疗效果优于单药化疗<br>3. 内分泌治疗降低乳腺癌术后复发及转移。一般服用 5 年，至少服用 3 年<br>4. 手术后辅助放射疗法，以减少局部复发 |
| **护理诊断** | | ①有组织完整性受损的危险；②自我形象紊乱；③焦虑 / 恐惧；④知识缺乏：缺乏有关乳腺癌术后患肢功能锻炼的知识；⑤潜在并发症：气胸、皮下积液、皮瓣坏死和患侧上肢水肿等 |
| **护理措施** | 手术前的护理 | 1. 应立即终止妊娠和停止哺乳<br>2. 注意保持病灶局部清洁，应用抗生素控制感染<br>3. 做好皮肤准备，需植皮的病人同时做好供皮区的准备<br>4. 做好心理护理，增强病人的信心 |
| | 手术后的护理 | 1. 术后麻醉清醒、生命体征平稳后取半卧位，以利于呼吸和引流<br>2. 胸骨旁淋巴结清除的病人，观察呼吸变化，发现病人有胸闷、呼吸困难等情况，应及时报告医生并配合处理<br>3. 伤口护理 ①妥善包扎，松紧度以能容纳一手指、呼吸无压迫感为宜；②更换敷料时注意观察皮瓣是否红润、是否紧贴胸壁，皮瓣下有无积液积气等；③观察术侧上肢远端血液循环：若出现皮肤青紫、皮温降低、脉搏不能扪及，提示腋部血管受压，应及时调整胸带或绷带的松紧度；④保护伤口：创面愈合后，可用柔软毛巾清洗，促进血液循环，防止干燥脱屑<br>4. 引流管护理 ①妥善固定；②通畅引流，保持持续性负压吸引；③观察记录引流情况；④适时拔管，引流液量少于每日 10~15ml，无感染征象，无皮下积液，皮瓣生长良好，可考虑拔管<br>5. 指导术侧上肢功能锻炼<br>(1) 目的是松解和预防肩关节粘连、增强肌肉力量、最大限度地恢复肩关节活动范围 |

| 护理措施 | 手术后的护理 | （2）锻炼时间及内容：①手术后 24h 内：鼓励病人做手指和腕部的屈曲和伸展运动；②术后 1~3d：进行上肢肌肉等长收缩训练，可用健侧上肢或他人协助患侧上肢进行屈肘、伸臂等锻炼，逐渐扩大到肩关节小范围前屈（小于 30°）后伸（小于 15°）活动；③术后 4~7d：鼓励病人用术侧上肢进行自我照顾，如刷牙、洗脸等；④术后 1~2 周：术后 1 周皮瓣基本愈合后可开始活动肩关节，以肩部为中心，前后摆臂；⑤术后 10d 左右，皮瓣与胸壁黏附已较牢固，可循序渐进地进行上臂各关节的活动锻炼，如手指爬墙、梳头、转绳运动或滑绳运动等<br>（3）锻炼次数：每日 3~4 次、每次 20~30min 为宜，循序渐进地增加锻炼范围<br>注意：术侧肩关节术后 7d 内不上举、10d 内不外展；不得以术侧上肢支撑身体，需他人扶持时不要扶持术侧，以防皮瓣移位影响愈合<br>6. 并发症的护理　①皮下积液：较为常见，发生率在 10%~20%。保持引流通畅，包扎胸带松紧度适宜，避免过早外展术侧上肢。②皮瓣坏死：皮瓣缝合张力大是坏死的主要原因。术后胸部勿加压包扎过紧，及时处理皮瓣下积液。③患侧上肢水肿：主要原因是患侧腋窝淋巴结清除、腋部感染或积液等导致上肢淋巴回流不畅或静脉回流障碍。④术后避免损伤：禁止在术侧上肢静脉穿刺、测量血压；及时处理皮瓣下积液。⑤保护术侧上肢。⑥促进肿胀消退：可按摩术侧上肢、做握拳及屈伸肘运动促进淋巴回流<br>7. 乳房外观矫正选择合适乳房假体。可实施乳房重建术<br>8. 做好放射治疗和化学药物治疗病人的护理 |
|---|---|---|
| | 健康指导 | 1. 每月自我检查乳房 1 次，在月经周期的第 7~10 日或月经结束后 2~3d 进行检查；绝经期妇女每月固定时间检查。示指、中指、无名指并拢，用指腹在对侧乳房进行环形触摸（不可抓捏）；再用拇指及示指轻轻挤捏乳头是否有分泌物流出；最后检查腋窝有无淋巴结肿大；同法检查对侧<br>2. 乳腺癌术后病人（或 45 岁以上女性），应每年定期行钼靶 X 线摄片<br>3. 鼓励坚持放疗或化疗<br>4. 坚持术侧上肢的康复训练<br>5. 术后 5 年内避免妊娠，以防乳腺癌复发 |

## （三）乳房良性肿瘤与乳腺囊性增生病病人的护理

| 病理生理 | | 1. 乳房良性肿瘤中以纤维腺瘤最多见，其次为乳管内乳头状瘤。乳房纤维腺瘤发生于卵巢功能期。乳管内乳头状瘤主要发生在大乳管近乳头的壶腹部，易出血<br>2. 乳腺囊性增生病是乳腺组织的良性增生（简称乳腺病），常见于中年妇女。与内分泌失调有关 |
|---|---|---|
| 护理评估 | 身体状况 | 1. 乳房纤维腺瘤好发于 20~25 岁妇女，常无自觉症状，多偶然发现乳房外上象限无痛性肿块，单发圆形或卵圆形肿块；肿块表面光滑、质地较硬，与周围组织无粘连<br>2. 乳管内乳头状瘤多见于 40~50 岁的经产妇，主要是乳头溢液，溢液多为血性，挤压肿块时乳头可有血性溢液<br>3. 乳腺囊性增生病乳房周期性胀痛是其主要症状。一侧或双侧乳腺弥漫性增厚，肿块呈圆形结节或片状，大小不一，质地韧而不硬，增厚区与周围组织界限不清 |
| | 辅助检查 | 乳腺钼靶 X 线摄片、B 超检查或活组织病理学检查等有助于乳房纤维腺瘤乳腺囊性增生病的诊断与鉴别。乳管内乳头状瘤可行乳管内镜检查或行乳腺导管造影明确乳管内肿瘤的大小和部位 |

続表

| 護理評估 | 治療原則 | 1. 乳房纤维腺瘤有肉瘤变可能,应尽早手术切除<br>2. 乳管内乳头状瘤恶变率为 6%~8%,明确诊断者应手术治疗<br>**3. 乳腺囊性增生病通常采用非手术治疗。必要时手术治疗** |
|---|---|---|
| 護理措施 | 术后护理<br>措施 | 1. 术后保持切口敷料干燥、清洁<br>2. 乳腺囊性增生病应使用宽松胸罩托起乳房,可减轻疼痛。消除担忧情绪 |
| | 健康指导 | 1. 指导病人遵医嘱服药<br>2. 定期复诊 |

# 二、测试题

## (一) 单项选择题

### A₁ 型题

1. 乳房脓肿的确诊依据是
   A. 搏动性疼痛　　　　　　　　　　B. 穿刺抽得脓液
   C. 寒战、高热　　　　　　　　　　D. 有波动感
   E. 白细胞计数升高

2. 急性乳腺炎伴脓肿形成时,最重要的处理措施是
   A. 及时用吸乳器吸净乳汁　　　　　B. 大剂量应用抗生素
   C. 局部用硫酸镁湿热敷　　　　　　D. 中药治疗
   E. 脓肿切开引流

3. 急性乳腺炎的主要病因是
   A. 产后首次哺乳时间推迟　　　　　B. 乳汁淤积和细菌入侵
   C. 过早终止哺乳　　　　　　　　　D. 每次哺乳时间太短
   E. 乳汁经常溢出

4. 急性乳腺炎早期治疗护理,**不正确**的是
   A. 积极排出乳汁　　　　　　　　　B. 应用抗生素
   C. 切开引流　　　　　　　　　　　D. 局部热敷
   E. 局部理疗

5. 预防急性乳腺炎时,**不妥**的是
   A. 每次授乳时乳汁不要全部排空
   B. 乳头内陷时应于分娩前 3 个月开始做矫正
   C. 产前经常用温水清洗乳头
   D. 哺乳前后应清洗乳头
   E. 避免乳头损伤

6. 关于急性乳腺炎病人的护理,下列**不正确**的是
   A. 双侧乳房立即停止哺乳,人工喂养　　B. 用吸乳器吸净乳汁
   C. 局部用硫酸镁湿敷　　　　　　　D. 高热者给予物理降温
   E. 脓肿切开引流术后定时换药

7. 乳房肿块和疼痛症状具有周期性特点的乳房疾病是
   A. 急性乳腺炎　　　　　　　　　　B. 乳房纤维腺瘤
   C. 乳腺囊性增生病　　　　　　　　D. 乳腺导管内乳头状瘤
   E. 炎性乳癌

8. 乳房纤维腺瘤的主要临床表现是
   A. 乳房胀痛　　　　　　　　　　　B. 乳头溢液
   C. 乳头凹陷　　　　　　　　　　　D. 乳房肿块
   E. 双侧乳房不对称

9. 乳腺癌的早期体征是
   A. 无痛性肿块　　　　　　　　　　B. 酒窝征
   C. 乳头内陷　　　　　　　　　　　D. 乳头溢液
   E. 橘皮样改变

10. 乳房外侧的乳腺癌发生转移,易转移的淋巴结为
    A. 锁骨下淋巴结　　　　　　　　　B. 腋窝淋巴结
    C. 锁骨上淋巴结　　　　　　　　　D. 胸骨旁淋巴结
    E. 肺部淋巴结

11. 乳腺癌病人的乳房"橘皮样"皮肤改变是由于
    A. 淋巴管堵塞　　　　　　　　　　B. 静脉堵塞
    C. 动脉堵塞　　　　　　　　　　　D. 乳管堵塞
    E. 乳房悬韧带受侵

12. 乳腺癌病人乳头内陷或乳头偏移是由于
    A. 动脉堵塞　　　　　　　　　　　B. 乳管受侵
    C. 淋巴管堵塞　　　　　　　　　　D. 静脉堵塞
    E. 乳房悬韧带受侵

13. 下面叙述的炎性乳腺癌表现,**错误**的是
    A. 多见于年轻女性　　　　　　　　B. 好发于哺乳期及妊娠期
    C. 发展快,转移早　　　　　　　　D. 乳房肿大,红肿热痛
    E. 乳房内肿块极易查到

14. 关于乳头湿疹样乳癌的描述,**错误**的是
    A. 恶性程度高　　　　　　　　　　B. 乳头瘙痒、灼痛
    C. 湿疹样改变　　　　　　　　　　D. 乳头、乳晕粗糙、糜烂
    E. 可形成溃疡

15. 以下属于晚期乳腺癌特征的是
    A. 乳头溢液　　　　　　　　　　　B. 酒窝征
    C. 腋窝淋巴结融合固定　　　　　　D. 乳头回缩、凹陷
    E. 橘皮样改变

16. 乳腺癌病人出现酒窝征的原因是
    A. 癌肿侵及胸大肌　　　　　　　　B. 癌肿侵及皮肤

C.癌细胞阻塞淋巴管　　　　　　　　D.癌肿侵及乳管

E.癌肿侵及乳房悬韧带

17.乳腺癌根治术备皮范围，**不正确**的是

A.上起锁骨上窝　　　　　　　　　　B.下至肋缘

C.患侧至腋后线　　　　　　　　　　D.对侧至锁骨中线

E.包括患侧肩、上臂及腋部，剃除腋毛

18.乳腺癌根治术后，为预防皮下积液及皮瓣坏死的主要措施是

A.半卧位　　　　　　　　　　　　　B.引流管持续负压吸引

C.加压包扎伤口　　　　　　　　　　D.抬高患侧上肢

E.局部沙袋压迫

19.乳腺癌根治术后护理，有利于伤口愈合的是

A.加强换药　　　　　　　　　　　　B.术后3日帮助病人活动患肢

C.加压包扎伤口　　　　　　　　　　D.半卧位有利于引流

E.保持皮瓣下负压吸引通畅

20.乳腺癌根治术后内分泌治疗的常用药物是

A.促肾上腺皮质激素　　　　　　　　B.绒毛膜促性腺激素

C.他莫昔芬　　　　　　　　　　　　D.己烯雌酚

E.黄体酮

21.妇女自我检查乳房的方法**不正确**的是

A.观察乳房大小及外形　　　　　　　B.轻轻挤压乳头观察有无溢液

C.月经后一周检查效果最佳　　　　　D.仰卧，用手掌轻按乳房检查

E.月经前一周检查效果最佳

22.年轻乳腺癌病人，出院前健康指导中对预防复发最重要的是

A.加强营养　　　　　　　　　　　　B.参加体育活动增强体质

C.5年内避免妊娠　　　　　　　　　D.经常自查乳房

E.早期来院检查

A₂型题

23.马某，女，25岁。产后2周，为了预防急性乳腺炎的发生，其采取措施**不妥**的是

A.每次哺乳前后清洁乳头　　　　　　B.矫正乳头内陷

C.每次哺乳排尽乳汁　　　　　　　　D.避免乳头破损

E.预防性口服抗生素

24.刘某，女，40岁。近2个月来间断出现左侧乳头血性溢液。局部乳房无明显红、肿、热、痛，挤捏乳头时血性溢液增多，乳房内未扪及肿块。首先考虑的疾病是

A.乳房纤维腺瘤　　　　　　　　　　B.乳腺囊性增生病

C.乳管内乳头状瘤　　　　　　　　　D.乳腺癌

E.急性乳腺炎

25.莫某，女，25岁。左乳房无痛性肿块3年。体格检查左乳房外上象限肿块约2cm×2cm×2cm，可推动，质地中等，边界清楚，考虑可能的疾病为

A. 乳腺癌             B. 乳房结核

C. 乳腺囊性增生病        D. 乳管内乳头状瘤

E. 乳房纤维腺瘤

26. 葛某，女，30岁。经前乳房胀痛及出现肿块，月经后自行消退，应考虑为

A. 乳腺癌             B. 乳房纤维腺瘤

C. 乳腺肉瘤           D. 乳腺囊性增生病

E. 乳管内乳头状瘤

27. 朱某，女，20岁。乳房肿块，边缘清晰，活动度大，生长缓慢。最常见的是

A. 乳管内乳头状瘤       B. 乳房结核

C. 乳房纤维腺瘤         D. 乳腺炎性肿块

E. 乳腺囊性增生病

28. 刘某，女，23岁。一周前无意中发现左乳有一无痛性肿块，查体发现肿块位于左乳内上象限，光滑，活动度大，质韧，双侧腋窝未扪及肿大淋巴结，该病人应采取的治疗措施是

A. 长期口服他莫昔芬      B. 局部热敷

C. 肿块切除，手术中病理检查    D. 乳腺腺叶切除

E. 乳房切除

29. 陈某，女，35岁。近1年来右侧乳房经常出现胀痛，于月经前疼痛加重，月经来潮后减轻。体检：右侧乳房可扪及多个大小不一的结节状和片状肿块，质韧而不硬，与周围乳腺组织分界不明显，并随月经周期而变化。首先考虑的疾病是

A. 乳腺癌             B. 乳房纤维腺瘤

C. 急性乳腺炎         D. 乳管内乳头状瘤

E. 乳腺囊性增生病

30. 韦某，女，50岁。右乳腺癌根治术后上肢活动受限。护士指导其患侧肢体康复锻炼，应达到的目的是

A. 手能摸到同侧耳朵      B. 肩能平举

C. 肘能屈伸           D. 手摸到对侧肩部

E. 手经头摸到对侧耳朵

31. 胡某，女，45岁。患乳腺癌。入院后接受乳腺癌改良根治术。术后患侧皮肤出现青紫，温度降低，脉搏不能扪及，提示

A. 伤口内出血         B. 伤口感染

C. 胸带包扎过紧         D. 引流管阻塞

E. 皮瓣坏死

32. 朱某，女，35岁。患乳腺癌。入院后行右侧乳腺癌根治术，术后第2日，护士对其进行指导后，病人的讲述正确的是

A. "这种病不会遗传"      B. "2年内不能怀孕"

C. "能在右侧胳膊量血压"    D. "我要坚持右侧上肢的功能锻炼"

E. "下床时用吊带托扶右上肢"

**A₃/A₄ 型题**

(33~35题共用题干)

黄某,女,27岁。产后30日出现右侧乳房胀痛,全身畏寒、发热。体检:右侧乳房皮肤红肿明显,局部可扪及一压痛性硬块,同侧腋窝淋巴结肿大。

33. 首先考虑的疾病是

    A. 炎性乳癌                  B. 乳房纤维腺瘤

    C. 急性淋巴结炎             D. 急性乳腺炎

    E. 乳腺囊性增生病

34. 主要致病菌是

    A. 链球菌                    B. 金黄色葡萄球菌

    C. 破伤风杆菌               D. 厌氧菌

    E. 大肠埃希菌

35. 预防该病的关键在于

    A. 防止乳房皮肤破损         B. 保持乳房皮肤清洁

    C. 避免乳汁淤积             D. 预防性使用抗生素

    E. 尽量采用人工喂养

(36~38题共用题干)

李某,女,60岁。右乳房外上方发现无痛性肿块2日。查体:右乳外上象限触及一肿物,约2.5cm×3.0cm×2.5cm,质坚硬,表面不光滑,活动度小,界限不清,右腋下触及3个孤立的淋巴结,质硬。

36. 初步诊断是

    A. 乳腺癌                    B. 乳管内乳头状瘤

    C. 乳腺囊性增生病          D. 乳房纤维腺瘤

    E. 炎性乳癌

37. 为进一步确诊,进行的下列检查中**不妥**的是

    A. X线检查                 B. 超声检查

    C. 红外线扫描              D. 乳头溢液涂片

    E. 血清甲胎蛋白

38. 病人目前是手术后3小时,病情平稳,应采取的卧位是

    A. 平卧位                    B. 侧卧位

    C. 半卧位                    D. 中凹卧位

    E. 俯卧位

(39~40题共用题干)

全某,女,47岁。发生右侧乳房内无痛性肿块2个月,体检:右侧乳房外上象限可扪及直径约4cm的肿块,边界不清,质地硬,局部乳房皮肤出现"橘皮样"改变。经活组织病理学检查证实为乳腺癌。行乳腺癌改良根治术。

39. 该病人乳房皮肤出现"橘皮样"改变,是由于

    A. 癌细胞堵塞皮下淋巴管         B. 癌肿侵犯乳房

C. 癌肿与胸肌粘连          D. 癌肿与皮肤粘连

E. 癌肿侵犯乳管

40. 术后第 2 日,对病人采取的护理措施中**不正确**的是

A. 患侧垫枕以抬高患肢          B. 保持伤口引流管通畅

C. 观察患侧肢端的血液循环      D. 指导患侧肩关节的活动

E. 禁止在患侧手臂测血压、输液

## (二) 病例分析

张某,女,63 岁。2 个月前无意中发现右侧乳房内无痛性肿块,肿块初起时较小,近半个月来生长较快。体检:两侧乳房大小对称,外形无改变,乳头挤压无溢液,右侧乳房外上象限可扪及一 3cm×2.5cm 的质硬肿块,边界不清,表面不光滑,活动度差,同侧腋窝可扪及多个散在可推动的淋巴结。初步诊断为乳腺癌,入院择期手术治疗。

请问:

1. 入院后行乳癌改良根治术,术后护理评估的主要内容是哪些?

2. 张女士术后存在的主要护理诊断 / 问题及相应的护理措施有哪些?

(徐 琳)

# 第十五章 | 腹外疝病人的护理

## 一、学习重点与难点

### （一）概述

| 概念 | 腹外疝是由腹腔内的脏器或组织连同腹膜壁层，经腹壁薄弱点或孔隙，向体表突出所形成。常见的有腹股沟疝、股疝、脐疝、切口疝等 |
|---|---|
| 病因 | **腹壁强度降低、腹内压力增高** |
| 病理解剖 | 典型的腹外疝由疝环、疝囊、疝内容物和疝外被盖等组成 |
| 临床分型 | 腹外疝有易复性、难复性、嵌顿性、绞窄性等类型 |

### （二）腹股沟疝病人的护理

| | | |
|---|---|---|
| 概要 | 概念 | 腹股沟疝是指发生在**腹股沟区域**的腹外疝，通常分为**斜疝和直疝**两种。疝囊经过腹壁下动脉外侧的腹股沟管深环（内环）突出，向内、向下、向前斜行经过腹股沟管，再穿出腹股沟管浅环（皮下环），并可进入阴囊，称为**腹股沟斜疝**。疝囊经腹壁下动脉内侧的直疝三角区直接由后向前突出，不经过内环，也不进入阴囊，为**腹股沟直疝** |
| | 病因 | 腹股沟斜疝见于**先天性解剖异常、后天性腹壁薄弱或缺损**；腹股沟直疝是由于直疝三角处腹壁缺乏完整的腹肌覆盖，且腹横筋膜较周围部分薄，故易发生疝 |
| 护理评估 | 健康史 | 了解病人有无慢性咳嗽、便秘、排尿困难、腹水等病史，有无手术、外伤、切口感染等病史，了解其营养发育及平时身体素质情况 |
| | 身体状况 | 腹股沟斜疝主要的临床表现是**腹股沟区有一突出的肿块，可进入阴囊**，疝环处仅有轻度坠胀感。腹股沟直疝主要表现在腹股沟内侧端、耻骨结节上外方出现一半球形肿块，**不进入阴囊，极少发生嵌顿，不伴疼痛或其他症状。疝内容物常为小肠或大网膜** |
| | 处理原则 | 一般均应尽早施行手术治疗。单纯疝囊高位结扎术、疝修补术（无张力疝修补术、经腹腔镜疝修补术） |
| 护理诊断 | ①急性疼痛；②焦虑/恐惧；③知识缺乏：缺乏腹外疝成因、预防腹内压升高及术后康复知识；④潜在并发症：术后阴囊水肿、切口感染 | |

| | | |
|---|---|---|
| **护理措施** | 非手术治疗与术前护理 | 1. 疝块较大者减少活动，多卧床休息；建议病人离床活动时使用疝带压住疝环口，避免腹腔内容物脱出而造成疝嵌顿<br><br>2. 病人若出现明显腹痛，伴疝块突然增大、紧张发硬且触痛明显、不能回纳腹腔，应高度警惕嵌顿疝发生的可能，立即报告医生，并配合紧急处理<br><br>3. 有慢性咳嗽、便秘、排尿困难等腹内压升高的因素而暂不行手术者，应给予相应处理，症状控制后再手术。指导病人注意保暖，预防呼吸道感染；多饮水、多吃蔬菜等粗纤维食物，以保持排便通畅<br><br>4. 对年老、腹壁肌肉薄弱、复发性疝的病人，术前应加强腹壁肌肉锻炼，并训练卧床排便、使用便器等<br><br>5. 术前准备　①手术区域常规皮肤准备，重点检查有无毛囊炎等炎症表现，若手术区域毛囊炎炎症明显，应暂停手术；吸烟者应在术前两周戒烟；便秘者，术前一晚应灌肠，清除肠内积粪，防止术后腹胀及排便困难；服用阿司匹林者术前 7d 停药，抗凝治疗者术前遵医嘱停药，或选用合适的拮抗药；病人进手术室前，嘱其排尿，以防术中误伤膀胱；免疫功能低下者，遵医嘱预防性使用抗生素。②嵌顿性疝及绞窄性疝病人多需急诊手术。除上述一般护理外，应予以禁食、输液、抗感染，纠正水、电解质及酸碱平衡失调，必要时胃肠减压、备血<br><br>6. 向病人解释造成腹外疝的原因和诱发因素、手术治疗的必要性，了解病人的顾虑所在，尽可能地予以解除，使其安心配合治疗 |
| | 术后护理 | 1. 病人回病房后取平卧位，膝下垫一软枕，使髋关节微屈，以降低腹股沟区切口的张力和减少腹腔内压力，有利于切口愈合和减轻切口疼痛。次日可改为半卧位，术后 3~5d 可离床活动，卧床期间鼓励病人翻身、活动肢体。采用无张力疝修补术的病人可早期离床活动。年老体弱、复发性疝、绞窄性疝、巨大疝等病人可适当延迟下床活动<br><br>2. 在局部麻醉下行无张力疝修补术后即可进软食或普食；经腹腔镜疝修补术者术后 6h，若无恶心、呕吐，可根据病人食欲进流质，之后逐渐恢复软食或普食。行肠切除吻合术者，术后应禁食，待肠功能恢复后方可进食<br><br>3. 注意体温和脉搏的变化，观察切口有无红、肿、疼痛，阴囊部有无出血、血肿<br><br>4. 切口感染是引起疝复发的主要原因之一。术后切口一般不需要加沙袋压迫，但如有切口血肿，应给予适当加压。保持切口敷料清洁、干燥不被大小便污染，预防切口感染。绞窄性疝行肠切除、肠吻合术后，易发生切口感染，术后须应用抗生素；及时更换污染或脱落的敷料，一旦发现切口感染征象，应尽早处理<br><br>5. 术后仍需注意保暖，防止受凉引起咳嗽；指导病人在咳嗽时用手掌扶持、保护切口，在增加腹压（如咳嗽动作）时用手掌稍稍加压于切口。保持排便通畅，便秘者给予通便药物，避免用力排便。因麻醉或手术刺激引起尿潴留者，可肌内注射卡巴胆碱或针灸，促进膀胱平滑肌的收缩，必要时导尿<br><br>6. 为避免阴囊内积血、积液和促进淋巴回流，术后可用丁字带托起阴囊，并密切观察阴囊肿胀情况，预防阴囊水肿 |
| | 健康指导 | 1. 病人出院后应逐渐增加活动量，3 个月内应避免重体力劳动或提举重物等<br><br>2. 减少和消除引起腹外疝复发的因素，并注意避免增加腹内压的动作，如剧烈咳嗽、用力排便等，防止术后复发。调整饮食习惯，保持排便通畅<br><br>3. 出院指导　定期随访，若疝复发，应及早诊治 |

## 二、测试题

### （一）单项选择题

**A₁ 型题**

1. 腹外疝发病原因中最主要的是
   - A. 腹壁薄弱
   - B. 慢性便秘
   - C. 慢性咳嗽
   - D. 排尿困难
   - E. 腹水

2. 腹外疝最常见的疝内容物是
   - A. 大网膜
   - B. 小肠
   - C. 结肠
   - D. 膀胱
   - E. 阑尾

3. 最易发生嵌顿的腹外疝是
   - A. 腹股沟斜疝
   - B. 腹股沟直疝
   - C. 脐疝
   - D. 股疝
   - E. 切口疝

4. 绞窄性疝是指
   - A. 疝内容物与疝囊有粘连
   - B. 疝内容物脱出后不易回纳
   - C. 疝嵌顿后内容物血液循环障碍
   - D. 疝内容物由腹壁瘢痕突出
   - E. 压迫内环后疝内容物不再突出

5. 嵌顿性疝与绞窄性疝的区别是
   - A. 疝囊有无压痛
   - B. 疝内容物能不能回纳
   - C. 疝内容物有无血运障碍
   - D. 是否有休克
   - E. 是否有机械性肠梗阻的表现

6. 疝内容物与疝囊发生粘连而不能完全回纳入囊腔的疝是指
   - A. 易复性疝
   - B. 滑动性疝
   - C. 难复性疝
   - D. 嵌顿性疝
   - E. 绞窄性疝

7. 最常见的腹外疝是
   - A. 脐疝
   - B. 股疝
   - C. 切口疝
   - D. 腹股沟斜疝
   - E. 腹股沟直疝

8. 关于腹股沟直疝的叙述**不正确**的是
   - A. 容易嵌顿
   - B. 多见于老年男性，常双侧发生
   - C. 疝块呈半球形
   - D. 绝大多数为后天性
   - E. 疝囊从腹壁下动脉内侧腹股沟三角区突出

9. 腹股沟斜疝发生嵌顿的最主要原因是
   - A. 疝环小，疝内容物有粘连
   - B. 疝环小，腹内压骤然增高

C. 疝环大,疝内容物脱出过多　　　　D. 腹壁肌紧张内环收缩

E. 腹壁肌紧张外环收缩

10. 关于股疝的叙述**不正确**的是

A. 多见于中年以上的妇女　　　　　　B. 易发生嵌顿和绞窄

C. 透光试验不透光　　　　　　　　　D. 易发生嵌顿不宜紧急手术

E. 腹腔内脏经股环、股管,从卵圆窝突出

11. 斜疝修补术后,预防阴囊血肿的措施是

A. 膝下垫枕　　　　　　　　　　　　B. 保持敷料清洁、干燥

C. 术后平卧 3 日　　　　　　　　　　D. 注意保暖、避免咳嗽

E. 用丁字带托起阴囊

12. 护理疝修补术后病人时,**错误**的是

A. 及时处理大便秘结　　　　　　　　B. 切口部位压沙袋

C. 咳嗽时注意保护切口　　　　　　　D. 术后 3 月内避免重体力劳动

E. 鼓励病人早期下床活动

13. 腹外疝术后要求病人

A. 24 小时后下床活动　　　　　　　　B. 2 日后户外活动

C. 不从事体力劳动　　　　　　　　　D. 半月后可恢复原工作

E. 3 个月内不宜参加重体力劳动

14. 斜疝修补术后早期,最适宜的卧位是

A. 半卧位　　　　　　　　　　　　　B. 仰卧位膝下垫枕

C. 俯卧位　　　　　　　　　　　　　D. 斜坡卧位

E. 平卧位

### A₂ 型题

15. 李某,男,50 岁。右侧腹股沟区可复性包块 5 年余,肿块有时进入阴囊。体检:右腹股沟区肿块,平卧位还纳,外环口容纳 2 指,压住内环后,肿块不再突出。鉴别该病人腹股沟斜疝与直疝,最有意义的是

A. 发病年龄　　　　　　　　　　　　B. 突出途径

C. 疝块外形　　　　　　　　　　　　D. 疝内容物是否进入阴囊

E. 还纳内容物,压住深环后,疝块是否再突出

16. 小儿,男,4 岁。确诊为右侧腹股沟斜疝,首选的术式为

A. 单纯疝囊高位结扎术　　　　　　　B. 福克森(Ferguson)修补法

C. 麦克维(McVay)疝修补术　　　　　D. 巴西尼(Bassini)疝修补术

E. 疝成形术

17. 孙某,男,6 小时前负重物时,右侧斜疝被嵌顿,下列临床表现中说明疝内容物已发生缺血坏死,应做好急诊手术前准备的是

A. 疝块增大,不能回纳　　　　　　　B. 局部有剧烈疼痛

C. 疝块紧张发硬,有触痛　　　　　　D. 阵发性腹痛伴呕吐

E. 全腹有压痛,肌紧张

**A₃/A₄ 型题**

（18~19题共用题干）

韦某，男，35岁。患腹外疝1年，站立或咳嗽时右侧腹股沟区出现疝块，可进入阴囊，平卧或用手推送，疝块可回纳腹腔而消失。

18. 该病人的疝环是

    A. 股环                        B. 卵圆窝

    C. 脐环                        D. 腹股沟管深环

    E. 腹股沟三角

19. 为病人回纳疝块时，可闻及肠鸣音，疝内容物最可能是

    A. 乙状结肠                  B. 小肠

    C. 膀胱                        D. 大网膜

    E. 直肠

（20~24题共用题干）

王某，男，35岁。2年前发现右腹股沟肿块，约3cm×3cm大小，站立或咳嗽时出现，平卧后消失，2年来肿块逐渐增大至5~10cm大小，突出时感下腹坠胀，隐痛。查体：右腹股沟触及一大小10cm×5cm肿块，质软，无压痛，坠入阴囊，回纳后压迫内环，不再出现。

20. 该病人最可能的诊断是

    A. 右腹股沟脓肿            B. 右腹股沟直疝

    C. 右股疝                     D. 右腹股沟斜疝

    E. 右腹股沟淋巴结核

21. 若诊断为腹外疝应采取

    A. 疝高位结扎加修补       B. 疝修补术

    C. 疝形成术                D. 可暂不手术

    E. 还纳后用疝带压迫

22. 术前最主要的护理措施是

    A. 注意局部症状            B. 心理护理

    C. 术前排尿和灌肠          D. 术前备皮

    E. 解除腹内压增高因素

23. 手术后应给予的体位是

    A. 生命体征平稳后取半卧位     B. 去枕平卧

    C. 平卧位膝下垫软枕         D. 侧卧位

    E. 平卧位头偏向一侧

24. 所给予的康复指导中重点是

    A. 适当休息                B. 预防感冒

    C. 逐渐增加活动量          D. 保持大便通畅

    E. 3个月内不宜参加重体力劳动

**（二）病例分析**

马某，女，47岁。因右下腹痛并自扪及包块6小时而急诊入院，伴有腹胀、呕吐不

适, 既往无类似发病史。体检: T 37.8℃, P 101 次 /min, R 20 次 /min, BP 110/70mmHg, 腹部查体: 腹软, 未见胃肠型蠕动波, 肝脾肋下未及, 于右侧腹股沟区可扪及一圆形肿块, 约 4cm×4cm 大小, 有压痛、界欠清, 且肿块位于腹股沟韧带外下方。实验室检查: WBC 5.0×10$^9$/L, N 78%, 尿常规正常。医疗诊断: 右侧腹股沟嵌顿性疝治疗。立即手术。

请问:

1. 诊断有哪些依据?

2. 目前情况下主要护理诊断 / 问题有哪些?

3. 该病人的护理措施有哪些?

(王秋月)

# 第十六章 | 急性化脓性腹膜炎与腹部损伤病人的护理

## 一、学习重点与难点

### （一）急性化脓性腹膜炎病人的护理

| | | |
|---|---|---|
| 概要 | 概念 | 急性化脓性腹膜炎是由细菌感染、化学性刺激或物理性损伤等因素引起的腹膜和腹膜腔炎症，是外科较为常见的急腹症之一。急性化脓性腹膜炎累及整个腹膜腔，称为急性弥漫性腹膜炎，若仅局限于病灶局部称为局限性腹膜炎，并可形成脓肿 |
| | 分类 | 根据发病机制分为原发性腹膜炎和继发性腹膜炎 |
| | 传播途径 | 腹膜腔内无原发病灶，细菌经血行、泌尿道、女性生殖道等途径播散至腹膜腔，引起腹膜炎，称为原发性腹膜炎，病原菌多为溶血性链球菌、肺炎双球菌或大肠埃希菌。临床所称急性腹膜炎多指继发性的化脓性腹膜炎，是急性化脓性腹膜炎中最常见的一种，占98%，病原菌以大肠埃希菌最多见，其次为厌氧杆菌和链球菌 |
| 护理评估 | 健康史 | 了解既往病史中有无胃十二指肠溃疡病史、慢性阑尾炎发作史、其他腹内脏器疾病和手术史；近期有无腹部外伤史 |
| | 身体状况 | 腹痛是最主要的症状，为持续性、剧烈腹痛，以原发病灶处最显著。其他伴有恶心、呕吐。体温升高、脉搏快等感染中毒症状。腹胀，腹式呼吸运动减弱或消失。腹胀加重是病情恶化的重要指标。腹部压痛、反跳痛、腹肌紧张，是腹膜炎的标志性体征，称为腹膜刺激征 |
| | 辅助检查 | 1. 血常规检查，白细胞计数及中性粒细胞比例增高；诊断性腹腔穿刺抽液术或腹腔灌洗术可帮助判断病因<br>2. 腹部立位平片显示小肠普遍胀气并有多个小液平面的肠麻痹征象；超声指导下腹腔穿刺抽液或腹腔灌洗，可帮助诊断；CT检查 |
| | 处理原则 | 1. 非手术治疗主要措施　半卧位，禁食，胃肠减压，静脉输液，纠正水、电解质紊乱，合理应用抗生素，补充热量和营养支持，以及镇静、止痛、吸氧等对症处理<br>2. 多数继发性腹膜炎病人需要手术治疗。术后给予禁食、胃肠减压、静脉补液、抗生素应用和营养支持治疗，保持腹腔引流管通畅，密切观察病情变化，积极防治并发症 |
| 护理诊断 | ①急性疼痛；②体温过高；③体液不足；④焦虑 / 恐惧；⑤潜在并发症：腹腔脓肿、切口感染等 | |

| | | |
|---|---|---|
| 护理措施 | 非手术治疗与术前护理 | 1. 定时测量生命体征，记录 24h 液体出入量。观察病人腹部症状和体征的变化<br>2. 无休克情况下一般取半卧位。病情稳定时，鼓励病人活动双腿，预防血栓性静脉炎的发生。休克病人取平卧位或头、躯干和下肢均抬高 20°<br>3. 胃肠穿孔病人必须禁食，并留置胃管持续胃肠减压。禁食期间，做好口腔护理和鼻腔清洁。注意观察引流物的量、颜色、性状<br>4. 在给予葡萄糖供给一部分热量的同时应补充氨基酸、白蛋白等。长时间禁食时，可考虑经肠外途径补给人体所需的营养素<br>5. 迅速建立静脉输液通道，遵医嘱补液，纠正水、电解质及酸碱平衡失调，保持病人每小时尿量达 30ml 以上，必要时输血、血浆，维持有效的循环血量<br>6. 高热病人，给予物理降温 |
| | 术后护理 | 1. 术后定时监测生命体征，危重病人需要尤其注意循环、呼吸、肾功能的监测和维护<br>2. 术后全麻清醒前，采取去枕平卧位。病人清醒或硬膜外麻醉病人平卧 6h 后，血压、脉搏平稳应取半卧位<br>3. 术后继续禁食、胃肠减压，待肠蠕动恢复，拔除胃管后，逐步恢复经口饮食。禁食期间口腔护理每日 2 次，给予肠外营养支持，提高防御能力<br>4. 根据医嘱合理补充液体、电解质和维生素，必要时输新鲜血、血浆，维持水、电解质、酸碱平衡<br>5. 合理使用抗生素，控制腹腔内感染<br>6. 观察切口敷料是否干燥，有渗血、渗液时及时更换敷料<br>7. 正确连接各引流装置，有多根腹腔引流管时，贴上标签标明各管位置，以免混淆。①妥善固定；②引流袋；③观察记录引流情况；④保持引流通畅；⑤适时拔管 |
| | 健康指导 | 1. 向病人说明非手术期间禁食、胃肠减压、半卧位的重要性<br>2. 讲解术后饮食恢复的知识，指导其从流质—半流质—软食—普食，循序渐进、少量多餐<br>3. 鼓励病人卧床期间进行床上活动，体力恢复后尽早下床走动 |

## （二）腹部损伤病人的护理

| | | |
|---|---|---|
| 概要 | 概念 | 腹部损伤是指各种物理、化学和生物的外源性致伤因素作用于机体，导致腹部和 / 或腹腔内部组织器官结构完整性受损，同时或相继出现一系列功能障碍 |
| | 分类 | 腹部损伤根据腹壁有无伤口可分为开放性和闭合性两大类。无论开放性或闭合性，都可导致腹部内脏损伤。开放性损伤中受损部位以肝、小肠、胃、结肠、大血管多见，闭合性损伤以脾、小肠、肝、肠系膜受损居多 |
| 护理评估 | 健康史 | 了解受伤史 |
| | 身体状况 | 单纯腹壁损伤可表现为受伤部位疼痛；实质性脏器损伤主要以腹腔内或腹膜后出血为临床表现；空腔脏器损伤主要临床表现是局限性或弥漫性腹膜炎 |
| | 辅助检查 | 诊断性腹腔穿刺术和腹腔灌洗术；X 线检查；超声检查；CT 检查；诊断性腹腔镜检查 |

| 护理评估 | 处理原则 | 1. 心肺复苏是压倒一切的任务；其次迅速控制大出血、消除开放性气胸或张力性气胸；同时尽快恢复循环血容量、纠正休克等<br>2. 非手术治疗措施包括防止休克，抗感染，禁饮、禁食，胃肠减压，镇静，镇痛<br>3. 有腹腔出血时，迅速查明出血来源进行相应处理。探查次序原则上应为肝、脾等实质性器官，后为空腔脏器。按照轻重缓急逐一处理，原则上先处理出血性损伤，后处理空腔器官破裂伤；先处理污染重的损伤，后处理污染轻的损伤 |
|---|---|---|
| 护理诊断 | | ①体液不足；②急性疼痛；③营养失调：低于机体需要量；④潜在并发症：损伤器官再出血、腹腔脓肿、休克；⑤焦虑/恐惧 |
| 护理措施 | 现场急救 | 腹部损伤常合并多发性损伤，急救时应分清轻重缓急。首先抢救致命伤，检查呼吸情况，保持呼吸道通畅；包扎伤口，控制外出血，将伤肢妥善外固定；有休克表现者应尽快建立静脉通路，快速输液。开放性腹部损伤者，妥善处理，伴有脏器脱出者，可用消毒碗覆盖保护，勿予以强行回纳 |
| | 非手术治疗与术前护理 | 1. 每15~30min监测脉搏、呼吸、血压1次。有下列情况之一者，考虑有腹内脏器损伤：①受伤后短时间内即出现明显的失血性休克表现者；②腹部持续性剧痛且进行性加重伴恶心、呕吐者；③腹部压痛、反跳痛、肌紧张明显且有加重的趋势者；④肝浊音界缩小或消失，有气腹表现者；⑤腹部出现移动性浊音者；⑥有便血、呕血或尿血者；⑦直肠指检盆腔触痛明显、波动感阳性，或指套染血者。注意事项：①尽量减少搬动，以免加重伤情；②诊断不明者不予注射止痛剂，以免掩盖伤情；③怀疑结肠破裂者严禁灌肠<br>2. 绝对卧床休息，若病情稳定，可取半卧位；禁食，防止加重腹腔污染。怀疑空腔脏器破裂或腹胀明显者应进行胃肠减压<br>3. 遵医嘱应用广谱抗生素防治腹腔感染，注射破伤风抗毒素。必要时，进行肠外营养支持 |
| | 术后护理 | 监测生命体征、观察病情变化、禁食、胃肠减压，口腔护理。静脉补液、应用抗生素和进行营养支持，保持腹腔引流的通畅，积极防治并发症 |
| | 健康指导 | ①加强安全教育；②普及急救知识；③出院指导 |

# 二、测试题

## （一）单项选择题

### A₁型题

1. 原发性腹膜炎的病因是

    A. 手术时腹腔被污染                B. 病原菌经血液侵入腹腔

    C. 腹腔炎症扩散                       D. 胃肠道穿孔

    E. 急性胃肠炎

2. 继发性腹膜炎的病因**不包括**

    A. 急性阑尾炎                        B. 胃穿孔

    C. 急性胆囊炎                      D. 胃肠吻合口瘘

    E. 肝硬化腹水

3. 引起继发性腹膜炎最常见的致菌病是
 A. 肺炎球菌       B. 变形杆菌
 C. 大肠埃希菌      D. 厌氧类杆菌
 E. 链球菌

4. 急性化脓性腹膜炎的最主要症状是
 A. 腹痛         B. 发热
 C. 恶心、呕吐       D. 心慌
 E. 疲乏无力

5. 腹膜炎的标志性体征是
 A. 腹式呼吸减弱或消失     B. 压痛、反跳痛、腹肌紧张
 C. 肠鸣音消失       D. 移动性浊音阳性
 E. 明显腹胀

6. 继发性腹膜炎的腹痛特点是
 A. 阵发性绞痛       B. 逐渐加重的腹痛
 C. 疼痛与体位无关      D. 先发热后腹痛
 E. 持续性剧烈腹痛，以原发病灶部位为显著

7. 急性化脓性腹膜炎早期呕吐原因为
 A. 胃肠痉挛        B. 肠梗阻
 C. 肠麻痹         D. 反射性呕吐
 E. 神经性呕吐

8. 急性腹膜炎提示病情恶化的征象是
 A. 脉搏快，体温反而下降     B. 体温升高
 C. 恶心、呕吐       D. 脉搏加快
 E. 腹痛加重

9. 下列急性腹膜炎的临床表现最有诊断价值的是
 A. 持续性腹痛       B. 肠鸣音减弱
 C. 移动性浊音       D. 腹膜刺激征
 E. 腹胀、呕吐

10. 急性腹膜炎诊断未明确时**不应**给予的处理为
 A. 禁食         B. 严密观察病情
 C. 使用止痛剂减轻疼痛     D. 补液维持水、电解质平衡
 E. 应用抗生素

11. 急性化脓性腹膜炎的手术指征，**错误**的是
 A. 继发性腹膜炎无局限趋势    B. 观察12小时后症状体征加重
 C. 中毒症状明显，有休克表现    D. 急性坏死性胰腺炎所致腹膜炎
 E. 原发性腹膜炎

12. 急性腹膜炎已明确诊断，决定手术治疗，术前处理**不妥**的是
 A. 禁食、输液       B. 备皮、备血

C.应用胃肠减压      D.禁用镇静止痛剂

E.给麻醉前用药

13.急性腹膜炎治疗后最常见的残余脓肿为

A.膈下脓肿      B.盆腔脓肿

C.肠间隙脓肿      D.脾周围脓肿

E.肝脓肿

14.左膈下脓肿最常见的原因是

A.急性阑尾炎穿孔      B.脾切除术后

C.结肠癌术后      D.溃疡病穿孔

E.结肠穿孔

15.腹腔手术后预防膈下脓肿的有效护理措施是

A.腹腔引流      B.胃肠减压

C.早期活动      D.半坐卧位

E.应用抗生素

16.胃肠减压期间的护理**错误**的是

A.病人应禁食及停口服药物      B.随时观察吸引是否有效

C.注意口腔护理      D.及时更换收集瓶

E.若发现胃管有鲜红血液吸出,继续持续吸引

17.安置胃肠减压的病人拔管的指征是

A.腹痛消失      B.体温正常

C.肠鸣音消失      D.腹胀减轻

E.肛门排气

18.提示炎症累及壁腹膜的是

A.腹部压痛      B.腹部膨隆

C.腹部反跳痛      D.腹部叩击痛

E.腹部隐痛

19.原发性腹膜炎与继发性腹膜炎的主要区别在于

A.腹胀程度      B.有无腹膜刺激征

C.腹腔内有无原发病变      D.腹痛性质不同

E.有无全身感染

20.急性化脓性腹膜炎的体位最常采用的是

A.平卧位      B.侧卧位

C.半卧位      D.头低足高位

E.去枕平卧位

21.当腹部闭合性损伤时,最常见的实质性脏器损伤为

A.肝      B.脾

C.肾      D.胰

E.膈

22. 开放性腹部损伤有肠管脱出时，原则上应
    A. 立即向腹腔还纳　　　　　　　B. 及早行清创术
    C. 止痛处理　　　　　　　　　　D. 抗感染
    E. 暂不向腹腔回纳

23. 腹腔内实质性脏器损伤最可靠的依据是
    A. 腹式呼吸消失　　　　　　　　B. 腹肌紧张
    C. 肝浊音界缩小　　　　　　　　D. 移动性浊音阳性
    E. 腹腔抽出不凝固血液

24. 对疑有腹腔内脏损伤和生命体征不稳定的病人，观察期间下列措施**不妥**的是
    A. 禁食、禁水　　　　　　　　　B. 观察病情
    C. 用吗啡暂时止痛　　　　　　　D. 不随意搬动病人
    E. 积极做好手术准备

25. 下列腹部闭合性损伤的手术探查指征中，**错误**的是
    A. 全身病情恶化　　　　　　　　B. 血压有下降趋势
    C. X线检查发现膈下有游离气　　D. 肠鸣音消失及腹胀
    E. 腹部透视，发现胃泡明显扩大

26. 腹腔内脏损伤检查时腹膜刺激征**不明显**的是
    A. 肝破裂　　　　　　　　　　　B. 脾破裂
    C. 胰破裂　　　　　　　　　　　D. 肠穿孔
    E. 胃穿孔

27. 救治严重腹部损伤病人的首要措施是
    A. 禁食、输液　　　　　　　　　B. 应用抗生素
    C. 预防休克　　　　　　　　　　D. 禁用吗啡类止痛剂
    E. 应用破伤风抗毒素

28. 腹腔实质性脏器破裂伴有失血性休克，处理原则是
    A. 补充液体　　　　　　　　　　B. 待休克纠正后再手术
    C. 抗休克同时进行手术　　　　　D. 用血管活性药
    E. 镇静、镇痛

29. 腹部损伤有合并以下问题时应优先处理
    A. 窒息　　　　　　　　　　　　B. 气胸
    C. 昏迷　　　　　　　　　　　　D. 出血
    E. 休克

30. 有关脾破裂腹腔内出血，紧急处理合适的是
    A. 建立两条以上静脉通路，快速补液，抗休克
    B. 备血、快速输血
    C. 紧急行术前准备，做急诊脾切除术
    D. 急诊术前准备，同时抗休克，后行急诊手术
    E. 观察生命体征变化，评估出血量

31. 肝破裂合并开放性气胸的处理原则是首选

    A. 补液                               B. 输血

    C. 应用抗生素                    D. 剖腹探查止血

    E. 处理气胸

**A₂ 型题**

32. 黄某，女，45 岁。有溃疡病史 10 年，突然发生上腹部剧痛并波及全腹。查体：P 100 次 /min，BP 90/75mmHg，全腹压痛、反跳痛、肌紧张，以上腹为重，在急诊护理措施中**错误**的是

    A. 取半卧位                         B. 胃肠减压

    C. 输液、输血                    D. 禁食

    E. 使用抗生素

33. 陈某，男，30 岁。急性腹膜炎手术后第 6 日，T 39.6℃，每日稀便 7~8 次，混有黏液，查切口无红肿，应考虑

    A. 切口深部感染                 B. 急性肠炎

    C. 脓血症                         D. 盆腔脓肿

    E. 膈下脓肿

34. 胡某，男，36 岁。外伤性肠破裂。手术后第 6 日出现高热、寒战，右上腹疼痛，伴有呃逆，首先考虑

    A. 膈下脓肿                       B. 盆腔脓肿

    C. 肠间脓肿                      D. 血栓性静脉炎

    E. 胸腔感染

35. 温某，男，32 岁。急性腹膜炎手术后 1 周，体温升高至 38℃，伴腹泻、里急后重。下列检查最有意义的是

    A. 内镜检查                       B. 腹部 X 线平片

    C. 大便常规化验                D. 腹腔穿刺术

    E. 直肠指检

36. 钱某，男，58 岁。急性化脓性腹膜炎术后第 1 日，对应用胃肠减压的作用不理解，护士解释**不妥**的是

    A. 可以预防胃出血            B. 有利于胃肠功能的恢复

    C. 可以减轻腹胀               D. 避免胃肠内液体漏入腹腔

    E. 有利于胃肠吻合口的愈合

37. 韦某，男，20 岁。因车祸致腹部开放性损伤，伴部分肠管脱出，其紧急处理措施是

    A. 迅速将肠管还纳于腹腔

    B. 用消毒棉垫加压包扎

    C. 用大块等渗盐水纱布覆盖，并妥善保护

    D. 用凡士林纱布覆盖，腹带包扎

    E. 敞开伤口，送手术室处理

38. 李某，男，30 岁。5 日前被汽车撞伤左上腹，当时腹痛伴局部压痛。今日上厕所

时突然昏倒,面色苍白,脉细速。可能是

    A. 肝破裂　　　　　　　　　　　B. 脾破裂

    C. 胆囊穿孔　　　　　　　　　　D. 肾破裂

    E. 肠穿孔

**A$_3$/A$_4$ 型题**

（39~40题共用题干）

    刘某,男,50岁。胃穿孔修补术后一周,突发寒战高热、上腹疼痛、呃逆,季肋部压痛明显,经保守治疗未见好转。

39. 此病人最可能的临床诊断是

    A. 盆腔脓肿　　　　　　　　　　B. 肠间脓肿

    C. 骨盆直肠间隙脓肿　　　　　　D. 膈下脓肿

    E. 阑尾周围脓肿

40. 首选的治疗方案为

    A. 中药保留灌肠　　　　　　　　B. 热水坐浴

    C. 理疗　　　　　　　　　　　　D. 补液

    E. 手术

（41~44题共用题干）

    顾某,男,25岁。因转移性右下腹痛20小时伴发热、恶心、呕吐,以"急性阑尾炎"收住入院。入院时病人呈急性病容,扶入病房。查体:T 38.9℃,腹部检查腹肌紧张、压痛、反跳痛,以右下腹为著,肠鸣音消失。

41. 属于主观资料的是

    A. 转移性右下腹痛　　　　　　　B. 恶心、呕吐

    C. T 38.9℃　　　　　　　　　　D. 右下腹压痛、反跳痛

    E. 急性病容

42. 该病人可能的诊断是

    A. 急性胃肠炎　　　　　　　　　B. 急性阑尾炎合并弥漫性腹膜炎

    C. 胆囊炎　　　　　　　　　　　D. 胆道蛔虫症

    E. 溃疡穿孔合并弥漫性腹膜炎

43. 对于该病人,正确的护理诊断是

    A. 急性阑尾炎　　　　　　　　　B. 疼痛,炎症引起

    C. 恶心、呕吐　　　　　　　　　D. 因为呕吐致组织灌注量不足

    E. 体温过高　与炎症有关

44. 如果腹胀明显,腹部移动性浊音可疑,腹腔穿刺可能抽出的液体为

    A. 黄绿色无臭味浑浊液　　　　　B. 稀薄略带臭味的脓液

    C. 腥臭的血性液体　　　　　　　D. 无臭味的稀薄脓液

    E. 草绿色透明液体

（45~47题共用题干）

    陈某,男,25岁。因车祸撞伤腹部,病人诉腹痛难忍,伴恶心、呕吐,X线腹透,见膈

下游离气体，拟诊为胃肠道外伤性穿孔。

45. 以下有确定性诊断意义的是
    A. 腹膜刺激征　　　　　　　　　　B. 肠鸣音消失
    C. 腹腔穿刺抽出混浊液体　　　　　　D. 白细胞计数增高
    E. 高热、脉快、口渴等

46. 其处理**不正确**的是
    A. 禁食、输液　　　　　　　　　　　B. 使用胃肠减压
    C. 应用大剂量抗生素　　　　　　　　D. 给予吗啡止痛
    E. 尽早施行手术

47. 下列体位可减少腹腔毒素吸收的是
    A. 平卧位　　　　　　　　　　　　　B. 侧卧位
    C. 俯卧位　　　　　　　　　　　　　D. 半卧位
    E. 头低足高位

（48~50 题共用题干）

陆某，男，25 岁。1 小时前因车祸致肝破裂。P 120 次 /min，BP 80/60mmHg，神志尚清，面色苍白，四肢湿冷。腹部压痛，有肌紧张，留置导尿管后尿量减少。

48. 目前考虑病人的情况主要是
    A. 失血性休克　　　　　　　　　　　B. 创伤性休克
    C. 神经源性休克　　　　　　　　　　D. 感染性休克
    E. 心源性休克

49. 为迅速扩容，接诊病人后应立即静脉输给
    A. 血浆　　　　　　　　　　　　　　B. 全血
    C. 右旋糖酐　　　　　　　　　　　　D. 0.9% 氯化钠溶液
    E. 10% 葡萄糖溶液

50. 病人经手术修补肝裂伤，腹腔吸出血液约 1 500ml。术后 10 小时发生呼吸困难，进行性加重，发绀，经吸氧不见好转。P 110 次 /min，BP 92/70mmHg，此时应考虑
    A. 肺不张　　　　　　　　　　　　　B. 肺部感染
    C. 急性呼吸窘综合征　　　　　　　　D. 肺水肿
    E. 急性心力衰竭

## （二）病例分析

1. 韦某，男，43 岁。有胃溃疡史 5 年。突发上腹部剧烈疼痛并迅速扩散至全腹 7 小时入院。腹痛呈持续性，伴腹胀、恶心、发热。体格检查：T 38.8℃，P 106 次 /min，R 22 次 /min，BP 90/60mmHg，表情痛苦，全腹肌紧张、压痛、反跳痛，肠鸣音消失。血常规：WBC $16×10^9$/L，N0.86%，腹部立位 X 线透视见膈下游离气体。

请问：

（1）此时，该病人首要的治疗措施是什么？

（2）经积极非手术治疗，症状及体征不见好转，呈加重趋势，此时，应采取何措施？

2. 李某，男，42 岁。高山滑雪时身体失去平衡，摔至雪道两旁木护栏上，出现昏迷。

入院后检查：BP 70/30mmHg，P 102 次 /min，颜面苍白，四肢湿冷，神志模糊。腹腔穿刺抽到不凝血。医疗诊断：腹腔内出血，失血性休克。治疗：抗休克，立即手术。

请问：

(1) 诊断有哪些依据？

(2) 对腹部损伤病人应从哪些方面进行病情观察？

(3) 如何配合医生进行抢救？

（王秋月）

# 第十七章 | 胃十二指肠疾病病人的护理

## 一、学习重点与难点

### （一）胃十二指肠溃疡外科治疗病人的护理

| | | |
|---|---|---|
| 概要 | 概念 | 胃十二指肠溃疡是指胃十二指肠局限性圆形或椭圆形的全层黏膜缺损，又称消化性溃疡 |
| | 并发症 | 胃十二指肠溃疡急性穿孔；胃十二指肠溃疡大出血；胃十二指肠溃疡瘢痕性幽门梗阻 |
| 护理评估 | 健康史 | 了解病人发病过程、治疗及用药情况；了解病人既往是否有溃疡病史及胃手术病史等 |
| | 身体状况 | 1. 急性胃十二指肠溃疡穿孔发生于夜间空腹或饱食后。表现为骤起上腹部"刀割样"剧痛，呈持续性或阵发性加重。病人为急性痛苦面容，仰卧微屈膝、不愿移动，腹式呼吸减弱或消失；全腹有明显的压痛、反跳痛，腹肌紧张呈"板样"强直，以穿孔处最重；叩诊肝浊音界缩小或消失，可有移动性浊音；听诊，肠鸣音减弱或消失<br>2. 胃十二指肠溃疡大出血，量少者可仅有黑便。出血量大且速度快者可伴呕血，且色泽红。如出血更甚者可出现晕厥和休克症状。短期内出血超过 800ml，病人可表现为休克症状<br>3. 呕吐宿食与腹部胀痛是幽门梗阻的主要表现，一次可达 1 000~2 000ml，呕吐物含大量宿食有腐败酸臭味，但不含胆汁 |
| | 辅助检查 | 实验室检查；影像学检查；CT 检查；血管造影；内镜检查；诊断性腹腔穿刺 |
| | 处理原则 | 1. 胃十二指肠溃疡急性穿孔治疗方法包括非手术治疗和手术治疗。非手术治疗：①禁食、持续胃肠减压；②输液以维持水、电解质平衡并给予营养支持；③全身应用抗生素控制感染；④经静脉给予 $H_2$ 受体阻断剂或质子拮抗剂等制酸药物。若治疗 6~8h 后病情仍继续加重，应立即行手术治疗，包括单纯穿孔缝合、胃大部切除术、穿孔缝合术加高选择性迷走神经切断或选择性迷走神经切断术加胃窦切除术<br>2. 溃疡大出血病人考虑紧急手术止血，指征包括：①经积极保守治疗无效者；②出血速度快，短期内出现休克症状者；③高龄病人伴有动脉硬化，出血自行停止可能性小；④经过保守治疗出血已停止，但短期内可能再次出血者。手术方法：①出血部位的贯穿缝扎术；②胃大部切除术<br>3. 胃十二指肠溃疡瘢痕性幽门梗阻病人，先保守治疗，放置胃管，进行胃减压和引流。高渗温盐水洗胃，以减轻胃壁水肿。同时补充液体、电解质，维持酸碱平衡和营养。如保守治疗症状未能缓解，可考虑手术治疗。手术方式首选胃大部切除术 |

| 护理诊断 | ①急性疼痛；②体液不足；③营养失调：低于机体需要量；④焦虑／恐惧；⑤潜在并发症：出血、感染、吻合口破裂或瘘、术后梗阻、倾倒综合征等 | |
|---|---|---|
| 护理措施 | 非手术治疗与术前护理 | 1. 出现并发症者，暂禁食，出血停止或非完全性幽门梗阻者，可进流质或无渣半流质饮食。对无进食禁忌证者，术前 1d 流质饮食，术前 12h 禁食、禁饮<br>2. 督促病人按时应用减少胃酸分泌、解痉及抗酸的药物，并观察药物疗效。急性穿孔病人立即禁食、水，胃肠减压；若病人有休克症状，应平卧。溃疡大出血病人严密观察呕血、便血情况，并判断记录出血量；取平卧位；禁食、水；若病人过度紧张，应给予镇静剂；及时输血、补液、应用止血药物，以纠正贫血和休克；同时，做好急症手术前的准备工作。完全性幽门梗阻病人禁食、禁水，不完全性梗阻者，给予无渣半流质，以减少胃内容物潴留。输血补液，改善营养状况，纠正低氯、低钾性碱中毒<br>3. 对拟行迷走神经切除术病人术前测定胃酸，包括夜间 12h 分泌量、最大分泌量及胰岛素试验分泌量 |
| | 术后护理 | 1. **术后全麻清醒前取去枕平卧位，血压平稳后取低半卧位。鼓励病人早期活动**<br>2. 病人禁食期间，应维持水、电解质平衡；及时应用抗生素；准确记录 24h 出入水量<br>3. 病人拔除胃管当日可饮少量水或米汤；第 2 日进半量流质饮食，若病人无腹痛、腹胀等不适，第 3 日进全流质，第 4 日可进半流质饮食，以稀饭为好，第 10~14 日可进软食。少进食牛奶、豆类等产气食物，忌生、冷、硬及刺激性食物。进食应少量多餐，循序渐进，每日 5~6 餐，逐渐减少进餐次数并增加每次进餐量，逐渐过渡为正常饮食<br>4. 监测生命体征，每 30min 1 次<br>5. 妥善固定胃肠减压管和引流管，保持通畅，尤其是胃管应保持负压状态。观察并记录胃管和引流管引流液体的颜色、性质和量<br>6. 术后胃管不断吸出新鲜血液，24h 后仍不停止，多行非手术疗法止血，包括禁食、应用止血药物和输新鲜血。当非手术疗法不能止血或出血量大时，应行手术止血<br>7. 胃切除术后，病人出现上腹持续性饱胀、钝痛、伴呕吐含有食物和胆汁的胃液，给予禁食、胃肠减压、肠外营养、纠正低蛋白，维持水、电解质和酸碱平衡，应用促胃动力药物等。若病人经保守治疗，症状不改善，应考虑可能合并机械性梗阻<br>8. 吻合口破裂或瘘是术后早期并发症，常发生于术后 1 周左右。贫血、水肿、低蛋白血症的病人更易发生。如病人出现高热、脉速、腹痛及弥漫性腹膜炎的表现，应及时通知医生<br>9. 十二指肠残端破裂是毕Ⅱ式胃切除术后早期最严重的并发症。临床表现为突发上腹部剧痛，发热、腹膜刺激征及白细胞计数增加，腹腔穿刺可有胆汁样液体。一旦诊断，应立即手术治疗<br>10. 术后病人出现早期倾倒综合征，表现为进食后 30min 内，病人出现心悸、心动过速、出汗、无力、面色苍白等表现，给予少量多餐，避免过甜、过咸、过浓流质食物，宜进食低碳水化合物、高蛋白饮食。进餐时限制饮水。进餐后平卧 10~20min。饮食调整后症状不缓解，应用生长抑素治疗。若出现晚期倾倒综合征，表现为餐后 2~4h 出现头晕、心慌、无力、出冷汗、脉细弱甚至晕厥，给予饮食调整，减少碳水化合物含量，增加蛋白质比例，少量多餐可防止其发生；出现症状时稍进饮食，尤其是糖类，即可缓解 |

| | | |
|---|---|---|
| 护理措施 | 术后护理 | 11. 碱性反流性胃炎表现为上腹或胸骨后烧灼痛、呕吐胆汁样液体及体重减轻。抑酸剂治疗无效,较顽固。一般应用胃黏膜保护剂、胃动力药及胆汁酸结合药物。症状严重者,应考虑手术治疗<br>12. 病人再次出现溃疡病症状、腹痛、出血等症状。可采取保守治疗,无效者可再次手术<br>13. 营养性并发症包括病人表现为体重减轻、营养不良、贫血等症状。病人应调节饮食,给予高蛋白、低脂饮食,补充铁剂和丰富的维生素<br>14. 胃十二指肠溃疡病人行胃大部切除术后 5 年以上,残留胃发生的原发癌。病人表现为上腹部疼痛不适、进食后饱胀、消瘦、贫血等症状,纤维胃镜可明确诊断 |
| | 健康指导 | 1. 避免服用对胃黏膜有损害性的药物,如阿司匹林、吲哚美辛、皮质类固醇等药物<br>2. 术后一年内胃容量受限,饮食应定时、定量,少量多餐,营养丰富,逐步过渡为正常饮食。少食腌、熏制食品,避免进食过冷、过硬、过烫、过辣及油煎炸的食物<br>3. 告知病人出院后注意休息、避免过劳,保持乐观的情绪,同时劝告病人放弃喝酒、吸烟等对身体有危害性的不良习惯 |

## (二) 胃癌病人的护理

| | | |
|---|---|---|
| 概要 | 概念 | 胃癌是我国最常见的恶性肿瘤之一。死亡率居恶性肿瘤第二位 |
| | 病因 | 地域环境;饮食因素是胃癌发生的最主要原因;幽门螺杆菌感染,是引发胃癌的主要因素之一;癌前疾病和癌前病变;遗传和基因 |
| | 分型 | 早期胃癌病变仅限于黏膜和黏膜下层,而不论病变的范围和有无淋巴结转移。进展期胃癌病变深度已超过黏膜下层的胃癌<br>世界卫生组织(WHO)2000 年将胃癌分为:①腺癌(肠型和弥漫型);②乳头状腺癌;③管状腺癌;④黏液腺癌;⑤印戒细胞癌;⑥腺鳞癌;⑦鳞状细胞癌;⑧小细胞癌;⑨未分化癌;⑩其他。胃癌绝大部分为腺癌 |
| | 扩散途径 | ①直接浸润;②淋巴转移;③血行转移;④种植转移 |
| 护理评估 | 健康史 | 了解病人的年龄、性别、职业及饮食习惯等;发病过程、治疗及用药等情况;既往是否有溃疡病史及胃手术病史等 |
| | 身体状况 | 1. 早期胃癌多无明显症状,少数病人有类似溃疡病的上消化道症状,无特异性。随着病情进展,病人常有上腹部疼痛加重,食欲减退、乏力、消瘦,体重减轻。贲门胃底部癌可有胸骨后疼痛和进行性吞咽困难;幽门附近的胃癌有幽门梗阻表现,呕吐物多为隔夜宿食和胃液;肿瘤破坏血管后可有呕血、黑便等上消化道出血症状<br>2. 晚期病人可触及上腹部肿块、左锁骨上淋巴结肿大,直肠前凹扪及肿块、贫血、腹水、黄疸、营养不良甚至恶病质等表现 |
| | 辅助检查 | 电子胃镜检查;X 线钡餐检查;螺旋增强 CT 检查;其他影像学检查 |
| | 处理原则 | 早发现、早诊断和早治疗是提高胃癌疗效的关键。以外科手术为主要方式的综合治疗是胃癌的治疗策略 |
| 护理诊断 | | ①疼痛;②营养失调:低于机体需要量;③焦虑/恐惧;④潜在并发症:出血、感染、吻合口破裂或瘘、术后梗阻、倾倒综合征等 |

| 护理措施 | 术前护理 | 1. 病人应少量多餐，进食高蛋白、高热量、富含维生素、低脂肪、易消化和少渣的食物，必要时静脉补充血浆或全血。术前1d进流质饮食<br>2. 协助病人做好术前各种检查及手术前常规准备 |
|---|---|---|
| | 术后护理 | 1. 病人全麻清醒后，血压平稳后取低半卧位。病情允许者，术后第1日开始下床活动，逐日增加活动量<br>2. 术后胃肠减压期间，静脉补充液体，维持水、电解质平衡并提高必要营养素；准确记录24h出入水量，以便保证合理补液；若病人营养状况差或贫血，应补充血浆或全血。拔除胃管后由试验饮水或米汤，逐渐过渡到半量流质饮食、全量流质饮食、半流质饮食、软食至正常饮食<br>3. 监测生命体征，每30min 1次<br>4. 保持管道通畅，妥善固定胃肠减压管和引流管，防止脱出；观察并记录胃管和引流管引流液体的颜色、性质和量<br>5. 评估病人疼痛程度，适当应用止痛药物<br>6. 胃手术后主要并发症有出血、胃排空障碍、吻合口破裂或瘘、十二指肠残端破裂和术后梗阻 |
| | 健康指导 | 1. 积极治疗HP感染和胃癌的癌前疾病，少食腌制、熏、烤食品，戒烟、酒<br>2. 告知病人注意休息、避免过劳。向病人及家属讲解化疗的必要性和副作用。定期门诊随访 |

## 二、测试题

### (一) 单项选择题

**A₁型题**

1. 可诱发胃十二指肠溃疡大出血的药物是

    A. 抗生素               B. 化疗药物

    C. 抗酸药               D. 阿司匹林

    E. 降压药

2. 下列与胃十二指肠溃疡发病**无关**的是

    A. 幽门螺杆菌感染        B. 胃酸分泌过多

    C. 遗传                 D. 高糖饮食

    E. 使用非甾体抗炎药

3. 十二指肠溃疡疼痛的特点是

    A. 上腹部刀割样绞痛      B. 阵发性腹部绞痛

    C. 餐后痛              D. 饥饿痛

    E. 饱胀痛

4. 以下诊断胃十二指肠溃疡急性穿孔的最有意义的依据是

    A. 上腹部明显压痛       B. 板状腹

    C. 腹式呼吸减弱       D. 移动性浊音阳性

    E. X线检查时膈下有游离气体

5. 胃穿孔时腹腔穿刺抽出液的性质是

A. 脓液稀薄有臭味            B. 黄色、混浊无臭味

C. 不凝固血液                  D. 血性脓液有臭味

E. 血性渗出液

6. 胃十二指肠溃疡急性大出血的主要症状是

     A. 腹部轻度膨隆             B. 上腹部有轻度压痛

     C. 大量呕血或黑便           D. 肠鸣音活跃

     E. 血细胞容积降低

7. 胃十二指肠病人大出血超过多少时会出现休克症状

     A. 400ml                       B. 500ml

     C. 700ml                      D. 800ml

     E. 300ml

8. 当胃十二指肠溃疡并发幽门梗阻时,最突出的症状是

     A. 上腹部胀满               B. 上腹部疼痛

     C. 呕吐                        D. 不能进食

     E. 停止排气、排便

9. 诊断胃十二指肠溃疡的首选检查是

     A. X 线钡餐                  B. 粪便潜血试验

     C. 胃镜检查                D. 胃酸测定

     E. B 型超声

10. 下列**不是**外科治疗胃十二指肠溃疡适应证的是

     A. 并发急性穿孔             B. 并发急性大出血

     C. 胃溃疡恶变              D. 慢性萎缩性胃炎

     E. 并发瘢痕性幽门梗阻

11. 以下**不是**胃十二指肠溃疡术后并发症的是

     A. 胃出血                   B. 十二指肠残端破裂

     C. 吻合口梗阻              D. 电解质紊乱

     E. 倾倒综合征

12. 对胃十二指肠溃疡急性大出血的非手术治疗护理,下列措施**不妥**的是

     A. 定时观察脉搏、血压        B. 记录呕血或便血量

     C. 快速输血,使血压高于正常值    D. 卧床休息

     E. 暂禁食

13. 胃溃疡合并幽门梗阻病人的术前准备,下列可减轻胃黏膜水肿的是

     A. 术前数日每晚用温等渗盐水洗胃    B. 纠正脱水

     C. 纠正碱中毒              D. 术前给予流质饮食

     E. 术前晚灌肠

14. 幽门梗阻病人术前 3 日洗胃应用

     A. 高渗盐水                B. 等渗盐水

     C. 温开水                  D. 5% 葡萄糖溶液

E. 5%碳酸氢钠

15. 下列属于早期胃癌的是

    A. 病变局限于胃窦内                B. 病变局限于黏膜或黏膜下层

    C. 癌肿直径小于 2cm                D. 无淋巴结转移

    E. 有种植转移

16. 早期胃癌诊断的最有效方法是

    A. B 超                                   B. CT

    C. X 线钡餐造影                      D. 胃液分析

    E. 纤维胃镜

17. 提高胃癌治愈率的关键是

    A. 扩大手术范围                    B. 早期诊断

    C. 放疗                                 D. 化疗

    E. 综合治疗

18. 胃大部切除后第 1 日应注意观察的并发症是

    A. 吻合口破裂                    B. 吻合口出血

    C. 吻合口梗阻                    D. 十二指肠残端瘘

    E. 倾倒综合征

19. 胃大部切除术后一般病人,其饮食护理是

    A. 第 1 日进流质,第 4 日进半流质        B. 第 2 日进流质,第 4 日进半流质

    C. 第 3 日进流质,第 5 日进半流质        D. 第 3 日进流质,1 周进半流质

    E. 第 4 日进流质,2 周进半流质

20. 关于倾倒综合征病人的饮食指导,**错误**的是

    A. 少食多餐                      B. 餐后散步

    C. 高蛋白饮食                    D. 餐时限制饮水

    E. 避免过甜、过咸食物

**A₂型题**

21. 李某,男,45 岁。行胃大部切除手术后 5 小时,正在输液,从胃管内流出大量血液。测 P 120 次 /min, BP 11.3/8.7kPa(85/65mmHg)。应首先做出的处理是

    A. 静脉注射止血药                B. 平卧,加快输液速度

    C. 经胃管注入去甲肾上腺素      D. 通知医生,并准备输血

    E. 做好再次手术准备

22. 张某,行胃大部毕Ⅱ式手术后 5 日,突发右上腹痛,伴有腹膜刺激征,应考虑

    A. 十二指肠残端破裂              B. 术中胃出血

    C. 吻合口梗阻                    D. 空肠输入段梗阻

    E. 倾倒综合征

23. 胡某,女,50 岁。胃大部切除术后 2 周。病人进食 20 分钟后出现上腹饱胀、恶心、呕吐、头晕、心悸、出汗、腹泻等。首先应考虑

    A. 吻合口破裂                    B. 吻合口梗阻

C. 倾倒综合征　　　　　　　　　　　D. 术后胃出血

E. 代谢性酸中毒

24. 李某，男，35岁。毕Ⅱ式胃大部切除术后6日，进食后上腹饱胀，吐出胆汁样液体，不含食物，吐后症状消失，可能为

A. 吻合口梗阻　　　　　　　　　　　B. 输入段完全梗阻

C. 输入段不完全梗阻　　　　　　　　D. 输出段梗阻

E. 倾倒综合征

**A₃/A₄型题**

（25~27题共用题干）

季某，男，42岁。因十二指肠溃疡并发瘢痕性幽门梗阻，反复呕吐宿食，消瘦，皮肤干燥，弹性消失，入院后经充分术前准备，在硬脊膜外麻醉下行胃大部切除术。

25. 该病人入院时的护理诊断是

A. 心排血量减少　　　　　　　　　　B. 体液不足

C. 组织灌注量改变　　　　　　　　　D. 活动无耐力

E. 知识缺乏

26. 术前护理中特殊准备是

A. 心理护理　　　　　　　　　　　　B. 皮肤准备

C. 每晚洗胃　　　　　　　　　　　　D. 备血、皮试

E. 术前用药

27. 术后若发生胃肠吻合口出血，最早出现的临床表现是

A. 脉搏细速，血压下降　　　　　　　B. 烦躁不安，面色苍白

C. 尿量减少，四肢湿冷　　　　　　　D. 头晕、心悸、出冷汗

E. 胃管内吸出大量血液

（28~30题共用题干）

王某，男，50岁。因胃溃疡穿孔，在全麻下行毕Ⅰ式胃大部切除、腹腔引流术。术后返回病室，病人已清醒，生命体征稳定，切口敷料干燥，胃肠减压吸出暗红色血性液体50ml。

28. 全麻已完全清醒的依据是

A. 睫毛反射恢复　　　　　　　　　　B. 呼之能睁眼看人

C. 能正确回答问题　　　　　　　　　D. 四肢有自主动活动

E. 针刺有痛苦表情

29. 该病人术后拔除胃管的指征是

A. 术后2~3日　　　　　　　　　　　B. 生命体征平稳

C. 无腹胀　　　　　　　　　　　　　D. 肛门排气

E. 有饥饿感

30. 该病人术后容易发生的并发症是

A. 胃肠吻合口出血　　　　　　　　　B. 十二指肠残端瘘

C. 输入段肠袢梗阻　　　　　　　　　D. 输出段肠袢梗阻

E. 倾倒综合征

（31~33题共用题干）

方某，女，35岁。胃十二指肠溃疡病史8年。近2周出现餐后加重的上腹部饱胀、疼痛，大量呕吐宿食。体检：上腹部膨隆，可见胃型，X线钡餐示胃高度扩张。

31. 该病人最可能患的疾病是

A. 十二指肠球部溃疡　　　　　　　　　B. 胃溃疡

C. 溃疡急性穿孔　　　　　　　　　　　D. 瘢痕性幽门梗阻

E. 癌变

32. 该病人最可能发生的体液失衡是

A. 低钠、高钾性酸中毒　　　　　　　　B. 低钠、低钾性碱中毒

C. 低钠、高钾性碱中毒　　　　　　　　D. 低氯、低钾性碱中毒

E. 低氯、高钾性酸中毒

33. 该病人最佳的治疗方案是

A. 非手术治疗　　　　　　　　　　　　B. 毕Ⅰ式胃大部切除术

C. 毕Ⅱ式胃大部切除术　　　　　　　　D. 全胃切除术

E. 肠切除术

## （二）病例分析

刘某，女，38岁。近8年上腹部烧灼痛，近来自觉症状加重，药物治疗无效，饮食差，伴消瘦、乏力明显，经胃镜检查提示：胃窦部见一凹陷性溃疡，周围黏膜不规则，质脆易出血。医疗诊断：胃癌。治疗：限期手术。

请问：

1. 该病人的主要护理问题有哪些？

2. 对该病人应从哪些方面进行病情观察？

3. 如何配合医生进行全面治疗？

（王秋月）

# 第十八章 | 肠疾病病人的护理

## 一、学习重点与难点

### （一）急性阑尾炎病人的护理

| 概要 | | 1. 急性阑尾炎的病因有阑尾管腔阻塞和细菌入侵<br>2. 急性阑尾炎根据病理分为单纯性阑尾炎、化脓性阑尾炎、坏疽性及穿孔性阑尾炎和阑尾周围脓肿<br>3. 急性阑尾炎的转归有炎症消退、炎症局限化和炎症扩散 |
|---|---|---|
| 护理评估 | 健康史 | 了解病人发病前是否有剧烈活动、不洁饮食等诱因，有无急性阑尾炎发作史 |
| | 身体状况 | 1. **最主要的症状是转移性右下腹痛**。早期可伴有胃肠道症状。感染严重时出现中毒症状<br>2. **常见的体征是右下腹固定压痛**，压痛点常位于麦氏点。结肠充气试验、腰大肌试验、闭孔内肌试验及直肠指检等可作为辅助诊断依据 |
| | 辅助检查 | 1. **血常规检查示白细胞计数和中性粒细胞比值的增高**<br>2. 腹部 X 线平片检查可见盲肠扩张和气液平面；B 超检查、CT 检查可发现肿大的阑尾或脓肿 |
| | 治疗原则 | 绝大多数急性阑尾炎一经确诊，应早期手术治疗 |
| 护理诊断 | | ①急性疼痛；②体温过高；③潜在并发症：腹腔脓肿、内外瘘形成、门静脉炎，术后出血、切口感染、粘连性肠梗阻等 |
| 护理措施 | 非手术治疗与术前护理 | 1. 观察病人精神状态，定时测量生命体征；观察病人的腹部症状和体征<br>2. 病情观察期间病人禁食；遵医嘱静脉输液、保持水电解质平衡，应用抗生素控制感染。为减轻疼痛，病人可取半卧位。**诊断未明确之前禁用止痛剂如吗啡等**<br>3. 急诊手术者应立即嘱病人禁食，做好备皮、药物过敏试验、输液等准备 |
| | 术后护理 | 1. 一般护理 ①体位与活动：麻醉反应消失后取半卧位，**鼓励病人早期活动，防止肠粘连**。②饮食护理：病人手术当日禁食，经静脉补液。待肠蠕动恢复后，逐步恢复经口饮食。③病情观察：注意观察有无粘连性肠梗阻、腹腔感染或脓肿等术后并发症<br>2. 保持切口敷料清洁、干燥，观察切口愈合情况。如有腹腔引流管，应妥善固定，保持通畅；观察并记录引流液的颜色、性状和量等；一般术后 48~72h 可考虑拔管<br>3. 遵医嘱术后应用有效抗生素，控制感染<br>4. 并发症的预防和护理 ①**切口感染**：是阑尾术后最常见的**并发症**；②**粘连性肠梗阻**：较常见的并发症，术后病人早期离床活动可适当预防此并发症；③出血：一旦发生，立即遵医嘱输血、补液，并做好紧急手术止血的准备 |

| 护理措施 | 健康指导 | 1. 对于非手术治疗的病人，教会病人自我观察腹部症状和体征变化的方法<br>2. 指导病人术后饮食的种类及量，注意循序渐进；鼓励病人尽早下床活动，促进肠蠕动恢复<br>3. 若出现腹痛、腹胀等不适，应及时就诊 |
| --- | --- | --- |

## （二）肠梗阻病人的护理

| 病因及<br>分类 | | 1. 根据发生的原因分为**机械性肠梗阻、动力性肠梗阻和血运性肠梗阻**<br>2. 根据肠壁有无血运障碍分为单纯性肠梗阻与绞窄性肠梗阻<br>3. 按梗阻的部位分为高位（如空肠上段）和低位（如回肠末段和结肠）肠梗阻<br>4. 按梗阻的程度分为完全性和不完全性肠梗阻<br>5. 按梗阻的发展快慢分为急性和慢性肠梗阻 |
| --- | --- | --- |
| 病理生理 | | 肠管局部的变化有肠蠕动增强、肠腔积气、积液、扩张；肠壁充血水肿、血运障碍。<br>全身性改变有水、电解质、酸碱失衡，感染和中毒，休克和多器官功能障碍 |
| 护理评估 | 健康史 | 了解有无感染、饮食不当、过度劳累等诱因，尤其注意腹部疾病史、手术史、外伤史 |
| | 身体状况 | 1. 症状<br>（1）**腹痛**：阵发性腹部绞痛是机械性肠梗阻的特征，绞窄性肠梗阻表现为持续性剧烈腹痛伴阵发性加重，麻痹性肠梗阻呈持续性胀痛<br>（2）**呕吐**：高位肠梗阻时呕吐出现早且频繁，呕吐物主要为胃及十二指肠内容物；低位肠梗阻时呕吐迟而少，呕吐物为粪样；若呕吐物呈棕褐色或血性，表明肠管有血运障碍<br>（3）**腹胀**：高位肠梗阻腹胀不明显；低位肠梗阻腹胀明显；麻痹性肠梗阻为均匀性全腹胀；绞窄性肠梗阻为腹胀不对称<br>（4）**停止排便排气**：见于急性完全性肠梗阻。不完全性肠梗阻可有多次少量的排气、排便；绞窄性肠梗阻，可排出血便或果酱样便<br>2. 体征　单纯性肠梗阻可见肠型和蠕动波；绞窄性肠梗阻时腹腔内有渗液，可有移动性浊音；当机械性肠梗阻时，可闻及肠鸣音亢进，有气过水声或金属音；麻痹性肠梗阻时则肠鸣音减弱或消失<br>3. 最常见肠梗阻有粘连性肠梗阻、肠扭转、肠套叠和蛔虫性肠梗阻 |
| | 辅助检查 | 1. 实验室检查出现红细胞计数、血细胞比容、尿比重均增高；血清 $K^+$、$Na^+$、$Cl^-$ 及血气分析等改变<br>2. 腹部立位平片可见**多个阶梯状排列的气液平面**。绞窄性肠梗阻可见孤立、突出胀大的肠袢 |
| | 治疗原则 | 1. 基础治疗包括禁食、胃肠减压，营养支持，纠正水、电解质紊乱和酸碱失衡，防治感染和中毒，减少胃肠液的分泌<br>2. 解除梗阻<br>（1）非手术治疗：不完全肠梗阻采用中医中药治疗、口服或胃肠道灌注植物油、针刺疗法等<br>（2）手术治疗：①单纯解除梗阻；②肠段切除术；③肠短路吻合术；④肠造口或肠外置术 |
| 护理诊断 | | ①急性疼痛；②体液不足；③知识缺乏；④潜在并发症：肠坏死、腹腔感染、感染性休克、肠瘘等 |

| 护理措施 | 非手术治疗与术前护理 | 1. 一般护理 ①**休息和体位**；②**禁食、胃肠减压**<br>2. 病情观察，及时发现绞窄性梗阻<br>3. 准确记录液体出入量，合理安排输液种类和输液速度<br>4. 呕吐时嘱病人坐起或头侧向一边，及时清除口腔内呕吐物，并观察记录呕吐物的颜色、性状和量；遵医嘱应用抗生素、解痉剂等药物治疗 |
|---|---|---|
| | 术后护理 | 1. 一般护理 ①体位；②胃肠减压；③饮食护理；④活动<br>2. 监测神志、生命体征，记录24h出入量。观察腹痛及腹胀，肛门排气、排便、粪便性质等情况。做好腹腔引流管的护理<br>3. 禁食期间给予营养支持，遵医嘱应用抗生素<br>4. 及时发现腹腔内感染、切口感染及肠瘘等并发症 |
| | 健康指导 | 1. 少食辛辣刺激性食物，宜进高蛋白、高维生素、易消化食物，注意饮食卫生，忌暴饮暴食，忌饭后剧烈运动<br>2. 便秘者应多吃富含膳食纤维食物以及做腹部按摩等方法保持大便通畅<br>3. 若有腹胀、腹痛、呕吐、停止排便等不适，应及时到医院检查 |

## （三） 结直肠癌病人的护理

| 概要 | 1. 病因包括癌前病变、遗传易感性、生活方式等<br>2. 肿瘤的大体分型为隆起型、浸润型和溃疡型<br>3. 扩散和转移方式有直接浸润、淋巴转移、血行转移和种植转移 | |
|---|---|---|
| 护理评估 | 健康史 | 了解病人年龄、性别、生活方式；既往是否患过大肠腺瘤、溃疡性结肠炎、结直肠息肉等病史；手术治疗史；家族中有无家族性腺瘤性息肉病、患大肠癌或其他恶性肿瘤者。有无黏液血便、慢性腹泻、慢性便秘及慢性阑尾炎史等情况 |
| | 身体状况 | 1. **结肠癌** ①**排便习惯与粪便性状的改变**：常是**最早出现的症状**；②**腹痛**：常为持续性的隐痛，或为腹部不适或腹胀感；③**腹部肿块**：多为肿瘤本身，也可为梗阻近侧肠腔内的积粪；④**肠梗阻**：多为中晚期症状，慢性低位不完全性肠梗阻；⑤**全身症状**：可出现贫血、消瘦、乏力、低热等表现。晚期可出现恶病质<br>2. **直肠癌** ①**直肠刺激症状**：频繁便意，排便习惯改变。②**肠腔狭窄症状**：大便变形、变细，可有不完全性肠梗阻症状。③**黏液血便**：是直肠癌**最常见的症状**。④**转移症状**：癌肿侵犯前列腺、膀胱，可出现尿道刺激征、血尿、排尿困难等；侵及骶前神经，可发生骶尾部持续性剧烈疼痛；晚期出现肝转移时，可出现腹水、肝大、黄疸、消瘦、水肿等 |
| | 辅助检查 | 1. 直肠指检是诊断直肠癌**最重要的方法**<br>2. 实验室检查 ①**大便隐血试验**：作为高危人群的**普查、初筛方法**；②血清癌胚抗原（CEA）、CA19-9测定：对判断病人预后、疗效和复发有一定作用<br>3. 内镜检查是诊断结肠癌、直肠癌的**最有效、可靠的方法**<br>4. 影像学检查常有CT、MRI、超声和PET-CT检查 |
| | 治疗原则 | 1. 手术方式有结肠癌根治性手术、直肠癌根治性手术和姑息性手术<br>2. 非手术治疗有化疗、放疗和其他治疗 |
| 护理诊断 | ①焦虑；②知识缺乏；③营养失调：低于机体需要量；④体象紊乱；⑤潜在并发症：出血、感染、吻合口瘘、造口缺血坏死、造口狭窄及造口周围皮炎等并发症 | |

| 护理措施 | 术前护理 | 1. 对需要行肠造口的病人给予心理指导<br>2. 术前应补充高蛋白、高热量、丰富维生素、易消化的少渣饮食<br>**3. 肠道准备**<br>(1) **饮食准备**：①传统饮食准备，术前 3d 进少渣半流质饮食，术前 1~2d 进无渣流质饮食；②新型饮食准备，术前 3d 起口服全营养制剂，每日 4~6 次，至术前 12h<br>(2) **肠道清洁**：一般于术前 1d 进行。①等渗性导泻；②高渗性导泻；③中药导泄；④灌肠法<br>(3) **药物使用**：口服肠道不吸收的抗生素，术前补充维生素 K<br>4. 若病人有肠梗阻症状，应尽早放置胃管以减轻腹胀。术晨留置导尿管<br>5. 如癌肿已侵及女病人的阴道后壁，病人术前 3d 每晚应行阴道冲洗 |
|---|---|---|
| | 术后护理 | 1. 一般护理　①**体位**：病情平稳者取半卧位；②**饮食**：病人术后禁食、胃肠减压，静脉补充水、电解质和营养物质。术后 2~3d 肛门排气或造口开放后即可拔除胃管，饮水无不良反应后进流质饮食，1 周后改进少渣半流质饮食，2 周左右可进普食。食物应以高热量、高蛋白、丰富维生素、低渣为主<br>2. 持续监测病人的生命体征；观察腹部及会阴部切口敷料，做好记录<br>3. 妥善固定，保持腹腔 / 盆腔引流管通畅；观察记录引流液的颜色、性状、量；引流管一般保留 5~7d。保持导尿管通畅，观察尿液的颜色、性状和量，拔管前先试行夹管以训练膀胱舒缩功能<br>**4. 肠造口的护理**<br>(1) **造口评估**：观察造口位置、类型、颜色、高度、形状、大小及排泄物等，及时发现造口及周围有无异常情况<br>(2) **造口袋使用**：①佩戴造口袋，于手术当日或术后 2~3d 开放造口后即佩戴造口袋，造口袋内 1/3~1/2 满时，宜排放造口袋内排泄物；②更换造口袋，取下造口袋，清洁造口，测量造口大小，裁剪底盘开口，粘贴底盘，戴好造口袋<br>(3) **饮食指导**：注意饮食卫生，防止腹泻；少食辛辣刺激食物、高膳食纤维食物；避免进食胀气、有刺激性气味的食物<br>(4) **造口及造口周围皮肤并发症的观察与护理**　①造口出血；②造口缺血 / 坏死；③造口狭窄<br>5. 心理护理　帮助病人逐渐适应造口，指导其正确进行肠造口的自我护理，重塑自我形象，回归正常生活 |
| | 健康指导 | 1. 一般人群每年进行一次大便隐血试验，每 5 年进行一次乙状结肠镜检，每 10 年进行一次纤维结肠镜检。注意生活方式<br>2. 结肠造口病人恢复期，可每日 1 次或每 2 日 1 次进行结肠灌洗，可以训练有规律的肠蠕动，养成定时排便的习惯<br>3. 宜进食新鲜蔬菜、水果，多饮水，避免高脂肪及辛辣、刺激食物；肠造口病人还需避免进食富含膳食纤维的食物和易致胀气的食物<br>4. 鼓励病人参加适量活动和社交活动，保持心情舒畅<br>5. 出院后，每 3~6 个月复查 1 次。行化疗、放疗者，定期检查血常规。若出现造口狭窄，排便困难，及时就诊 |

## 二、测试题

### (一) 单项选择题

**A₁ 型题**

1. 急性阑尾炎腹痛起始于脐周或上腹的原因是
   - A. 阑尾管壁痉挛
   - B. 内脏神经反射
   - C. 胃肠功能紊乱
   - D. 躯体神经反射
   - E. 阑尾位置不固定

2. 急性阑尾炎病人,最重要的体征是
   - A. 闭孔内肌试验阳性
   - B. 腹肌紧张
   - C. 腰大肌试验阳性
   - D. 结肠充气试验阳性
   - E. 右下腹固定压痛

3. 急性阑尾炎术后给予半卧位的主要目的**不正确**的是
   - A. 腹腔渗液积聚于盆腔
   - B. 有利于呼吸
   - C. 预防肠粘连
   - D. 减轻切口张力
   - E. 有利于腹腔引流

4. 阑尾切除术后病人,24 小时内应注意观察的并发症是
   - A. 内出血
   - B. 切口感染
   - C. 盆腔脓肿
   - D. 肠粘连
   - E. 门静脉炎

5. 麦氏点是指
   - A. 右髂前上棘与脐连线中外 2/3 交界处
   - B. 右髂前上棘与脐连线中外 1/3 交界处
   - C. 左髂前上棘与脐连线中外 1/3 交界处
   - D. 左髂前上棘与脐连线中内 1/3 交界处
   - E. 右髂前上棘与脐连线中内 1/3 交界处

6. 急性阑尾炎病人的典型症状是
   - A. 右下腹固定性压痛性包块
   - B. 右下腹痛
   - C. 右下腹痛并伴有轻度胃肠功能紊乱
   - D. 腹膜刺激征
   - E. 转移性右下腹疼痛

7. 急性阑尾炎时可发生的并发症
   - A. 脾脓肿
   - B. 小肠脓肿
   - C. 胰腺脓肿
   - D. 结肠脓肿
   - E. 门静脉炎

8. 急性阑尾炎病人的体征**不包括**
   - A. 闭孔内肌试验阳性
   - B. 结肠充气试验阳性
   - C. 腰大肌试验阳性
   - D. 麦氏点压痛
   - E. 墨菲征阳性

9. 急性阑尾炎最常见的病因是

    A. 阑尾管腔阻塞　　　　　　　　　B. 经常进食高脂肪食物

    C. 细菌入侵　　　　　　　　　　　D. 急性肠炎

    E. 血吸虫病

10. 高位小肠梗阻的特征表现是

    A. 呕吐频繁　　　　　　　　　　　B. 腹部包块

    C. 腹胀明显　　　　　　　　　　　D. 停止排便、排气

    E. 叩诊呈鼓音

11. 下列属于机械性肠梗阻原因的是

    A. 由于急性弥漫性腹膜炎而引起的肠梗阻

    B. 由于肠系膜血管栓塞引起的肠梗阻

    C. 腹部术后肠粘连引起的肠梗阻

    D. 由于慢性铅中毒肠痉挛引起的肠梗阻

    E. 肠道功能紊乱引起的肠梗阻

12. 高位小肠梗阻以呕吐为主，其呕吐物的特点是

    A. 多为蛔虫引起的梗阻　　　　　　B. 呈粪便样

    C. 呈溢出性　　　　　　　　　　　D. 出现较晚，呈粪便样

    E. 出现较早，以胃液、胆汁、胰液为主

13. 鉴别单纯性肠梗阻与绞窄性肠梗阻的要点为

    A. 有无并发症　　　　　　　　　　B. 梗阻的病因

    C. 梗阻的时间　　　　　　　　　　D. 肠壁有无血运障碍

    E. 梗阻的严重程度

14. 单纯性机械性肠梗阻最早的表现是

    A. 阵发性腹痛伴肠鸣音亢进　　　　B. 腹胀明显，肛门停止排气

    C. 持续性绞痛，频繁呕吐　　　　　D. 持续性剧痛，腹胀不对称

    E. 持续性胀痛，肠鸣音消失

15. 急性肠梗阻病人，最重要的非手术治疗措施为

    A. 高压灌肠　　　　　　　　　　　B. 胃肠减压

    C. 去枕平卧位　　　　　　　　　　D. 及早进食

    E. 吗啡镇痛

16. 结肠癌病人手术前准备正确的是

    A. 全身应用抗生素　　　　　　　　B. 术前补充维生素 K

    C. 术前晚肥皂水灌肠　　　　　　　D. 术前应禁食 3 日

    E. 无论是否合并肠梗阻均需清洁灌肠

17. 右半结肠癌的临床特点是

    A. 早期可有腹胀、腹痛等肠梗阻症状

    B. 右腹肿块及消瘦、低热、乏力等全身症状为主

    C. 以便秘、便血等症状为主

D. 晚期有排便习惯改变

E. 腹泻,腹泻以进食后加重,排便后减轻

18. 诊断直肠癌最重要且简便易行的方法是

    A. 血清癌胚抗原(CEA)测定             B. CT 检查

    C. 直肠指检                        D. 纤维结肠镜检查

    E. 大便潜血试验

19. 关于大肠癌病人术前行全肠道灌洗术,正确的是

    A. 温度约为 25℃                 B. 灌洗速度先慢后快

    C. 量约 3 000ml                 D. 灌洗全过程应控制在 2 小时内

    E. 年迈体弱,心肾等脏器功能障碍以及肠梗阻者,不宜使用

20. 以下检查可作为大肠癌高危人群初筛方法的是

    A. CEA 测定                   B. X 线钡剂灌肠

    C. 内镜检查                    D. 直肠指检

    E. 粪便潜血试验

21. 结肠癌最早出现的临床表现多为

    A. 排便习惯及粪便性状改变          B. 腹痛

    C. 腹部肿块                    D. 肠梗阻症状

    E. 贫血

22. 直肠癌最常见的临床表现是

    A. 直肠刺激症状              B. 黏液血便

    C. 肠梗阻症状              D. 会阴部持续性剧痛

    E. 贫血

23. 肠造口的护理方法正确的是

    A. 禁忌扩张造口

    B. 定时结肠灌洗,训练排便习惯

    C. 肛袋内排泄物超过 3/4 时应更换造口袋

    D. 肛袋宜长期持续使用,少更换

    E. 根据病人体型、体重选择造口袋大小

24. 肠造口病人出院后可以进食的蔬菜是

    A. 芹菜                         B. 韭菜

    C. 辣椒                         D. 洋葱

    E. 菜花

**A₂ 型题**

25. 李某,女,40 岁。因急性阑尾炎入院,入院后腹痛曾有短暂的缓解,以后又呈持续性加剧,应考虑

    A. 阑尾周围脓肿             B. 单纯性阑尾炎

    C. 化脓性阑尾炎            D. 阑尾炎穿孔

    E. 坏疽性阑尾炎

26. 赵某, 女, 35 岁。诊断为"阑尾周围脓肿",病人行阑尾切除的时间应在体温正常

    A. 5 个月后                 B. 4 个月后

    C. 3 个月后                 D. 2 个月后

    E. 1 个月后

27. 郑某, 女, 50 岁。患急性阑尾炎穿孔致腹膜炎,术后第 6 日体温高达 39℃,伴大便次数增多,里急后重,黏液便,伤口不痛,无咳嗽。可能性最大的是

    A. 肺炎、肺不张           B. 切口感染

    C. 盆腔脓肿               D. 菌痢

    E. 肠炎

28. 刘某, 女, 53 岁。患急性化脓性阑尾炎行阑尾切除术后 1 日。护士要求病人下床活动,其最主要目的是

    A. 预防压力性损伤        B. 预防肺不张

    C. 预防血栓性静脉炎       D. 防止肠粘连

    E. 有利于伤口愈合

29. 刘某, 男, 40 岁。饱餐后剧烈运动发病,诊断为绞窄性肠梗阻,与其临床特点**不相符**的是

    A. 腹腔穿刺抽出血性液     B. 持续性剧烈腹痛

    C. 早期出现休克           D. 肠鸣音活跃

    E. 腹膜刺激征

30. 小儿, 男, 1 岁半。阵发性哭闹半日,1 小时前排果酱样大便 1 次,分诊护士考虑该患儿可能的诊断为

    A. 肠道畸形              B. 急性阑尾炎

    C. 肠套叠                D. 肠蛔虫症

    E. 肠扭转

31. 小儿, 男, 6 个月。因阵发性哭闹 6 小时,排果酱样大便 1 次。查体:右上腹触及腊肠样包块,右髂窝空虚,怀疑为肠套叠,该患儿首选的检查治疗是

    A. 钡剂灌肠              B. 空气灌肠

    C. 结肠镜检              D. 直肠活检

    E. 腹部 CT

32. 洪某, 女, 52 岁。因绞窄性肠梗阻行"回肠部分切除术",术后 4 日病人出现腹痛,以脐周最为明显,腹腔引流管间断引出血性液每日约 200ml。体检:T 38.5℃,R 22 次 /min,P 95 次 /min,BP 135/76mmHg。腹胀,脐周中度压痛,未扪及肿块,肠鸣音弱。血常规:白细胞 13.5×10⁹/L,中性粒细胞比例 0.83。关于该病人的护理,**错误**的是

    A. 如行腹腔灌洗,用等渗盐水    B. 取低半坐卧位

    C. 予以全胃肠外营养        D. 若引流管堵塞,应冲洗

    E. 充分负压引流

33. 王某, 男, 70 岁。有长期便秘史,突然腹痛、腹胀 2 日,未吐,排少量黏液便 1 次,查体可见全腹部膨胀,左下腹有轻度压痛、反跳痛,肠鸣音亢进。为明确诊断,应做的是

A. CT                                      B. B 超

C. 纤维结肠镜检查                          D. 腹部立位 X 线平片检查

E. 直肠指检

34. 刘某,男,70 岁。经常便秘,1 日前出现腹胀、肛门停止排气排便,诊断为肠梗阻,这种肠梗阻属于

A. 慢性、低位、机械性肠梗阻              B. 急性、高位、机械性肠梗阻

C. 慢性、高位、麻痹性肠梗阻              D. 慢性、高位、血运行肠梗阻

E. 急性、低位、绞窄性肠梗阻

35. 张某,女,35 岁。饱餐后出现上腹阵发性疼痛,并伴有腹胀,恶心、呕吐,停止肛门排气,6 个月前曾做阑尾切除术。体检:腹胀,见肠型,腹软,轻度压痛,肠鸣音亢进。护理措施**错误**的是

A. 防治感染和中毒                        B. 取半卧位

C. 胃肠减压                              D. 可给吗啡止痛

E. 禁饮食

36. 曾某,女,68 岁。有长期便秘史,突然腹痛腹胀 1 日,未吐,排少量黏液血便 1 次。查体可见腹周膨胀,左下腹可扪及囊性包块,有压痛及反跳痛,肠鸣音亢进。诊断可为乙状结肠扭转。在护理该病人时,最重要的观察内容是

A. 排便                                  B. 腹痛

C. 腹胀                                  D. 肠绞窄征象

E. 呕吐

37. 张某,男,42 岁。阵发性脐周痛,恶心,伴呕吐,明显口渴,尿少。轻度腹胀,可见肠型,右侧腹部轻压痛,肠鸣音亢进。上半年行阑尾切除术,诊断为粘连性肠梗阻,针对病人的处理措施**不正确**的是

A. 补液                                  B. 禁食

C. 胃肠减压                              D. 应用抗生素

E. 高压灌肠

38. 林某,男,38 岁。半年前行阑尾切除术,现出现腹痛,呕吐、腹胀、肛门停止排气排便,X 线检查见肠管扩张、积气及多个气液平面,诊断肠梗阻的主要依据是

A. 排便、排气停止

B. 腹痛

C. 腹胀

D. X 线检查见肠管扩张、积气及多个气液平面

E. 呕吐

39. 李某,男,45 岁。近 3 个月来排便次数增多,每日 3~4 次,黏液脓血便,有里急后重感,首选的有助于确诊的检查方法是

A. X 线钡剂灌肠                          B. B 超

C. 直肠指检                              D. 直肠镜

E. 血清癌胚抗原

40. 刘某，女，58岁。有冠心病病史，主诉上腹部疼痛，伴恶心、呕吐5小时。体检：T 37.2℃，P 110次/min，BP 155/90mmHg；右下腹压痛，肌紧张，无反跳痛，肠鸣音减弱；WBC $11.0×10^9$/L，中性粒细胞比例0.75；B超检查可见阑尾肿大。急诊行手术治疗后，在给该病人补液治疗时，最重要的护理措施是

  A. 记录呕吐量        B. 选择上肢静脉

  C. 控制输液速度       D. 给予半坐卧位

  E. 观察尿量

**A₃/A₄型题**

（41~43题共用题干）

  许某，男，21岁。因急性阑尾炎伴穿孔。行急诊手术治疗，术后第5日病人体温为38.9℃，切口红肿、压痛，触之有波动感。

41. 该病人发生了

  A. 腹腔脓肿         B. 切口感染

  C. 腹腔内出血        D. 腹腔感染

  E. 盆腔感染

42. 在伤口波动感最明显处，穿刺抽到脓液，其最佳的处理是

  A. 无需特殊处理       B. 用雷夫奴尔纱布换药

  C. 全身应用抗生素      D. 拆去缝线，伤口敞开引流

  E. 局部理疗

43. 脓液黏稠呈灰白色，其致病菌是

  A. 大肠埃希菌        B. 无芽孢性厌氧菌

  C. 金黄色葡萄球菌      D. 溶血性链球菌

  E. 铜绿假单胞菌

（44~47题共用题干）

  蔡某，男，36岁。1小时前午餐后打篮球时出现腹部剧烈疼痛，呈持续性，腹胀，呕吐食物，含少量血性液体，口渴，烦躁不安，中腹部可扪及压痛包块，移动性浊音阳性，肠鸣音减弱，血常规：WBC $12.4×10^9$/L，发病以来未排便排气。

44. 根据病情，应考虑

  A. 肠结核         B. 急性单纯水肿性胰腺炎

  C. 输尿管结石        D. 胆囊结石

  E. 肠扭转

45. 最合适的治疗措施是

  A. 抗休克         B. 禁食、胃肠减压

  C. 口服液体石蜡油      D. 手术探查

  E. 低压灌肠

46. 该病人主要的护理诊断是

  A. 活动无耐力        B. 体液不足

  C. 排便困难         D. 皮肤完整性受损

E. 个人应对无效

47. 以下**不是**肠梗阻病人围手术期常见并发症的是
   A. 肠粘连 　　　　　　　　　　B. 吸入性肺炎
   C. 腹腔感染 　　　　　　　　　D. 肠瘘
   E. 倾倒综合征

（48~52题共用题干）

文某，女，45岁。6个月前无明显诱因出现粪便表面有时带血及黏液，伴大便次数增多，每日3~4次，时有排便不尽感，但无腹痛。曾于当地医院按"慢性细菌性痢疾"治疗无效。发病以来体重下降3kg。

48. 该病人可能的诊断是
   A. 左半结肠癌 　　　　　　　　B. 直肠癌
   C. 结肠炎 　　　　　　　　　　D. 慢性小肠炎
   E. 直肠息肉

49. 经直肠指诊，距肛缘约10cm触及一肿块。应考虑采取
   A. 迈尔斯（Miles）手术 　　　　B. 直肠息肉摘除术
   C. 狄克逊（Dixon）手术 　　　　D. 乙状结肠造口术
   E. 左半结肠切除术

50. 对该病人术前行肠道准备的方法中，**错误**的是
   A. 术前3日进少渣半流质饮食 　　B. 口服肠道抗生素
   C. 术前12~24小时开始口服灌洗液 　D. 口服灌洗液的速度应先慢后快
   E. 直至排出的粪便呈无渣、清水样为止

51. 术后5日，病人仍无排便，护理措施**错误**的是
   A. 口服缓泻剂 　　　　　　　　B. 鼓励病人多饮水
   C. 轻轻顺时针按摩腹部 　　　　D. 低压灌肠
   E. 增加饮食中的膳食纤维含量

52. 若病人术后7日出现下腹痛，体温升高达38.9℃，下腹部中度压痛、反跳痛，应高度怀疑术后出现了
   A. 切口感染 　　　　　　　　　B. 吻合口瘘
   C. 吻合口狭窄 　　　　　　　　D. 尿潴留
   E. 肠粘连

**（二）病例分析**

1. 张某，女，25岁。主诉上腹部疼痛，伴恶心、呕吐6小时，查体：T 38℃，心肺（−），腹软，右下腹麦氏点有压痛、无反跳痛。查白细胞12.0×10$^9$/L，中性粒细胞0.88。

请问：

（1）该病人患何种疾病，请列出其护理诊断？

（2）该病人的术前护理要点？

2. 刘某，男，62岁。因阵发性腹痛、腹胀、肛门无排气排便4日住院。10年前因消化性溃疡穿孔手术。T 38.6℃，P 116次/min，BP 108/76mmHg；腹膨隆，可见肠型及蠕动波，

腹部压痛及反跳痛,移动性浊音(-),肝浊音界缩小,肠鸣音亢进,可闻及气过水声及金属音;腹部 X 线检查示:中下腹处见小肠有数个气液平面,盲肠胀气。诊断:急性低位性完全性机械性肠梗阻。

请问:

(1) 导致该病人肠梗阻的可能病因?

(2) 此时最佳的治疗方案是什么?

(3) 对该病人的术前病情观察的重点内容有哪些?

3. 王某,男,58 岁。黏液血便 3 个月,每日排便 3~5 次,伴肛门坠胀,偶感下腹胀,排气或排便后可缓解,体重减轻约 5kg。体检:外观消瘦、贫血,腹稍胀,无明显压痛,未扪及包块;肛门指检:肛门口较松弛,距肛缘 3cm 处触及高低不平硬块,肠腔狭窄,指套染血迹。

请问:

(1) 尚需哪些检查以协助诊断?

(2) 若需手术治疗,何种手术方式最适宜,术前肠道准备措施有哪些?

(3) 如何对病人进行出院指导?

(钱立晶)

# 第十九章 | 直肠肛管良性疾病病人的护理

## 一、学习重点与难点

### （一）痔病人的护理

| 病因 | 病因尚未完全明确，有两种学说：肛垫下移学说、静脉曲张学说 | |
|---|---|---|
| 分类 | 1. 内痔**最多见**，位于**齿状线以上**，分为 4 度<br>Ⅰ度：便时出血，便后可自行停止。痔不脱出<br>Ⅱ度：常有便血，排便时痔脱出，便后可自行还纳<br>Ⅲ度：偶有便血，排便、久站等使痔脱出，需用手还纳<br>Ⅳ度：偶有便血，痔脱出不能还纳或还纳后又脱出<br>2. 外痔位于**齿状线以下**<br>3. 混合痔位于**齿状线上、下** | |
| 护理评估 | 健康史 | 病人是否有肛窦炎、肛腺炎等病史；是否有长期导致腹内压增高的情况 |
| | 身体状况 | 1. **无痛性间歇性便血，是内痔或混合痔早期常见的症状**<br>2. Ⅱ、Ⅲ、Ⅳ度内痔和混合痔可出现痔脱出<br>3. 内痔或混合痔合并血栓形成、嵌顿、感染时可出现疼痛；血栓性外痔疼痛剧烈，压痛明显<br>4. 瘙痒 |
| | 辅助检查 | 肛门直肠检查可以明确诊断。肛门镜检查可了解内痔、混合痔情况 |
| | 治疗原则 | 无症状痔无需治疗；有症状的痔重在减轻及消除症状，而非根治；以非手术治疗为主 |
| 护理诊断 | ①急性疼痛；②便秘；③知识缺乏；④潜在并发症：贫血、尿潴留、术后出血、切口感染、肛门狭窄等 | |
| 护理措施 | 非手术治疗与术前护理 | 1. 直肠肛管检查的体位有**左侧卧位、膝胸位、截石位、蹲位和弯腰前俯位**。检查方法为**直肠指检和内镜检查**<br>2. 非手术治疗的护理<br>（1）调整饮食结构，养成定时排便习惯；保持适量的运动量<br>（2）便后及时热水坐浴，保持局部清洁舒适<br>（3）痔块还纳<br>（4）肛管内纳入抗生素油膏或栓剂，促进炎症吸收，减轻疼痛<br>3. 术前指导病人进少渣食物，排空粪便。做好会阴部皮肤准备及药敏试验，及时纠正贫血 |

| 护理措施 | 术后护理 | 1. 术后 1~2d 应以无渣或少渣流质、半流质饮食为主。术后 24h 后可下床活动<br>2. 术后 3d 内尽量不排大便,以保持手术切口清洁并良好愈合。之后保持大便通畅<br>3. 适当给予止痛剂,必要时可减少敷料填塞等<br>4. 并发症有尿潴留、术后出血、切口感染和肛门狭窄等 |
| | 健康指导 | 1. 多饮水,多食蔬菜水果,少吃辛辣食物,不饮酒<br>2. 促进肠蠕动防止便秘发生,养成良好排便习惯<br>3. 肛门括约肌松弛者,鼓励病人进行肛门括约肌收缩舒张运动 |

## (二) 肛裂病人的护理

| 概要 | | 长期便秘、粪便干结,排便时机械性创伤;分为急性肛裂和慢性肛裂;**肛裂、前哨痔、肛乳头肥大**常同时存在,称肛裂 "**三联症**" |
| --- | --- | --- |
| 护理评估 | 健康史 | 询问病人是否有长期便秘史;排便时疼痛、便血的病史;询问病人的饮食习惯:是否酗酒,喜食辛辣的食物 |
| | 身体状况 | 1. **疼痛**为主要症状。排便时疼痛,便后数分钟可缓解,随后再次出现剧痛,可持续半小时至数小时,称为**肛裂疼痛周期**。当再次排便时又发生疼痛<br>2. 病人因惧怕疼痛不愿排便引起或加重便秘;便秘又加重肛裂,形成恶性循环<br>3. 可见粪便表面带有鲜血或滴血,但大量出血少见 |
| | 治疗原则 | 1. 非手术治疗为保持大便通畅、便后坐浴、扩肛疗法<br>2. 手术疗法适用于非手术治疗无效,经久不愈的陈旧性肛裂,治愈率高,但有导致肛门失禁的可能。手术方式有肛裂切除术和肛管内括约肌切断术 |
| 护理诊断 | | ①疼痛;②便秘;③潜在并发症:出血、感染、肛门失禁等 |
| 护理措施 | 非手术治疗与术前护理 | 1. 遵医嘱适当应用止痛剂,如肌内注射吗啡、吲哚美辛(消炎痛)栓等<br>2. 其他护理措施同患痔病人的护理 |
| | 术后护理 | 1. 术后观察有无出血、血肿、脓肿、尿潴留和肛门失禁等<br>2. 饮食与活动、排便护理、疼痛护理及并发症的观察及护理　同患痔病人的护理 |
| | 健康指导 | 保持大便通畅。肛门括约肌松弛者,手术 3d 后做肛门收缩舒张运动。肛门失禁者早期行物理治疗,严重者需再次手术治疗 |

## (三) 直肠肛管周围脓肿病人的护理

| 概要 | | 由肛腺感染引起,也可由肛周皮肤感染、损伤、内痔、药物注射等引起。感染沿肛腺体的管状分支或联合纵肌纤维向上、下、外三处扩散到周围间隙引起感染 |
| --- | --- | --- |
| 护理评估 | 健康史 | 询问病人有无肛门瘙痒、刺痛、分泌物等肛窦炎、肛腺炎的临床表现;有无肛周软组织感染、损伤、内痔、肛裂、药物注射等病史 |

| | | |
|---|---|---|
| 护理评估 | 身体状况 | 1. **肛门周围脓肿最常见**，主要症状为**肛周持续性跳动性疼痛**；全身感染症状不明显。初起时肛周皮肤红肿、发硬，压痛明显，边界不清；脓肿形成后出现波动感，穿刺可抽出脓液<br>2. **坐骨肛管间隙脓肿（坐骨肛门窝脓肿）较常见**，发病时患侧肛周持续性胀痛，逐渐加重，继之为持续性跳痛，可有排尿困难和里急后重，全身感染中毒症状明显。早期局部症状不明显，后期出现患侧肛周红肿，双臀部不对称；局部触诊或肛门指诊患侧有深压痛，局限性隆起；脓肿形成后有波动感，并向下穿出形成肛瘘<br>3. **骨盆直肠间隙脓肿（骨盆直肠窝脓肿）较少见**，引起全身感染症状较重，早期即有明显全身中毒症状，如发热、寒战等；局部症状不明显，可表现为直肠坠胀感，便意不尽，排便不适，常伴排尿困难。会阴部检查：肛周多无异常，直肠指诊可在直肠上部触及隆起肿块，明显压痛。脓肿形成后有波动感，穿刺可抽出脓液 |
| | 治疗原则 | 1. 非手术治疗有抗感染治疗、温水坐浴、局部理疗和保持大便通畅，减轻排便时疼痛<br>2. 脓肿形成后及早切开引流 |
| 护理诊断 | | ①急性疼痛；②体温过高；③潜在并发症：肛门狭窄、肛瘘 |
| 护理措施 | | 1. 急性炎症期应卧床休息<br>2. 应用抗生素控制感染<br>3. **保持大便通畅**<br>4. 高热病人给予物理降温处理，嘱病人增加饮水<br>5. 肛周疼痛、红肿进行性加重，应调整抗生素。有脓肿形成时，及时切开引流。切开引流早期分泌物较多，敷料一旦渗湿应及时更换。放置引流管者应观察引流液性质、量，可给予以甲硝唑或中成药定时冲洗脓腔。后期创面表浅可定时坐浴使其自然愈合，**排便后先坐浴再换药** |
| | 健康指导 | 保持大便通畅，防止便秘；出现肛门不适、疼痛及时就诊 |

## （四）肛瘘病人的护理

| | | |
|---|---|---|
| 概要 | | 肛瘘多为直肠肛管周围脓肿的后遗症。分类：①按瘘管位置高低分为低位肛瘘、高位肛瘘；②按瘘管多少分为单纯性瘘、复杂性瘘；③按瘘管与括约肌的关系分为肛管括约肌间型、经肛管括约肌型、肛管括约肌上型、肛管括约肌外型 |
| 护理评估 | 健康史 | 多与直肠肛管周围脓肿的发病和治疗过程有关，应仔细询问相关的病史，了解有无肛周组织损伤及感染情况 |
| | 身体状况 | 1. 主要症状是反复自外口溢出少量脓性、血性、黏液性分泌物；分泌物刺激肛周皮肤引起潮湿、瘙痒。高位肛瘘可有粪便或气体从外口溢出。当外口阻塞或假性愈合时，瘘管中脓肿形成，有明显疼痛或可伴有发热、寒战、乏力等全身感染症状，脓肿自行溃破或切开引流后症状缓解<br>2. 肛周皮肤可见单个或多个外口，呈红色乳头状或肉芽组织突起，压之有少量脓液或脓血性分泌物排出。若瘘管位置较浅，可在皮下触及自外口通向肛管的条索状瘘管。直肠指检时内口处轻压痛，可触及硬结样内口及条索状瘘管 |
| | 辅助检查 | 1. 肛门镜检查可发现内口<br>2. 经外口注入碘油行瘘管造影，可以明确瘘管走向 |
| | 治疗原则 | 肛瘘极少自愈。治疗方法有堵塞法，用于单纯性肛瘘，用生物蛋白胶自外口注入。手术治疗：肛瘘切开术、肛瘘切除术、挂线疗法 |

| 护理诊断 | ①疼痛；②皮肤完整性受损；③潜在并发症：伤口感染、肛门失禁、肛门狭窄等 |
|---|---|
| 护理措施 | 1. 保持大便通畅并做好术前肠道准备，同患痔病人的护理<br>2. 急性炎症期、术后早期应用抗生素<br>3. 温水坐浴<br>4. 术后注意观察敷料渗湿及出血情况。每 5~7d 检查 1 次挂线的松紧度，如有松弛时应进行收紧，直至挂线脱落。观察创面肉芽生长是否健康，术后疼痛者适当应用止痛剂<br>5. 如肛门失禁，粪便自行外溢，粪便及分泌物刺激肛周引起局部皮肤潮湿、糜烂。应保持肛周皮肤清洁、干燥，局部涂氧化锌软膏保护，勤换内裤。轻度失禁者，手术 3d 后做肛门收缩舒张运动；严重失禁者，行肛门成形术 |
| 健康指导 | 保持会阴部清洁，经常更换内裤。术后观察排便有无变细、肛门失禁，发现异常及时就诊 |

## 二、测试题

### （一）单项选择题

**A₁ 型题**

1. 内痔好发于膀胱截石位的
   - A. 3 点
   - B. 3 点、7 点
   - C. 11 点
   - D. 3 点、7 点、11 点
   - E. 7 点、11 点

2. 容易发生痔疮的危险人群**不包括**
   - A. 长期饮酒者
   - B. 习惯性便秘者
   - C. 经常体育锻炼者
   - D. 80 岁的老人伴有营养不良
   - E. 肝硬化门脉高压症病人

3. 混合痔是指
   - A. 痔与瘘同时存在
   - B. 两个以上内痔
   - C. 直肠上下静脉丛相互吻合
   - D. 内痔与外痔分别在不同位置存在
   - E. 内痔多发，遍置一周

4. 肛裂病人肛门疼痛的特点正确的是
   - A. 疼痛多为隐痛
   - B. 排便前出现括约肌挛缩痛
   - C. 排便后出现肛门隐痛可延续数小时
   - D. 排便时与排便后疼痛之间有间歇期
   - E. 疼痛无规律

5. 关于Ⅲ度内痔描述正确的是
   - A. 痔块不能还纳
   - B. 排便时痔块脱出，便后自行还纳
   - C. 痔块不脱出肛门外
   - D. 痔块长期在肛门外
   - E. 需用手还纳痔块

6. 内痔的早期症状是
   - A. 痔块脱出
   - B. 无痛性便血

C. 便秘　　　　　　　　　　　　　D. 便后疼痛

E. 分泌黏液

7. 肛裂"三联症"是指

A. 疼痛、便秘和出血　　　　　　　B. 肛裂、出血、前哨痔

C. 疼痛、出血、前哨痔　　　　　　D. 便秘、出血、前哨痔

E. 肛裂、前哨痔、齿状线上相应的乳头肥大

8. 肛裂病人排便后出现第2次持续疼痛的主要原因是

A. 接受了扩肛治疗　　　　　　　　B. 未进行肛门坐浴

C. 神经末梢受刺激　　　　　　　　D. 皮下静脉血栓形成

E. 肛管括约肌痉挛性收缩

9. 肛周脓肿自行破溃后形成

A. 肛裂　　　　　　　　　　　　　B. 肛瘘

C. 前哨痔　　　　　　　　　　　　D. 肛窦炎

E. 外痔

10. 直肠肛管周围脓肿最多见的是

A. 肛门周围脓肿　　　　　　　　　B. 坐骨肛管间隙脓肿

C. 直肠后间隙脓肿　　　　　　　　D. 骨盆直肠间隙脓肿

E. 直肠黏膜下脓肿

11. 关于肛门周围脓肿的叙述正确的是

A. 肛周疼痛不剧烈　　　　　　　　B. 慢性化脓性感染

C. 常自行破溃,可形成低位肛瘘　　D. 在直肠肛管周围脓肿中较少见

E. 多有高热、寒战、全身疲乏不适

12. 关于肛瘘的叙述中,**不正确**的是

A. 肛瘘属自限性疾病,可以自愈

B. 肛瘘主要侵犯肛管,很少累及直肠

C. 内口位于齿状线附近,外口位于肛周皮肤上

D. 肛管括约肌间型是最常见的一种肛瘘

E. 高位肛瘘是指瘘管在外括约肌深部以上

13. 下列肛瘘中属于复杂高位瘘的是

A. 瘘管位于外括约肌以下,一个开口在肛管内,一个外口在肛周皮肤上

B. 瘘管位于外括约肌深部以上,两个开口均在肛管内

C. 瘘管位于外括约肌深部以下,两个开口均在肛管内

D. 瘘管位于外括约肌深部以上,一个开口在肛管内,两个在肛周皮肤上

E. 瘘管位于外括约肌深部以下,一个开口在肛管内,两个在肛周皮肤上

14. 肛瘘治疗的最常用方法是

A. 1∶5 000高锰酸钾温水坐浴　　　B. 挂线疗法

C. 局部换药治疗　　　　　　　　　D. 瘘道搔爬

E. 使用抗生素

15. 直肠肛管疾病护理**错误**的是

    A. 37℃水温坐浴              B. 直肠镜检前应先排便或灌肠

    C. 体弱者以左侧卧位行直肠指检    D. 肛瘘术后,应保持引流通畅

    E. 术后应注意伤口出血情况

16. 肛管手术后排便护理的正确措施是

    A. 术后 3 日主动灌肠,以保持大便通畅

    B. 术后 3 日内如出现腹胀,可低压灌肠

    C. 术后 3 日后便秘者,可口服液状石蜡通便

    D. 48 小时内应鼓励床上活动以促进肠蠕动恢复

    E. 手术后为避免排便应禁食 3 日

**A₂ 型题**

17. 孙某,男,42 岁。用力排便后出现肛门剧痛,无便血,检查见肛管皮下暗紫色肿块,有触痛,首先考虑的是

    A. 嵌顿性内痔              B. 血栓性外痔

    C. 肛裂                     D. 肛门周围脓肿

    E. 直肠息肉

18. 赵某,男性,35 岁,习惯性便秘。3 个月来,排便时有肿物自肛门脱出,便后自行还纳,检查时应安排病人采取

    A. 蹲位                    B. 肘膝位

    C. 截石位                  D. 仰卧位

    E. 左侧卧位

19. 病人,女性,45 岁,5 年来时常便血,量少,或滴出或附在粪便表面,无痛,经检查,诊为内痔,其曲张的血管主要是

    A. 直肠下动脉             B. 直肠上动脉

    C. 直肠上下静脉丛         D. 直肠下静脉丛

    E. 直肠上静脉丛

20. 刘某,男,24 岁。1 周前肛门周围持续性跳痛,皮肤红肿,并有局部压痛及波动感,可能出现了

    A. 肛裂                    B. 内痔

    C. 外痔                    D. 直肠脱垂

    E. 肛门周围脓肿

21. 王某,男性,45 岁,肛瘘切除术后。病人行温水坐浴和换药,正确的步骤是

    A. 先大便,再坐浴,后换药        B. 先坐浴,再换药,后大便

    C. 先大便,再换药,后坐浴        D. 先坐浴,再大便,后换药

    E. 先换药,再大便,后坐浴

**A₃/A₄ 型题**

(22~23 题共用题干)

赵某,男,30 岁。肛门周围不断有少量脓性分泌物溢出,甚至有稀粪水和气体排出数

周,肛周皮肤瘙痒,肛门检查:肛门周围皮肤有一乳头状隆起的开口,挤压可见少量脓性分泌物。

22.根据病人上述症状,你考虑为

    A.肛瘘                                  B.肛门周围脓肿

    C.肛裂                                   D.内痔

    E.外痔

23.下列可以确诊的检查是

    A.直肠指诊                        B.从皮肤开口注碘剂行瘘管造影

    C.肛门镜检查                   D.X线钡剂灌肠

    E.局部穿刺

### (二)病例分析

刘某,男,40岁。7年前出现大便带血,鲜红色,量少,覆盖于粪便表面,曾于当地医院就诊,考虑"内痔"并做治疗,具体不详。近一年来,病人排便后肛门口有肿物脱出,有时能自行回纳,但有时需用手回纳,并伴不适、肛周皮肤瘙痒等。数日前感肛门肿物增大,无法用手回纳,且疼痛剧烈难忍。肛门检查:肛周皮肤红肿,肛门口见一个4cm×5cm×5cm大小痔团脱出,明显充血水肿,无法回纳,触痛明显。诊断为"混合痔并嵌顿"。

请问:

1.病人入院后应做哪些处理?

2.病人经以上处理后症状缓解,若拒绝进一步治疗,护理人员应给予哪些出院指导?

3.若病人行手术治疗,术后应如何管理排便?

(钱立晶)

# 第二十章 | 肝胆胰疾病病人的护理

## 一、学习重点与难点

### （一）原发性肝癌病人的护理

| | | |
|---|---|---|
| 护理评估 | 健康史 | 了解发病的过程及诊疗经过 |
| | 身体状况 | 1. 按组织学类型分为肝细胞型、肝内胆管细胞型和混合型，肝细胞型多见<br>2. 门静脉系统内转移是最常见的途径，多为肝内转移<br>3. 肝区疼痛是最常见的主要症状，半数以上病人以此为首发症状。其多呈持续性钝痛、刺痛或胀痛，夜间或劳累后加重<br>4. 肝肿大与肿块为中、晚期肝癌常见临床体征。肝脏呈进行性增大，质地坚硬，表面高低不平，有大小不等的结节或肿块 |
| | 辅助检查 | 1. 血清甲胎蛋白（AFP）属肝癌血清肿瘤标志物，病人有乙肝或丙肝等肝病病史，AFP≥400ng/ml，影像检查发现肝实质性肿块，并排除妊娠、活动性肝病、生殖腺胚胎性肿瘤等，可考虑肝癌的诊断<br>2. B超检查是诊断肝癌的首选检查方法，适用于高发人群的普查 |
| | 治疗原则 | 1. 外科手术是目前治疗肝癌首选和最有效的方法。其主要包括部分肝切除术和肝移植术<br>2. 非手术治疗包括放射治疗、射频消融、介入疗法（TACE）、全身治疗（分子靶向药物、系统化疗、免疫治疗、中医药治疗）等 |
| 护理诊断 | | ①恐惧；②疼痛；③营养失调：低于机体需要量；④潜在并发症：肝性脑病、上消化道出血、肿瘤破裂出血、感染等 |
| 护理措施 | 术前护理 | 1. 鼓励病人进食富含蛋白、热量、维生素和膳食纤维的食物，以改善营养状况<br>2. 避免导致肿瘤破裂的诱因，如剧烈咳嗽、用力排便等<br>3. 术前3d肌内注射维生素K，以改善凝血功能<br>4. 密切观察腹部情况，若病人突发腹痛加重，伴腹膜刺激征，应高度怀疑肿瘤破裂出血，应及时通知医师，积极配合抢救 |
| | 术后护理 | 1. 为防止术后肝断面出血，术后24h内应卧床休息，避免剧烈咳嗽，以免引起术后出血。接受半肝以上手术切除者，间歇吸氧3~4d<br>2. 肝叶和肝脏局部切除术后常放置双腔引流管。应妥善固定，保持引流通畅；严格遵守无菌原则，定期更换引流袋。若引流液为血性且持续性增加，应警惕腹腔内出血，及时通知医师，必要时完善术前准备行手术探查止血；若引流液含有胆汁，应考虑胆瘘 |

| 护理措施 | 术后护理 | 3. 术后加强生命体征和意识状态的观察,若出现性格行为变化,如欣快感、表情淡漠等前驱症状时,应及时通知医师。积极防治上消化道出血和感染,纠正电解质和酸碱平衡紊乱。消除肝性脑病的诱因,慎用镇静催眠药和麻醉药。禁用肥皂水灌肠,口服新霉素抑制肠道细菌繁殖,有效减少氨的形成和吸收。使用降血氨药物,以纠正氨基酸代谢失衡。肝昏迷者应限制蛋白质摄入。便秘者可口服乳果糖<br>4. 介入治疗(TACE)应妥善固定和维护导管,严格遵守无菌原则,注药后用肝素稀释液冲洗导管。拔管后压迫穿刺部位15min,再局部加压包扎,沙袋压迫6~8h。协助病人取平卧位,穿刺侧肢体伸直制动6h |
|---|---|---|
| | 健康指导 | 积极防治肝炎,不吃霉变食物。有肝炎、肝硬化病史、肝癌家族史的人群定期行AFP检查或B超。肝切除术后的病人应加强肝脏保护 |

## (二)门静脉高压病人的护理

| 护理评估 | 健康史 | 了解发病的过程及诊疗经过 |
|---|---|---|
| | 身体状况 | 1. 肝炎后肝硬化是引起肝窦和窦后阻塞性门静脉高压症的常见病因<br>2. 门静脉高压症主要引起病理改变,包括脾大、脾功能亢进、交通支扩张,受影响最早、最显著的是食管下段及胃底交通支,腹水 |
| | 辅助检查 | 1. 血常规检查　脾功能亢进时,全血细胞计数减少<br>2. 肝功能检查　血浆白蛋白降低而球蛋白增高,白蛋白与球蛋白比例倒置。凝血酶原时间延长<br>3. 食管吞钡X线检查　在食管为钡剂充盈时,可见食管黏膜呈虫蚀状改变;排空时,黏膜像则表现为蚯蚓样或串珠状负影 |
| | 治疗原则 | 1. 食管胃底曲张静脉、破裂出血的非手术治疗　绝对卧床休息;保持呼吸道通畅,严密监测病人的生命体征。应用血管加压素和生长抑素,内镜治疗,三腔二囊管压迫止血,必要时行经颈静脉肝内门体分流术(TIPS)<br>2. 手术治疗　有分流术和断流术两种方法 |
| 护理诊断 | | ①体液不足;②体液过多(腹水);③营养失调:低于机体需要量;④上消化道大出血、术后出血、肝性脑病、静脉血栓形成;⑤知识缺乏 |
| 护理措施 | 术前护理 | 1. 一般护理　绝对卧床休息,将病人头偏向一侧以防误吸;给予吸氧。及时清理血迹和呕吐物,保持口腔清洁<br>2. 恢复血容量　迅速建立有效静脉通道,恢复血容量。宜输新鲜血,有利于预防肝性脑病<br>3. 止血　可用局部灌洗、药物止血、三腔二囊管压迫止血<br>4. 预防肝性脑病　可服用新霉素或链霉素等肠道非吸收抗生素、用缓泻剂或生理盐水灌肠刺激排泄<br>5. 术前2~3d口服肠道不吸收的抗生素,以预防术后肝性脑病;术前1d晚用中性或弱酸性液体做清洁灌肠;术前1周应用维生素K;纠正低蛋白血症等 |

| | | |
|---|---|---|
| 护理措施 | 术后护理 | 1. 分流术后不宜过早下床活动，以防血管吻合口破裂出血。分流术后病人应限制蛋白质和肉类摄入，忌食粗糙和过热食物；禁烟、酒<br>2. 若引流出新鲜血液量较多，应考虑是否发生出血<br>3. 注意肝性脑病、静脉血栓形成等并发症 |
| | 健康指导 | 避免过度劳累。避免进食辛辣、粗糙、过热、过硬等刺激性食物。避免腹内压升高原因诱发曲张静脉破裂出血 |

## （三）肝脓肿病人的护理

| | | |
|---|---|---|
| 护理评估 | 健康史 | 了解发病的过程及诊疗经过 |
| | 身体状况 | 1. 根据感染的病原体不同，通常分为细菌性肝脓肿和阿米巴性肝脓肿，临床上以细菌性肝脓肿较多见，阿米巴性肝脓肿是肠道阿米巴病最常见的并发症<br>2. 胆道系统是细菌性肝脓肿最主要的入侵途径和最常见的病因<br>3. 寒战、高热是细菌性肝脓肿最常见的早期症状 |
| | 辅助检查 | 1. 细菌性肝脓肿实验室检查可见血白细胞计数和中性粒细胞比值明显升高，有核左移和中毒颗粒。阿米巴性肝脓肿时血清学阿米巴抗体检测阳性，部分病人粪检可找到阿米巴滋养体<br>2. 超声检查可作为首选的检查方法 |
| | 治疗原则 | 1. 多发性小脓肿可加强全身支持治疗，应用足量、合适的抗生素控制感染。阿米巴性肝脓肿还需采用氯喹、甲硝唑、环丙沙星等抗阿米巴药物治疗<br>2. 单个较大的脓肿可在超声引导下行穿刺抽吸或置管引流。效果不佳者可行手术切开引流。如脓肿已向胸腔穿破，应同时引流胸腔 |
| 护理诊断 | | ①体温过高；②营养失调：低于机体需要量；③潜在并发症：腹膜炎、膈下脓肿、胸腔内感染、休克 |
| 护理措施 | 术前护理 | 1. 加强生命体征和胸、腹部情况的观察，注意有无严重并发症<br>2. 给予高蛋白、高热量、富含维生素和膳食纤维的饮食<br>3. 密切观察体温，根据病人情况给予物理、药物降温<br>4. 遵医嘱尽早合理使用抗生素控制感染，注意观察药物不良反应 |
| | 术后护理 | 1. 妥善固定引流管管道，保持引流通畅，定期更换，严格无菌；每日用生理盐水冲洗脓腔，观察、记录引流液的色、质、量；脓液引流量少于 10ml/d 时，可逐步退出并拔除引流管<br>2. 注意观察术后有无膈肌损伤、腹腔创面出血、胆汁漏等并发症。为避免脓液流入腹腔，术后早期一般不冲洗，术后 1 周左右开始冲洗脓腔 |
| | 健康指导 | 嘱病人出院后多进食高热量、高蛋白、富含维生素和纤维素的食物，多饮水，以增强抵抗力。若出现发热、肝区疼痛等症状，及时就诊 |

## (四) 胆道感染病人的护理

| | | |
|---|---|---|
| **护理评估** | 健康史 | 了解发病的过程及诊疗经过 |
| | 身体状况 | 1. 急性胆囊炎常于饱餐、进油腻食物后出现阵发性右上腹剧烈绞痛,常向右肩背部放射,伴消化道症状。墨菲征阳性<br>2. 慢性胆囊炎临床表现常不典型,多数病人曾有典型的胆绞痛病史。表现为上腹部饱胀不适、厌食油腻、嗳气等消化不良症状以及右上腹和肩背部隐痛<br>3. 急性梗阻性化脓性胆管炎病人多有胆道疾病史或胆道手术史。临床表现除查科(Charcot)三联征(腹痛、寒战高热、黄疸)外,还可出现休克、中枢神经系统抑制的表现,称雷诺(Reynolds)五联征 |
| | 辅助检查 | 1. 急性胆囊炎血常规可见白细胞计数升高,中性粒细胞比例升高。腹部超声检查是诊断胆道疾病的首选方法<br>2. 慢性胆囊炎B超检查显示胆囊壁增厚,胆囊缩小或萎缩,排空功能减退或消失,常伴有胆囊结石<br>3. 急性梗阻性化脓性胆管炎血常规可见白细胞计数、中性粒细胞比例明显升高。肝功能出现不同程度损害,凝血酶原时间延长。B超检查显示肝和胆囊增大,肝内、外胆管扩张,胆管内有结石光团 |
| | 治疗原则 | 1. 急性胆囊炎非手术治疗包括禁食和/或肠减压、补液、解痉止痛、应用抗生素控制感染及全身支持。手术治疗首选腹腔镜胆囊切除术<br>2. 慢性胆囊炎临床症状明显,并伴有胆囊结石者应行胆囊切除术<br>3. 急性梗阻性化脓性胆管炎者应紧急手术解除胆道梗阻,常采用胆总管切开减压、取石、T管引流 |
| **护理诊断** | | ①急性疼痛;②体液不足;③体温过高;④营养失调:低于机体需要量;⑤潜在并发症:胆囊穿孔、胆道出血、胆瘘、多器官功能障碍或衰竭等 |
| **护理措施** | 术前护理 | 1. 观察生命体征、神志及尿量的变化;观察腹部症状及体征变化<br>2. 对诊断明确且疼痛剧烈者,遵医嘱给予解痉、镇痛,要注意勿使用吗啡,以免造成奥迪括约肌收缩,增加胆道压力<br>3. 严密监测生命体征及循环状况,准确记录24h出入水量<br>4. 根据病人体温升高的程度,采用物理降温或药物降温。遵医嘱应用抗生素控制感染 |
| | 术后护理 | 1. T管护理 T管主要目的:引流胆汁、引流残余结石、支撑胆道<br>(1) 妥善固定:术后将T管固定于腹壁,避免因翻身、活动、搬动时牵拉而脱出<br>(2) 保持有效引流:引流管不可高于腹部切口平面,T管不可受压、扭曲、折叠<br>(3) 观察、记录:正常成人每日分泌胆汁800~1 200ml,呈黄绿色或深绿色,清亮无沉渣,有一定黏性。若T管无胆汁流出,应立即检查管道有无受压、扭曲、阻塞或脱出。若引流量过多,提示胆总管下端有梗阻的可能<br>(4) 预防感染:严格无菌操作,定期更换无菌引流袋,引流管周围皮肤以无菌纱布覆盖,防止胆汁侵蚀皮肤引起红肿、糜烂 |

| 护理措施 | 术后护理 | (5) 拔管: 术后 10~14d, 病人黄疸消退, 无腹痛、发热, 大便颜色正常; 胆汁引流量逐渐减少, 颜色呈透明黄绿色, 无脓液、结石, 无沉渣及絮状物, 可考虑拔管。拔管前试行夹管 1~2d, 如无不适, 可经 T 管行胆道造影, 造影后开放引流管 24h 以上, 待造影剂完全排出后可予拔管<br>2. 若术后出血量大, 呈鲜红色, 或有血压下降、脉搏细速、面色苍白等休克征象, 应立即报告医师采取相应措施。若术后腹腔引流管引流出胆汁或病人出现发热、腹痛、黄疸等症状, 应疑有胆瘘, 立即报告医师并协助处理 |
|---|---|---|
| | 健康指导 | 禁忌油腻食物。做好带 T 管出院病人的护理指导 |

## （五）胆石症病人的护理

| 护理评估 | 健康史 | 了解发病的过程及诊疗经过 |
|---|---|---|
| | 身体状况 | 1. 胆囊结石表现为突发性右上腹阵发性疼痛, 常向右肩背部放射。其常发生于饱餐、进油腻食物后或睡眠中改变体位时。米里齐 (Mirizzi) 综合征病人可有反复发作的胆囊炎、胆管炎和明显的梗阻性黄疸<br>2. 肝外胆管结石典型表现为查科 (Charcot) 三联征<br>3. 肝内胆管结石合并感染时可出现查科三联征, 引起肝脓肿、肝硬化、肝胆管癌等 |
| | 辅助检查 | 1. 合并感染时白细胞计数升高, 中性粒细胞比例升高。当肝细胞损害时, 血清转氨酶和碱性磷酸酶升高<br>2. B 超检查为首选检查项目 |
| | 治疗原则 | 1. 胆囊结石首选腹腔镜胆囊切除术切除胆囊<br>2. 肝外胆管结石目前以手术治疗为主<br>3. 肝内胆管结石主要采取手术治疗 |
| 护理诊断 | | ①急性疼痛; ②体温过高; ③营养失调: 低于机体需要量; ④有皮肤完整性受损的危险; ⑤潜在并发症: 出血、胆瘘、感染等 |
| 护理措施 | 术前护理 | 1. 若出现寒战、高热、腹痛加重、黄疸等, 应考虑发生急性胆管炎, 需及时报告医师, 积极处理<br>2. 胆道疾病疼痛禁用吗啡, 以免造成奥迪括约肌痉挛<br>3. 给予低脂、高蛋白、高碳水化合物、高维生素的半流质饮食或普通饮食<br>4. 指导病人修剪指甲, 不可抓挠皮肤, 保持皮肤清洁<br>5. 拟行胆肠吻合术者, 术前 3d 口服卡那霉素、甲硝唑等, 术前 1d 晚行清洁灌肠 |
| | 术后护理 | 1. 观察生命体征、腹部体征、伤口、引流情况<br>2. 腹腔镜胆囊切除术手术后协助病人取半卧位, 若病人呼吸浅慢、$PaCO_2$ 升高, 应给予低流量吸氧, 鼓励病人深呼吸、有效咳嗽, 促进体内 $CO_2$ 排出。若病人出现肩背部酸痛不适, 多因 $CO_2$ 刺激膈肌及胆囊创面所致, 无需特殊处理, 可自行缓解 |
| | 健康指导 | 指导病人选择低脂、高糖、高蛋白、高维生素易消化的饮食。鼓励养成良好生活规律, 避免劳累及精神高度紧张。非手术治疗的病人, 应遵医嘱坚持治疗, 按时服药 |

## （六）胆道蛔虫病病人的护理

| 护理评估 | 健康史 | 了解发病的过程及诊疗经过 |
|---|---|---|
| | 身体状况 | 1. 表现为突发性剑突下方"钻顶样"绞痛，阵发性加剧<br>2. 体征轻微，腹软，仅在剑突右下方深部可有轻度压痛 |
| | 辅助检查 | B超检查是首选的检查方法 |
| | 治疗原则 | 1. 非手术治疗包括解痉止痛、利胆驱蛔、抗感染、内镜下逆行胰胆管造影术（ERCP）取虫<br>2. 手术治疗采用胆总管探查取虫及T管引流 |
| 护理诊断 | | ①急性疼痛；②知识缺乏 |
| 护理措施 | 健康指导 | 养成良好的饮食及卫生习惯。驱虫药应于清晨空腹或晚上临睡前服用 |

## （七）胰腺癌病人的护理

| 护理评估 | 健康史 | 了解发病的过程及诊疗经过 |
|---|---|---|
| | 身体状况 | 1. 吸烟是主要危险因素<br>2. 腹痛是最常见的首发症状。表现为进行性加重的上腹部闷胀不适、隐痛、钝痛、胀痛，向肩背部或腰胁部放射<br>3. 黄疸是胰头癌最主要的症状，黄疸呈进行性加重，可伴有皮肤瘙痒，茶色尿和陶土色大便<br>4. 消瘦和乏力是主要临床表现之一，病人在短期内即有消瘦、乏力、体重下降，伴有贫血、低蛋白血症等 |
| | 辅助检查 | 1. CA19-9是胰腺癌最常用的辅助诊断和随访项目<br>2. CT检查、MRI检查是诊断胰腺癌的重要手段 |
| | 治疗原则 | 1. 胰腺癌根治性手术常用的手术方式有胰头十二指肠切除术（Whipple术）、保留幽门的胰头十二指肠切除术（PPPD）、胰体尾部切除术<br>2. 胰腺癌姑息性手术常用的术式有胆肠内引流术，解除梗阻性黄疸；胃空肠吻合术，解除十二指肠梗阻 |
| 护理诊断 | | ①急性疼痛；②营养失调：低于机体需要量；③焦虑/恐惧；④潜在并发症：出血、感染、胰瘘、胆瘘、血糖异常等 |
| 护理措施 | 术前护理 | 1. 对于疼痛剧烈的胰腺癌病人，及时给予有效的镇痛治疗<br>2. 指导病人进食高热量、高蛋白、高维生素、低脂肪饮食，一般情况差或饮食不足者给予肠外营养支持<br>3. 动态监测血糖，合并高血糖者，调节饮食并遵医嘱应用胰岛素；若出现低血糖者，适当补充葡萄糖<br>4. 术前3d口服抗生素抑制肠道细菌，预防术后感染；术前2d流质饮食，术前晚清洁灌肠，减少术后腹胀及并发症的发生 |

| 护理措施 | 术后护理 | 1. 胰腺手术后易发生消化不良、腹泻等，根据胰腺功能给予消化酶制剂<br>2. 并发症的观察和护理<br>（1）出血：严密观察病人的生命体征、伤口敷料及引流液的色、质和量<br>（2）感染：观察有无发热、腹痛、腹胀、白细胞计数升高，观察切口敷料有无渗湿，保持引流通畅，合理应用抗生素，防止腹腔内感染<br>（3）胰瘘：术后1周如病人突发剧烈腹痛、腹胀、发热、腹腔引流管引出或伤口敷料渗出清亮液体，疑为胰瘘<br>（4）胆瘘：术后5~10d，如出现发热、右上腹痛、腹肌紧张及反跳痛；T管引流量突然减少；腹腔引流管引出或伤口敷料渗出胆汁样液体，疑为胆瘘 |
|---|---|---|
| | 健康指导 | 戒烟酒，少食多餐，均衡饮食。劳逸结合，保持良好的心情。定期复查，出现消瘦、乏力、贫血、发热等症状及时就诊 |

# 二、测试题

## （一）单项选择题

### A₁ 型题

1. 肝性脑病病人**禁用**的治疗是
   A. 硫酸镁导泻　　　　　　　B. 食醋灌肠
   C. 温水灌肠　　　　　　　　D. 肥皂水灌肠
   E. 生理盐水灌肠

2. 多数原发性肝癌病人的首发症状是
   A. 黄疸　　　　　　　　　　B. 腹水
   C. 肝掌　　　　　　　　　　D. 蜘蛛痣
   E. 肝区持续性钝痛

3. 在我国引起肝硬化的主要病因是
   A. 病毒性肝炎　　　　　　　B. 酒精中毒
   C. 胆汁淤积　　　　　　　　D. 遗传和代谢性疾病
   E. 化学毒物或药物

4. 门静脉高压食管胃底静脉破裂出血造成病人死亡的主要原因是
   A. 失血性休克　　　　　　　B. 腹水
   C. 感染　　　　　　　　　　D. 肝衰竭
   E. 多器官功能衰竭

5. 门静脉高压并发上消化道出血，首选有效的止血措施为
   A. 三腔二囊管压迫　　　　　B. 分流术
   C. 断流术　　　　　　　　　D. 脾切除术
   E. 输血

6. 细菌性肝脓肿最常见的早期症状
   A. 寒战高热　　　　　　　　B. 肝区疼痛

C. 腹泻腹胀 D. 食欲减退

E. 恶心呕吐

7. 细菌性肝脓肿病人的护理措施**不恰当**的是

A. 病室定时通风 B. 及时更换汗湿衣裤和床单

C. 病人应取半卧位 D. 每日无菌盐水冲洗脓腔

E. 引流管堵塞可加大压力冲洗

8. 白胆汁见于

A. 急性单纯性胆囊炎 B. 化脓性胆囊炎

C. 坏疽性胆囊炎 D. 胆囊穿孔

E. 胆囊积液

9. 急性胆囊炎引起的腹痛常见于

A. 睡眠时 B. 剧烈运动时

C. 空腹时 D. 油腻餐后

E. 紧张工作后

10. 急性胆囊炎在非手术治疗期间若出现胆囊穿孔,最主要的护理措施是

A. 做好紧急手术的准备 B. 药物止痛

C. 非药物止痛 D. 物理降温

E. 药物降温

11. 胆总管引流术后,T 管引流胆汁过多常提示

A. 肝细胞分泌亢进 B. 胆管分泌胆汁过多

C. 胆囊浓缩功能减退 D. 胆道下端梗阻

E. 十二指肠反流

12. 急性梗阻性化脓性胆管炎最关键的治疗是

A. 输液输血 B. 静滴大量抗生素

C. 纠正酸中毒 D. 营养支持

E. 胆道减压手术

13. 急性肠梗阻化脓性胆管炎的主要原因是

A. 胆道肿瘤 B. 胆道损伤

C. 胆道结石 D. 胆道炎症

E. 胆道蛔虫病

14. 胆绞痛病人**禁用**

A. 阿托品 B. 硝酸甘油

C. 33% 硫酸镁溶液 D. 吗啡

E. 亚硝酸异戊酯

15. T 管引流的护理措施哪项**不正确**

A. 妥善固定 T 管 B. 保持引流通畅

C. 保持清洁 D. 每日观察胆汁的量和性质

E. 一般应在第 2 日拔除 T 管

16. 胆道 T 管拔除前,夹管观察的内容是

    A. 体温、血压、意识
    B. 腹痛、血压、体温

    C. 腹痛、呕吐、体温
    D. 黄疸、血压、意识

    E. 腹痛、体温、黄疸

17. 黄疸合并皮肤瘙痒者,可外用

    A. 3% 硼酸溶液
    B. 40% 硫酸镁溶液

    C. 70% 酒精
    D. 樟脑洗剂

    E. 炉甘石洗剂

18. 胰腺癌的最早症状是

    A. 上腹部痛及饱胀不适
    B. 上腹部包块

    C. 黄疸
    D. 发热、消瘦乏力

    E. 肝脏及胆囊肿大

**A₂ 型题**

19. 某男,55 岁,肝区隐痛半年,有肝炎后肝硬化 6 年,为明确诊断,首先要检查

    A. X 线检查
    B. 血沉检查

    C. 碱性磷酸酶测定
    D. γ- 谷氨转肽酶测定

    E. 甲胎蛋白检查

20. 病人,男,60 岁,因肝癌行肝叶切除术后 1 日,病人感腹痛,心慌,气促,出冷汗,血压 80/60mmHg,首先应考虑为

    A. 胆汁性腹膜炎
    B. 肠梗阻

    C. 肝断面出血
    D. 膈下脓肿

    E. 阑尾炎

21. 病人,男,48 岁,因门静脉高压行分流术后 1 日,需控制蛋白质摄入的主要原因是

    A. 影响胶体渗透压
    B. 减少血氨形成

    C. 预防过敏反应
    D. 预防消化不良

    E. 防止加重肝脏负担

22. 病人,女,45 岁,肝硬化致门静脉高压,分流手术前的护理措施正确的是

    A. 鼓励体育锻炼
    B. 高蛋白、低脂饮食

    C. 注射维生素 K
    D. 术晨放置胃管

    E. 术前用肥皂液灌肠

23. 病人,男,65 岁,有肝硬化病史 6 年,因上消化道大出血,伴休克入院,急性门腔静脉分流术。术后 1 日应注意观察的并发症是

    A. 血管吻合口破裂出血
    B. 肝性脑病

    C. 血小板降低
    D. 肠系膜血管栓塞

    E. 腹腔感染

24. 曹女士,44 岁,右上腹阵发性钻顶样剧烈绞痛 6 小时,伴恶心、呕吐。体格检查:体温 36.5℃,巩膜轻度黄染,腹平软,右上腹有轻度压痛,无反跳痛,无肌紧张,最可能的诊断是

A. 急性胆囊炎　　　　　　　　　　B. 急性胰腺炎

C. 急性胆管炎　　　　　　　　　　D. 胆道蛔虫病

E. 急性胃炎

25. 钱先生，36岁，因"胆总管结石"行胆囊切除、胆总管切开取石、T管引流术。在T管引流期间，提示胆道远端通畅的指征是

A. 黄疸减轻，大便黄褐色，引流量减少

B. 黄疸减轻，大便陶土色，引流量增多

C. 黄疸减轻，腹痛减轻，大便陶土色

D. 黄疸减轻，腹痛减轻，引流量增多

E. 黄疸加深，大便陶土色，引流量减少

26. 病人，男，42岁，因"急性梗阻性化脓性胆管炎"急诊入院，病人寒战、高热，T 41℃，P 112次/min，BP 86/65mmHg，其休克类型是

A. 感染性休克　　　　　　　　　　B. 低血容量性休克

C. 心源性休克　　　　　　　　　　D. 神经性休克

E. 过敏性休克

27. 病人，男，行胆总管切开取石、T管引流术。术后第3日，护士查房时发现T管无胆汁流出，病人诉腹部胀痛，首先应

A. 用无菌生理盐水冲洗T管　　　　B. 检查T管是否受压扭曲

C. 用注射器抽出　　　　　　　　　D. 准备T管造影

E. 继续观察，暂不处理

28. 病人，女，56岁，右上腹刀割样绞痛、发热、黄疸间歇性反复发作，最可能的诊断是

A. 胰头癌　　　　　　　　　　　　B. 急性传染性肝炎

C. 肝癌　　　　　　　　　　　　　D. 胆总管结石

E. 阿米巴肝脓肿

**A₃/A₄型题**

（29~31题共用题干）

黄女士，38岁，新闻记者，入院后当得知自己患有早期肝癌，表现为紧张、抑郁、脉快、精力不集中、失眠、不思饮食和暗自流泪，与其交谈时病人说："想的很多，担心治疗效果，孩子没人照顾，调换工作岗位。"

29. 现存最主要的护理问题是

A. 绝望　　　　　　　　　　　　　B. 自我形象紊乱

C. 恐惧　　　　　　　　　　　　　D. 焦虑

E. 睡眠型态紊乱

30. 根据病情，应首选的治疗方法应该是

A. 手术治疗　　　　　　　　　　　B. 化学治疗

C. 放射治疗　　　　　　　　　　　D. 免疫治疗

E. 冷冻治疗

31. 病人入院后行肝癌根治术,术后护理**错误**的是

    A. 专人护理                           B. 常规吸氧

    C. 鼓励早期下床活动             D. 血压平稳取半卧位

    E. 观察腹腔引流情况

**(32~35 题共用题干)**

病人,男,69 岁,乙型肝炎病史 21 年,近 3 个月出现肝区隐痛、厌食、消瘦、乏力。查体无特殊发现,化验甲胎蛋白阳性,拟诊为"原发性肝癌"。

32. 根据病史该病人诊断"原发性肝癌"的主要依据是

    A. 乙型肝炎病史                    B. 甲胎蛋白阳性

    C. 肝区隐痛                          D. 厌食

    E. 消瘦、乏力

33. 为了进一步明确诊断,首选的检查是

    A. 放射性核素扫描              B. 选择性肝动脉造影

    C. B 超检查                      D. CT 检查

    E. MRI 检查

34. 病人入院后第 3 日,因过度活动,突发晕倒,BP 80/50mmHg,最可能为

    A. 虚脱                               B. 猝死

    C. 肝癌破裂出血                D. 心肌梗死

    E. 过度劳累

35. 肝癌手术前最突出的护理问题是

    A. 焦虑                              B. 营养失调,低于机体需要量

    C. 疼痛                             D. 体液不足

    E. 知识缺乏

**(36~39 题共用题干)**

黄某,女,46 岁,既往肝炎肝硬化 8 年,突然发生呕血、黑便 1 日入院。查体:体温 35.4℃,脉搏 110 次 /min,呼吸 24 次 /min,血压 80/60mmHg,肝肋下未触及,脾肋下 1cm,余无阳性发现。初步诊断:门静脉高压伴失血性休克。

36. 该病人应首先给予的护理措施是

    A. 安置平卧位                    B. 输液

    C. 输血                           D. 测生命体征

    E. 吸氧

37. 治疗措施中**错误**的是

    A. 抗休克                        B. 使用止血药

    C. 保肝药                        D. 急诊手术

    E. 三腔二囊管压迫

38. 病人入院 2 日出血不止,拟行门静脉分流术,术前准备哪项**错误**

    A. 保肝治疗                      B. 使用垂体后叶激素

    C. 输新鲜血液                D. 肌内注射维生素 K

E. 术晨放置胃管

39. 该病人术后容易发生的并发症是
   A. 血管吻合口破裂出血　　　　　　B. 肝性脑病
   C. 肺部感染　　　　　　　　　　　　D. 肠系膜血管栓塞
   E. 腹腔感染

（40~43 题共用题干）

病人，男，39 岁，因呕吐鲜血 800ml 入院，现病人乏力、食欲差、腹胀，小便正常、大便黑，查体发现脾大，腹部移动性浊音阳性

40. 首先考虑的诊断是
   A. 上消化道出血　　　　　　　　　　B. 便血
   C. 呕血　　　　　　　　　　　　　　D. 门静脉高压
   E. 胃十二指肠溃疡出血

41. 询问病史，最可能获知病人患有
   A. 肝炎后肝硬化　　　　　　　　　　B. 胃十二指肠溃疡
   C. 慢性肝炎　　　　　　　　　　　　D. 血吸虫病肝硬化
   E. 急性肝炎

42. 分流术前准备中，下列哪项是**错误**的
   A. 稳定病人情绪　　　　　　　　　　B. 术前 2~3 日口服肠道不吸收的抗生素
   C. 检查肝肾功能　　　　　　　　　　D. 保证睡眠充足
   E. 术前 2 日每晚清洁灌肠

43. 术后若病人出现神志恍惚，嗜睡，双手扑翼性震颤，提示可能发生
   A. 消化道再出血　　　　　　　　　　B. 脑出血
   C. 低血容量性休克　　　　　　　　　D. 肝性脑病
   E. 肝肾综合征

（44~48 题共用题干）

病人，女，48 岁，诊断为急性梗阻性化脓性胆管炎、肝内胆管结石、胆总管结石。急诊行"胆总管切开取石术 +T 管引流术"，术后病人生命体征平稳，未发现重要器官功能不全或其他严重并发症

44. 该病人术后 T 管应至少留置
   A. 14 日　　　　　　　　　　　　　　B. 7 日
   C. 10 日　　　　　　　　　　　　　　D. 21 日
   E. 30 日

45. 在拔除 T 管前应行
   A. PTC 检查　　　　　　　　　　　　B. EPCR 检查
   C. B 超检查　　　　　　　　　　　　D. OCG 检查
   E. T 管造影，以证实胆总管通畅

46. 该病人术后第 3 日 T 管引流胆汁量 150ml，可能是
   A. 肝衰竭　　　　　　　　　　　　　B. T 管阻塞

C. 胆管下端梗阻　　　　　　　　　　D. 胆管上端梗阻

E. 胆汁流量正常

47. 目前应

A. 生理盐水加压冲洗 T 管　　　　　　B. 钳闭 T 管

C. 生理盐水低压冲洗 T 管　　　　　　D. 拔除 T 管

E. 无需特殊处理

48. 该病人术后第 8 日，T 管引流胆汁量达 1 000ml，可能是

A. 肝衰竭　　　　　　　　　　　　　B. T 管阻塞

C. 胆总管上端梗阻　　　　　　　　　D. 胆总管下端梗阻

E. 胆汁流量正常

（49~52 题共用题干）

病人，男，13 岁，因突发剑突下钻顶样剧烈疼痛而入院，自述疼痛呈间歇性，发作时疼痛剧烈，辗转不安，大汗淋漓，可突然自行缓解，缓解期无任何症状。体检示剑突下有轻度深压痛，白细胞计数 $10.5×10^9/L$。

49. 根据病人的临床表现，应考虑为

A. 急性胆囊炎　　　　　　　　　　　B. 急性胆管炎

C. 胆囊穿孔　　　　　　　　　　　　D. 胆道蛔虫病

E. 慢性胆囊炎

50. 为明确诊断，应首选的检查是

A. X 线腹部平片　　　　　　　　　　B. CT

C. B 超　　　　　　　　　　　　　　D. MRI

E. PTC

51. 血常规检查可见

A. 嗜碱性粒细胞比值升高　　　　　　B. 嗜酸性粒细胞比值升高

C. 中性粒细胞比值升高　　　　　　　D. 淋巴细胞升高

E. 血小板升高

52. 应采取的处理方案是

A. 急诊手术　　　　　　　　　　　　B. 择期手术

C. ERCP 术　　　　　　　　　　　　D. 中药治疗

E. 非手术治疗

## （二）病例分析

1. 刘某，女，50 岁。有慢性肝炎史 20 年，肝区隐痛两个月余，食欲缺乏，消瘦乏力。体检：贫血貌，肝右肋下缘可触及，质硬，轻度压痛。实验室检查：AFP（+），B 超和 CT 检查发现肝右叶 5cm×4cm 占位性病变，肝肾功能基本正常。请问：

（1）该病人存在哪些主要护理问题？

（2）应给予哪些护理措施？

2. 张某，女，53 岁。反复呕血 3 年，1 日前进食油炸食物后突然又呕血 800ml。病人精神紧张。体检示：贫血貌，T 36.8℃，P 96 次 /min，BP 82.5/60mmHg，心肺无特殊、腹软，

蛙状腹,脾肋下 3cm,移动性浊音(+)。实验室检查:肝功能:血清谷丙转氨酶(SGPT)为 120U(赖氏法),A/G 比值为 0.82:1;总胆红素:35μmmol/L。纤维胃镜检查:食管曲张静脉出血。

请问:

(1) 此时病人存在哪些主要护理诊断/问题?

(2) 应给予哪些护理措施?

3. 韦某,男,41 岁。于晚餐后突然出现右上腹阵发性剧烈疼痛,向右肩、背部放射并伴有腹胀、恶心、呕吐等症状。体检示:T 38.5℃,P 118 次/min,BP 112/88mmHg。右上腹部有压痛、肌紧张、反跳痛,墨菲征阳性。实验室检查:白细胞计数 12.0×10⁹/L,中性粒细胞 0.85。B 超检查示:胆囊肿大,囊壁增厚,胆囊内可见强光团伴声影。

请问:

(1) 该病人主要的护理问题有哪些?

(2) 应采取哪些针对性护理措施?

(史蓓蓓)

# 第二十一章 | 急腹症病人的护理

## 一、学习重点与难点

| 概要 | | 急腹症是一类以急性腹痛为主要表现,需要早期诊断和紧急处理的腹部疾病 |
|---|---|---|
| 护理评估 | 健康史 | 评估病人的年龄、性别、婚姻和职业、女性病人月经史等;了解病人腹痛发生、发展等相关内容;了解病人既往疾病史及手术史等 |
| | 身体状况 | 1. **腹痛是最突出而重要的症状**。内脏神经痛定位不准确,呈弥散性钝痛,因内脏神经受到胃肠道膨胀等机械和化学刺激而引起;牵涉痛定位明确,疼痛剧烈,是腹痛时牵涉到远处部位的疼痛;躯体神经痛感觉敏锐,定位准确,是腹膜壁层受到腹腔内炎性或渗出物化学性刺激产生体表相应部位的持续性锐痛<br>2. 重点进行腹部护理体检。**压痛最明显的部位通常是病变部位**。轻度肌紧张和反跳痛见于炎症早期或腹腔内少量出血;明显肌紧张提示腹腔内有较严重感染<br>3. **外科急腹症**一般先有腹痛,后有发热等伴随症状;腹痛或压痛部位较固定、程度重;常出现腹膜刺激征甚至休克;可发现腹部肿块或其他外科特征性体征及辅助检查表现。**内科急腹症**一般先有发热或呕吐,后有腹痛,或呕吐腹痛同时发生;腹痛或压痛部位不固定,程度轻,无明显腹肌紧张。<br>**妇科急腹症**以下腹部或盆腔内疼痛为主;常伴有白带增多、阴道出血或有停经史等;妇科检查可辅助诊断 |
| | 辅助检查 | 1. 血常规血红蛋白和红细胞计数降低常提示腹腔内出血;白细胞计数及中性粒细胞比值升高常提示腹腔内感染。血、尿淀粉酶升高多为急性胰腺炎。尿液中有红细胞常提示泌尿系损伤或结石;尿胆红素阳性表示存在阻塞性黄疸。粪便隐血试验阳性多为消化道出血<br>2. X线示膈下游离气体是消化道穿孔或破裂的依据;肠梗阻时可见多个气液平面;麻痹性肠梗阻时可见肠管普遍扩张。B超对于腹腔实质性脏器破裂、肿块以及结石的诊断有较大帮助。CT、MRI可以帮助了解病变的部位、性质、范围以及与周边脏器的关系<br>3. 诊断性腹腔穿刺若抽出不凝固血性液体,多提示腹腔内脏器出血;若抽出混浊液体或脓液,多为腹腔内感染或消化道穿孔;若抽出胆汁性液体,常是胆囊穿孔;若疑为急性胰腺炎,可将穿刺液做淀粉酶测定 |
| | 治疗原则 | 1. 非手术治疗包括严密观察生命体征、腹部体征和辅助检查的动态变化,及时判断病情变化;**禁饮食,胃肠减压,静脉补液**;给予解痉和抗感染药物治疗;当出现休克时,给予抗休克治疗,同时做好急症手术的准备<br>2. **诊断明确,需急症手术**;诊断不明,但腹痛和腹膜炎体征加剧,且全身中毒症状严重者,应在非手术治疗的同时,积极完善术前准备,及早手术治疗 |

| 护理诊断 | | ①急性疼痛；②体温过高；③有体液不足的危险；④潜在并发症：出血、腹腔内残余脓肿或瘘等 |
|---|---|---|
| 护理措施 | 非手术治疗与术前护理 | 1. 若脉搏增快、面色苍白、皮肤湿冷，为休克征象；若血压及血红蛋白值进行性下降，提示有腹腔内出血；若体温逐渐升高，白细胞计数及中性粒细胞比值增多，为感染征象；病人腹痛加剧，常提示病情加重；局限性疼痛转变为全腹痛，并出现肌紧张、反跳痛，提示炎症扩散<br>2. 严格执行"**四禁**"，即**禁用止痛剂**、**禁饮食**、**禁服泻药**、**禁灌肠**，以免炎症扩散，加重病情。急腹症病人在没有明确诊断之前禁用止痛剂，以免掩盖病情变化<br>3. 无休克者取半卧位，有助于减轻腹壁张力，减轻疼痛。**禁食和胃肠减压是治疗急腹症的重要措施之一**<br>4. 有效控制体液的进一步丢失；迅速建立静脉通路，根据医嘱正确、及时、合理安排晶体和胶体液的输注种类和顺序；准确记录 24h 出入量；神志不清或伴休克者，应留置尿管，并根据尿量调整输液量和速度 |
| | 术后护理 | 1. 从生命体征、切口敷料、引流情况、腹部症状和体征等方面观察病情<br>2. 做好腹腔引流管的护理<br>3. 术后禁食期间通过静脉补充水、电解质和必需的营养物质。胃肠功能恢复、肛门排气、无腹痛腹胀不适，可进流质饮食，逐步过渡到正常饮食<br>4. 术后短期内**从引流管引出大量鲜红色血性液体**，持续不止，且病人有脉搏细数、血压下降、出冷汗等休克表现时，**考虑腹腔内出血**，应及时通知医师<br>5. 病人腹痛加剧，出现腹膜刺激征，**同时伴发热、白细胞计数及中性粒细胞比值升高，多为腹腔内感染或瘘可能，应及时报告医师** |
| | 健康指导 | 形成良好的饮食和卫生习惯；积极控制诱发急腹症的因素；急腹症行手术治疗者，**术后应早期开始活动**，以预防粘连性肠梗阻 |

# 二、测试题

## （一）单项选择题

### A₁型题

1. 内脏痛的特点是

    A. 疼痛的传导速度快                 B. 对压力和张力性刺激极为敏感

    C. 与躯体痛同时出现                  D. 感觉敏锐，定位准确

    E. 感觉迟钝，定位准确

2. 外科急腹症的基本特点是

    A. 腹痛和发热同时出现              B. 先有发热后有腹痛

    C. 先有腹痛后有发热                 D. 仅表现为腹痛

    E. 先有腹痛后有呕吐

3. 急性腹膜炎伴有休克病人宜采用的体位是

    A. 头低脚高位                        B. 侧卧位

    C. 半卧位                           D. 平卧位

    E. 头和躯干抬高 20°~30°，下肢抬高 15°~20°

4. 以下**不属于**急腹症病人术前评估内容的是
    A. 腹痛的发生时间
    B. 腹痛的性质和程度
    C. 腹痛的部位
    D. 腹痛与饮食的关系
    E. 有无腹痛的家族史

5. 急腹症诊断未明确前,下述治疗措施**不正确**的是
    A. 慎用吗啡类止痛剂
    B. 严密观察生命体征的变化
    C. 定时检查腹部体征的发展
    D. 灌肠通便,观察大便的性质
    E. 非手术治疗期间病情未见好转,甚至加剧者,需剖腹探查

6. 消化道穿孔的急腹症病人禁食、胃肠减压的主要目的是
    A. 减轻腹胀
    B. 减轻腹痛
    C. 减轻腹胀和腹痛
    D. 有利于穿孔闭合
    E. 减少消化液和食物残渣继续流入腹腔

7. 阵发性腹痛常见于
    A. 急性阑尾炎
    B. 消化性溃疡穿孔
    C. 机械性肠梗阻
    D. 肠绞窄
    E. 脾破裂出血

8. 下列有关急腹症病人并发症的预防和护理措施**错误**的是
    A. 遵医嘱应用抗菌药
    B. 保持腹腔引流通畅
    C. 注意观察引流液的量和性状
    D. 预防性应用抗真菌药
    E. 血压正常的外科急腹症病人取半坐卧位

9. 急性腹膜炎病人腹痛的特点是
    A. 阵发性绞痛
    B. 持续性疼痛
    C. 持续性疼痛伴阵发性加重
    D. 腹痛向肩背部放射
    E. 钻顶样绞痛

10. 对诊断尚未明确的急腹症病人,可以采取的措施是
    A. 用吗啡止痛
    B. 用阿托品解痉
    C. 给病人灌肠
    D. 使用导泻药
    E. 用热水袋热敷

11. 急腹症最突出的表现为
    A. 腹痛
    B. 菌血症
    C. 休克
    D. 恶心、呕吐
    E. 腹泻

12. 观察急腹症病人的腹部体征中最重要的是
    A. 肠鸣音变化
    B. 有无腹膜刺激征
    C. 腹式呼吸运动的强弱
    D. 腹壁静脉有无曲张
    E. 有无腹腔移动性浊音

13. 腹部叩诊出现移动性浊音,提示腹腔积液达到
    A. 100ml 以上
    B. 300ml 以上

C. 500ml 以上      D. 1 000ml 以上

E. 2 000ml 以上

14. 有利于腹膜炎渗液流至盆腔,减少毒素吸收的护理措施是

     A. 禁食、禁饮、输液      B. 胃肠减压

     C. 应用抗生素      D. 安置半卧位

     E. 保持腹腔引流通畅

15. 对诊断不明的急腹症病人禁用泻药的主要原因是

     A. 易致感染扩散      B. 减少肠道蠕动

     C. 易致血压下降      D. 影响肠道消化吸收

     E. 易致水电解质失衡

16. 老年急腹症病人的临床特点**不包括**

     A. 症状不典型      B. 体征较轻

     C. 体温改变不明显      D. 白细胞计数显著提高

     E. 易伴发其他疾病

**A$_2$ 型题**

17. 赵某,女,50 岁。左上腹撞伤伴腹痛 4 小时。伤后曾呕吐 1 次,为少量胃内容物,无血液。体检:神志清,BP 100/76mmHg,P 88 次 /min,上腹部有压痛、反跳痛及肌紧张,移动性浊音(−),腹腔穿刺(−)。腹部平片示:两侧膈下有游离气体。考虑最可能为

     A. 腹壁挫伤      B. 脾包膜下血肿

     C. 胰腺损伤      D. 肝破裂

     E. 腹腔内空腔器官破裂

18. 钟某,男,45 岁。因突发中上腹剧痛 12 小时来院急诊。体检发现板状腹,腹部立位平片示膈下有游离气体,生命体征尚平稳。既往有消化性溃疡和不规则服药史。该病人目前首先应采取的必要措施为

     A. 高浓度吸氧      B. 使用镇痛药

     C. 立即输血      D. 禁食并胃肠减压

     E. 立即使用抗生素

19. 王某,男,30 岁。因反复上腹痛 1 年半加重 3 日入院。当护士夜间巡视时,病人诉上腹痛加剧,大汗淋漓,此时护士应采取的最有意义的措施是

     A. 取半卧位

     B. 遵医嘱使用止痛剂

     C. 针灸或热敷

     D. 检查腹肌紧张度,是否有压痛及反跳痛

     E. 多饮水以减少体液丢失

20. 李某,男,32 岁。急性腹痛 8 小时急诊入院,全腹有压痛,反跳痛和明显肌紧张,肝浊音界消失,移动性浊音可疑,诊断性腹腔穿刺抽出含少量食物残渣的混浊液,考虑最可能为

     A. 肝破裂      B. 脾破裂

C. 肾损伤 　　　　　　　　　　　D. 空腔脏器穿孔

E. 胃癌穿孔

21. 钱某,男,46 岁。急性腹痛 2 小时就诊,腹腔穿刺抽出不凝固血性液体,提示

A. 穿刺时损伤血管 　　　　　　　B. 急性出血坏死性胰腺炎

C. 穿刺时损伤肠管 　　　　　　　D. 空腔脏器破裂

E. 腹腔内出血

22. 冯某,女,46 岁。突发腹痛,急诊入院。检查后发现有肝浊音界缩小,X 线检查示膈下游离气体,可判断该病人为

A. 炎症性病变 　　　　　　　　　B. 穿孔性病变

C. 出血性病变 　　　　　　　　　D. 梗阻性病变

E. 绞窄性病变

23. 向某,女,33 岁。急腹症入院手术治疗,防止病人手术后发生粘连性肠梗阻的主要措施是

A. 及时停用胃肠减压 　　　　　　B. 延长使用抗生素时间

C. 腹带包扎 　　　　　　　　　　D. 术后早期活动

E. 及早拔除引流管

24. 胡某,女,30 岁。急性腹痛就诊,留观期间,要密切观察的腹部体征是

A. 腹式呼吸运动的大小 　　　　　B. 是否有胃肠蠕动波

C. 是否有腹部包块 　　　　　　　D. 是否出现腹膜刺激征

E. 肝浊音界的大小

## (二) 病例分析

吴某,男,42 岁。晚餐后感上腹痛,恶心未吐。约 1 小时后突发上腹剧痛,迅速蔓延至全腹,随即就诊入院。既往有"溃疡"病史 5 年。查体:体温 37.4℃,呼吸 23 次 /min,脉搏 107 次 /min,血压 90/60mmHg。痛苦面容,面色苍白。全腹有明显压痛、反跳痛、腹部呈板样,肝浊音界消失。肠鸣音微弱。腹腔穿刺见少许混浊液状物。

请问:

1. 对该病人应如何做好护理评估?

2. 如何对该病人进行健康教育?

（朱迎春）

# 第二十二章 | 周围血管疾病病人的护理

## 一、学习重点与难点

### （一）下肢静脉曲张病人的护理

| | | |
|---|---|---|
| 概要 | | 下肢浅静脉瓣膜关闭不全，静脉内血液倒流，远端静脉淤滞，继而病变静脉壁伸长、迂曲，呈曲张表现的一种疾病 |
| | | 下肢静脉瓣膜关闭不全，血液淤滞，静脉内压力升高，导致浅静脉伸长、迂曲并扩张；毛细血管压力增高时，下肢水肿，局部代谢障碍，致使下肢皮肤色素沉着、纤维化、皮下脂肪硬化和皮肤萎缩，最终形成溃疡 |
| 护理评估 | 健康史 | 1. 原发性下肢静脉曲张的发生与静脉壁薄弱、静脉瓣膜稀少或缺如等先天性因素和长期站立工作、久坐少动、重体力劳动、妊娠、慢性咳嗽、习惯性便秘等后天性因素有关<br>2. 继发性下肢静脉曲张常继发于深静脉病变或深静脉以外的病变 |
| | 身体状况 | 1. 病人常感**下肢沉重、乏力、发胀、酸痛**，尤其在久站后<br>2. 下肢可见**浅静脉隆起、迂曲，重者呈团块状**，直立时更明显；久病者，**小腿皮肤出现营养障碍，如干燥、毛发脱落、色素沉着、足靴区出现淤滞性皮炎**等 |
| | 辅助检查 | **深静脉通畅试验（Perthes test）用于确定深静脉回流是否通畅；大隐静脉瓣膜功能试验（Trendelenburg test）用于确定大、小隐静脉瓣膜功能；交通静脉瓣膜功能试验（Pratt test）用于发现瓣膜功能不全的交通静脉** |
| | 治疗原则 | 1. 非手术治疗包括**用弹力绷带外部加压或穿弹力袜**，同时注意休息，抬高患肢；应用黄酮类和七叶皂苷类药物缓解肢体酸胀、水肿等症状；**硬化疗法**是将硬化剂注入曲张静脉内，产生化学性炎症反应，进而使曲张静脉闭塞<br>2. **手术是根本的治疗方法，适用于深静脉通畅、无手术禁忌证者。**传统手术方法为浅静脉高位结扎加曲张静脉分段剥脱术。近年来开展有多种微创手术 |
| 护理诊断 | | ①活动无耐力；②皮肤完整性受损；③知识缺乏；④潜在并发症：血栓性静脉炎、小腿慢性溃疡、曲张静脉破裂出血等 |
| 护理措施 | 非手术治疗与术前护理 | 1. 避免长时间站立和久坐，坐时尽量不要双膝交叉，休息或卧床时抬高患肢30°~40°<br>2. 观察患肢远端皮肤的温度、颜色、肿胀、渗出、疼痛等情况<br>3. **坚持长期使用弹力绷带或穿弹力袜**，以减少浅静脉内血液淤滞，改善活动时腓肠肌血液回流 |

| | 非手术治疗与术前护理 | 4. 若病人发生血栓性静脉炎应给予抗生素及局部热敷治疗;踝周及足靴区形成经久不愈的溃疡,应抬高患肢并给予创面湿敷;发生曲张静脉破裂出血,应抬高患肢和局部加压包扎止血<br>5. **术前皮肤准备范围包括腹股沟部、会阴部和整个下肢**<br>6. 下肢静脉曲张并发小腿**溃疡并有急性水肿者**,应加强创面护理。手术日晨将溃疡处再换药 1 次,并用无菌治疗巾包好 |
|---|---|---|
| 护理措施 | 术后护理 | 1. **卧床休息,抬高患肢30°**,并指导病人做足背伸屈运动;术后 24h,应鼓励病人下床活动<br>2. 注意观察有无切口或皮下渗血,局部有无感染<br>3. 使用弹力绷带一般需**维持 1~3 个月** |
| | 健康指导 | 去除影响下肢静脉回流的因素,避免长时间站立和坐位,坐时尽量不要双膝交叉,休息时患肢抬高;保持大小便通畅;非手术病人坚持使用弹力袜或弹力绷带,手术后应继续用弹力绷带或弹力袜 1~3 个月;避免外伤引起曲张静脉破裂出血 |

## (二)血栓闭塞性脉管炎病人的护理

| | | |
|---|---|---|
| 概要 | | 血栓闭塞性脉管炎,简称**脉管炎**,又称伯格(Buerger)病,是一种累及血管的炎症性、节段性和周期性发作的慢性闭塞性疾病 |
| | | 多见于下肢中小动脉,伴行静脉也常受累,病变常由肢体远端向近端呈节段性发展。早期以血管痉挛为主,继而受累动静脉管壁为全层非化脓性炎症,管腔内血栓形成。晚期炎症消退,血栓机化,新生毛细血管形成,动脉周围有广泛纤维组织形成,闭塞血管远端的组织可出现缺血性改变,甚至坏疽 |
| 护理评估 | 健康史 | 病因与**吸烟**、居住于寒冷潮湿地区、慢性损伤及感染等外在因素和精神紧张、营养不均衡、自身免疫功能紊乱等内在因素有关 |
| | 身体状况 | 病程可分为三期:**局部缺血期**典型表现为**间歇性跛行;营养障碍期**典型表现为**休息痛(静息痛);组织坏死期**肢体自远端逐渐向近端发生**干性坏疽**,继发感染时,成为湿性坏疽 |
| | 辅助检查 | 特殊检查包括测定皮肤温度;测定跛行距离和跛行时间;肢体抬高试验(Buerger test) |
| | 治疗原则 | 1. 西药主要有血管扩张剂、抑制血小板聚集的药物,有溃疡并发感染者还应给予抗生素等。中药主要有活血化瘀、消炎止痛类药物<br>2. 高压氧疗法能提高血氧的浓度,对减轻患肢疼痛和促进溃疡愈合有一定作用<br>3. 手术治疗 目的是增加肢体血液供应和重建动脉血流通路 |
| 护理诊断 | | ①慢性疼痛;②组织完整性受损;③活动无耐力;④知识缺乏;⑤潜在并发症:感染、切口出血、远端血管栓塞等 |
| 护理措施 | 非手术治疗与术前护理 | 1. **绝对戒烟;注意肢体保暖,但应避免局部热疗**;保持足部清洁、干燥;指导病人进行**伯格运动**,促进侧支循环建立;已发生皮肤溃疡或坏疽者,应卧床休息,加强创面护理<br>2. 定期用测温计测量肢体皮肤温度,两侧对照,并记录,以观察疗效<br>3. 睡觉或休息时取头高脚低位,避免久站、久坐或双膝交叉,影响血液循环;轻症病人可遵医嘱应用血管扩张剂,解除血管痉挛,改善肢体血供;运用合适的评估工具对病人的疼痛部位、程度、性质等进行评估,疼痛剧烈者,遵医嘱应用镇痛药<br>4. 如需植皮,注意供皮区的皮肤准备 |

| 护理措施 | 术后护理 | 1. 静脉血管重建术后,抬高患肢 30°,并卧床制动 1 周。动脉血管重建术后,平放患肢,并卧床制动 2 周<br>2. 密切观察血压、脉搏及切口渗血等情况。术后需观察患肢远端的皮肤温度、色泽、感觉及脉搏强度来判断血管通畅度<br>3. 密切观察病人体温变化和伤口情况<br>4. 注意观察引流的量、色、质,保持引流通畅 |
|---|---|---|
| | 健康指导 | **绝对戒烟**;切勿赤足行走,避免外伤;注意患肢保暖,避免受寒;指导病人进行**伯格运动**,促进侧支循环建立 |

## 二、测试题

### (一) 单项选择题

**A₁ 型题**

1. 原发性下肢静脉曲张的原因是
   A. 静脉瓣膜缺陷,静脉内压增高      B. 深静脉内血栓形成
   C. 盆腔肿瘤压迫      D. 妊娠子宫压迫
   E. 静脉壁损坏

2. 易患下肢静脉曲张的人群**不包括**
   A. 运动员      B. 教师
   C. 空姐      D. 交警
   E. 护士

3. 下肢静脉曲张病人伴小腿溃疡者的处理方法是
   A. 积极换药待溃疡愈合后手术      B. 先手术后治疗溃疡
   C. 溃疡面植皮      D. 结扎大隐静脉同时植皮
   E. 先局部换药,手术后再植皮

4. 下肢静脉曲张,做深静脉通畅试验是为了检查
   A. 大隐静脉瓣膜功能      B. 小隐静脉瓣膜功能
   C. 下肢静脉瓣膜功能      D. 大隐静脉有无阻塞
   E. 深静脉有无阻塞

5. 下肢静脉曲张,做大隐静脉瓣膜功能试验是为了检查
   A. 下肢深静脉瓣膜功能      B. 大、小隐静脉瓣膜功能
   C. 下肢浅静脉瓣膜功能      D. 交通支瓣膜功能
   E. 下肢静脉有无阻塞

6. 决定能否手术治疗下肢静脉曲张的试验是
   A. 大隐静脉瓣膜功能试验      B. 交通静脉瓣膜功能试验
   C. 深静脉通畅试验      D. 静脉测压
   E. 皮肤温度

7. 下列与下肢静脉曲张的发病**无关**的是

A. 静脉壁薄弱      B. 长期静脉压力升高

C. 长期站立工作      D. 静脉瓣膜功能不全

E. 静脉管腔狭窄

8. 下肢静脉曲张硬化疗法适应证**错误**的是

    A. 曲张静脉轻而局限      B. 术后残留的曲张静脉

    C. 术后复发者      D. 下肢深浅静脉功能良好者

    E. 各种下肢静脉曲张

9. 下肢静脉曲张非手术治疗适应证**错误**的是

    A. 曲张静脉轻而局限      B. 妊娠期妇女

    C. 年老体弱      D. 不能耐受手术者

    E. 继发慢性溃疡者

10. 下肢静脉曲张早期的主要症状是

    A. 下肢沉重感      B. 溃疡形成

    C. 曲张静脉破裂出血      D. 血栓性静脉炎

    E. 静脉血栓形成

11. 诊断下肢静脉曲张最可靠的方法是

    A. 下肢静脉造影      B. 下肢静脉压测定

    C. 多普勒超声检查      D. CT 检查

    E. MRI 检查

12. 静脉曲张晚期的临床表现中,最主要的是

    A. 皮肤厚硬      B. 小腿水肿

    C. 色素沉着      D. 小腿下 1/3 内侧溃疡

    E. 局部瘙痒

13. 血栓闭塞性脉管炎病变主要位于

    A. 大、中动脉      B. 大、中静脉

    C. 中、小动静脉,以动脉为主      D. 中、小动静脉,以静脉为主

    E. 小动静脉,不发生于中动静脉

14. 血栓闭塞性脉管炎属于

    A. 急性化脓性炎症      B. 慢性化脓性炎症

    C. 急性非化脓性炎症      D. 慢性非化脓性炎症

    E. 亚急性化脓性炎症

15. 血栓闭塞性脉管炎的病因**不包括**

    A. 长期大量吸烟      B. 气候寒冷、潮湿

    C. 神经内分泌紊乱      D. 下肢活动减少

    E. 免疫功能异常

16. 血栓闭塞性脉管炎晚期特有的表现是

    A. 间歇性跛行      B. 休息痛

    C. 足背动脉搏动消失      D. 营养性改变

E. 趾端坏疽

17. 血栓闭塞性脉管炎的患肢护理**不妥**的是
　　A. 保暖,避免受潮湿　　　　　　　B. 保持足部清洁
　　C. 定时热水袋热敷　　　　　　　　D. 防止外伤后感染
　　E. 忌用刺激性外用药

18. 血栓闭塞性脉管炎的症状**错误**的是
　　A. 静息痛　　　　　　　　　　　　B. 间歇性发作的突发性疼痛
　　C. 活动时有间歇性跛行　　　　　　D. 对寒冷敏感性增加
　　E. 局部皮肤颜色变化

19. 血栓闭塞性脉管炎营养障碍期的主要临床表现是
　　A. 肢端发黑,干性坏疽　　　　　　B. 间歇性跛行
　　C. 游走性静脉炎　　　　　　　　　D. 静息痛
　　E. 肢端经久不愈的溃疡

20. 关于血栓闭塞性脉管炎的护理,**不正确**的是
　　A. 止痛,禁烟　　　　　　　　　　B. 指导伯格运动
　　C. 患肢用热水袋加温　　　　　　　D. 保持患肢干燥
　　E. 测皮温、观察疗效

**A₂ 型题**

21. 何某,男,56岁。诊断为右下肢静脉曲张,行大隐静脉高位结扎加曲张静脉剥脱术,术后1日小腿处伤口突然出血不止,紧急处理应
　　A. 指压止血　　　　　　　　　　　B. 用止血带
　　C. 钳夹结扎　　　　　　　　　　　D. 就地包扎
　　E. 平卧,抬高患肢,加压包扎

22. 吴某,女,43岁。站立过久后,下肢出现酸胀感、小腿内侧出现蚯蚓状静脉突起,诊断为下肢静脉曲张。下列健康指导中,**不正确**的是
　　A. 使用弹力袜　　　　　　　　　　B. 避免久站
　　C. 休息时抬高患肢　　　　　　　　D. 尽量减少下肢活动
　　E. 避免患肢受伤

23. 吕某,男,40岁。下肢静脉曲张,平卧抬高下肢待静脉不充盈,在腹股沟下方扎一止血带,然后站立,迅速松开止血带,见静脉自上而下逆向充盈,说明
　　A. 交通支瓣膜功能不全　　　　　　B. 小隐静脉瓣膜功能不全
　　C. 大隐静脉瓣膜功能不全　　　　　D. 下肢深静脉阻塞
　　E. 下肢深静脉瓣膜功能不全

24. 许某,女,48岁。下肢静脉曲张已12年,劳累后肢体水肿、皮炎及溃疡经久不愈,治疗原则是
　　A. 弹力绷带包扎治疗　　　　　　　B. 抗感染治疗
　　C. 手术治疗　　　　　　　　　　　D. 局部药物治疗
　　E. 物理治疗

25. 张某,男,46岁。检查时,嘱其站立,待下肢静脉曲张充盈后,在腹股沟下方扎止血带,病人用力踢腿10余次,若曲张的静脉充盈明显减轻,则表示

    A. 交通支瓣膜功能不全　　　　　　B. 交通支瓣膜功能正常

    C. 大隐静脉瓣膜功能不全　　　　　D. 下肢深静脉通畅

    E. 下肢深静脉瓣膜功能不全

26. 万某,男,50岁。间歇性跛行,足背动脉搏动减弱,此为血栓闭塞性脉管炎

    A. 局部缺血期　　　　　　　　　　B. 营养障碍期

    C. 组织坏死期　　　　　　　　　　D. 溃疡期

    E. 溃烂期

27. 徐某,男,36岁。较长距离步行后,感下肢疼痛,肌肉抽搐,休息后症状消失,再走一段路后症状又出现。平时有右足发凉、怕冷及麻木感。检查:右足背动脉较左侧搏动减弱。应考虑为

    A. 静脉血栓形成　　　　　　　　　B. 血栓性静脉炎

    C. 血栓闭塞性脉管炎　　　　　　　D. 雷诺综合征

    E. 动静脉瘘

28. 姜某,男,36岁。以"血栓闭塞性脉管炎"收入院。入院后行血栓闭塞性脉管炎手术,术后护士观察肢体远端血运情况,观察的体征应**除外**

    A. 双侧足背动脉搏动　　　　　　　B. 皮肤温度

    C. 皮肤颜色　　　　　　　　　　　D. 皮肤感觉

    E. 皮肤厚度

**$A_3$/$A_4$ 型题**

(29~31题共用题干)

齐某,男,45岁。左小腿肿胀,有数条蚯蚓状血管团,内有硬结,症状逐年加重,诊断为下肢静脉曲张。

29. 治疗下肢静脉曲张根本的方法是

    A. 患肢抬高休息　　　　　　　　　B. 弹力绷带包扎

    C. 穿弹力袜　　　　　　　　　　　D. 注射硬化剂

    E. 手术治疗

30. 该病人深静脉通畅,拟行大隐静脉高位结扎加剥脱术。该病人手术前皮肤准备范围是

    A. 曲张部位的皮肤　　　　　　　　B. 整个左下肢

    C. 双下肢　　　　　　　　　　　　D. 左侧腹股沟区手术范围

    E. 左侧腹股沟区手术范围及左侧整个下肢至足趾

31. 术后护理措施中**错误**的是

    A. 抬高患肢30°　　　　　　　　　B. 定时做足背伸屈运动

    C. 卧床休息1周　　　　　　　　　D. 患肢穿弹力袜

    E. 观察是否出现并发症

（32~36题共用题干）

刘某，女，60岁。患双下肢静脉曲张20年，住院行大隐静脉高位结扎加曲张静脉剥脱术。

32. 术后早期下床活动的时间是

    A. 无异常情况，术后24小时以内　　　B. 无异常情况，术后24~48小时

    C. 无异常情况，术后48~72小时　　　　D. 无异常情况，术后72~96小时

    E. 无异常情况，术后4日以后

33. 术后为促进下肢静脉血回流，应指导病人

    A. 做足背伸屈运动　　　　　　　　　　B. 做足背弯曲运动

    C. 做上肢伸展运动　　　　　　　　　　D. 做上肢弯曲运动

    E. 做伯格运动

34. 防止大隐静脉曲张手术后深静脉血栓形成的主要措施是

    A. 弹力绷带包扎患肢　　　　　　　　　B. 严格无菌操作

    C. 抬高患肢　　　　　　　　　　　　　D. 防止伤口渗血

    E. 手术后早期活动患肢

35. 术后应用弹力绷带需要维持

    A. 5日　　　　　　　　　　　　　　　　B. 1周

    C. 2周　　　　　　　　　　　　　　　　D. 3周

    E. 1~3个月

36. 术后患肢应注意

    A. 坐时双膝不要交叉，休息时患肢下垂

    B. 坐时双膝交叉，休息时患肢下垂

    C. 坐时双膝不要交叉，休息时患肢抬高

    D. 坐时双膝交叉，休息时患肢抬高

    E. 坐时肢体伸直，休息时患肢弯曲

（37~38题共用题干）

董某，男，38岁。吸烟史20年，患血栓闭塞性脉管炎，入院后完善术前检查，无手术禁忌证，行动脉重建术。

37. 术后正确的体位是

    A. 患肢平放，制动1周　　　　　　　　B. 患肢平放，制动2周

    C. 抬高患肢30°，制动1周　　　　　　D. 抬高患肢30°，制动2周

    E. 抬高患肢30°，制动3周

38. 判断动脉重建后血管通畅度术后应观察

    A. 患肢近端皮肤温度、色泽、感觉及脉搏强度

    B. 患肢远端皮肤温度、色泽、感觉及脉搏强度

    C. 血压、脉搏、呼吸、患肢运动情况

    D. 体温、血压、脉搏、呼吸

    E. 血压、心率、脉搏、呼吸

### （二）病例分析

1. 张某，女，47 岁。某商场营业员，近 3 年来站立 1 日后自觉双下肢酸胀、沉重感，踝关节及足背出现肿胀。

查体：体温 36.7℃，呼吸 18 次 /min，脉搏 75 次 /min，血压 120/90mmHg。心、肺、腹均未见异常。双小腿内侧及大腿近膝关节处见浅静脉隆起、蜿蜒迂曲、扩张，站立时更明显。小腿部皮肤色素沉着、脱屑、瘙痒，踝关节周围肿胀，手指按压后有凹陷征。

请问：

（1）该病人是大隐静脉曲张还是小隐静脉曲张？

（2）如病人下肢内侧沿静脉走行方向，曲张静脉出现红肿有触痛，说明病人可能发生了什么并发症？还可能出现哪些并发症？

（3）如果病人行手术治疗，手术后如何护理？

2. 李某，男，42 岁。吸烟 25 年，出现右下肢麻木发冷、间歇性跛行 8 年，足背动脉搏动消失。病人为初次就诊。

请问：

（1）为防止病情进一步加重，首先应采取什么措施？

（2）为明确诊断还应做哪些检查？

（3）为促进侧支循环建立，可采取的护理措施有哪些？

（朱迎春）

# 第二十三章 | 泌尿系统损伤疾病病人的护理

## 一、学习重点与难点

### （一）肾损伤病人的护理

| 概述 | 病因 | 按病因分为开放性损伤、闭合性损伤和医源性损伤 |
|---|---|---|
| | 病理 | 根据损伤程度分为肾挫伤、肾部分损伤、肾全层裂伤和肾蒂损伤 |
| 护理评估 | 健康史 | 了解病人的一般情况、受伤史、伤后的病情变化和就诊前处理 |
| | 身体状况 | 表现有**休克、血尿、疼痛、发热、腰部肿块**等 |
| | 辅助检查 | 1. 尿常规常见血尿，通常血尿程度与肾损伤轻重相一致，但肾蒂血管损伤无血尿<br>2. CT 可显示肾实质损伤的程度、尿外渗和血肿的范围，可作为临床首选检查 |
| | 治疗原则 | 1. 有休克的病人先抗休克治疗<br>2. 肾挫伤和部分肾裂伤可非手术治疗，**绝对卧床休息 2~4 周**<br>3. 开放性肾损伤和严重肾部分裂伤、肾全层裂伤、肾蒂血管损伤应尽早施行手术 |
| 护理诊断 | | ①急性疼痛；②体液不足；③焦虑/恐惧；④潜在并发症：休克、感染 |
| 护理措施 | 非手术治疗/术前的护理 | 1. **绝对卧床休息 2~4 周**，待病情稳定、血尿消失后方可离床活动<br>2. 严密监测生命体征、疼痛、腰腹部情况、尿液颜色和血常规<br>3. 一般护理包括扩容、止血、止痛和防治感染<br>4. 术前护理主要防治休克和术前准备：有手术指征者，在抗休克同时，积极进行备皮和配血等各项术前准备 |
| | 术后护理 | 1. 肾切除术后需卧床休息 2~3d，肾损伤修补、肾周引流术后病人需绝对卧床 1~2 周<br>2. 引流管一般于术后 2~3d 引流量减少时拔除，若发生感染或尿瘘，则应延长拔管时间 |
| | 健康指导 | 1. 适时翻身和改变体位，预防压力性损伤，防止肌肉萎缩<br>2. 肾挫裂伤 4~6 周后肾组织才趋于愈合，过早活动可发生继发性出血。伤后 2~3 个月内不宜参加体力劳动或剧烈运动<br>3. 肾脏切除病人，应注意保护对侧肾脏，尽量不服用对肾脏有损害的药物，如氨基糖苷类抗生素 |

## （二）膀胱损伤病人的护理

| | | |
|---|---|---|
| 概述 | 病因 | 按病因分为开放性损伤、闭合性损伤、医源性损伤和自发性膀胱破裂 |
| | 病理 | 病理分为膀胱挫伤、膀胱破裂（分腹膜内型和腹膜外型） |
| 护理评估 | 健康史 | 了解病人的一般情况、受损时膀胱是否充盈、受伤史、伤后的病情变化和就诊前处理 |
| | 身体状况 | 可有**休克**、**腹痛**（腹膜外型下腹部疼痛、压痛和肌紧张；腹膜内型全腹疼痛、反跳痛和肌紧张）、**排尿困难和血尿**、**漏尿或尿瘘**等表现 |
| | 辅助检查 | 1. 导尿试验有助于膀胱破裂诊断<br>2. 膀胱造影是诊断膀胱破裂最可靠的方法 |
| | 治疗原则 | 1. 有休克征象者抗休克治疗<br>2. 膀胱挫伤症状轻微，留置导尿管引流尿液 7~10d<br>3. 膀胱破裂伴有出血和尿外渗，病情严重者，应尽早手术治疗 |
| 护理诊断 | | ①急性疼痛；②排尿障碍；③焦虑/恐惧；④潜在并发症：感染、休克 |
| 护理措施 | 非手术治疗/术前的护理 | 1. 监测生命体征，腹部症状与体征，有无再出血<br>2. 导尿留置 7~10d 后拔除<br>3. 预防感染　①做好伤口和导尿管护理；②鼓励病人多饮水，多排尿；③密切观察体温和排尿情况，必要时行尿常规和尿培养；④遵医嘱应用抗生素<br>4. 有手术指征的病人，在抗休克的同时，紧急做好各项术前准备 |
| | 术后护理 | 1. 取半卧位有利于引流和减轻切口疼痛<br>2. 严密观察生命体征、切口及引流情况，及时发现出血、感染等并发症<br>3. 膀胱造瘘管一般留置 10d 左右，拔管前应夹管训练膀胱的排尿功能，待病人排尿功能正常后再拔除。拔管后用凡士林纱布覆盖造瘘口 |
| | 健康指导 | 多饮水，拔除膀胱造瘘管前夹管训练 |

## （三）尿道损伤病人的护理

| | | |
|---|---|---|
| 概述 | 病因 | 1. 按致伤因素分为开放性损伤、闭合性损伤<br>2. 按损伤部分为前尿道损伤、后尿道损伤 |
| | 病理 | 病理分型有尿道挫伤、尿道裂伤、尿道断裂 |
| 护理评估 | 健康史 | 了解病人有无**骑跨伤**、**骨盆骨折**等受伤史，伤后的病情变化和就诊前的处理情况等 |
| | 身体状况 | 可有疼痛、尿道出血、排尿困难、血肿与尿外渗、休克等表现 |
| | 辅助检查 | 1. 导尿试验可检查尿道是否连续，如插入顺利则留置 1 周<br>2. **尿道造影可明确有无尿道断裂和部位**<br>3. X 线检查可显示有无骨盆骨折 |
| | 治疗原则 | 1. 出血性休克者应先抗休克。尿潴留不宜导尿或未能立即手术者，可先行耻骨上膀胱穿刺或造瘘术<br>2. 尿道挫伤及轻度裂伤，症状轻且无排尿困难者，无需特殊治疗，可止血、镇痛和预防感染 |

| 护理评估 | 治疗原则 | 3. 手术治疗　①尿道裂伤导尿管插入顺利,留置导尿管引流 2 周左右;②前尿道裂伤导尿失败或尿道断裂应立即行经会阴尿道修补或断端吻合术,并留置导尿管 2~3 周;③后尿道裂伤导尿失败或不宜插入导尿管:先行尿道会师复位术,留置导尿管 3~4 周;其中术后,导尿管先股内侧皮肤牵引 2 周,后松开牵引继续留置 1~2 周<br>4. 并发症处理　①尿外渗置多孔引流管做皮下引流;②尿道狭窄轻者定期做尿道扩张术,严重者需尿道内切开再吻合;③后尿道合并直肠损伤漏尿应立即修补,并做暂时性结肠造瘘;尿道直肠瘘应待 3~6 个月后再施行修补手术 |
|---|---|---|
| 护理诊断 | | ①体液不足;②排尿障碍;③焦虑 / 恐惧;④潜在并发症:休克、感染、尿道狭窄 |
| 护理措施 | 非手术治疗 / 术前护理 | 1. 有休克征象者取中凹位,生命体征平稳者取低半卧位。合并骨盆骨折者应睡硬板床,勿搬动,防压力性损伤<br>2. 监测生命体征和腹部情况<br>3. 有手术指征者,在抗休克的同时做好术前准备 |
| | 术后护理 | 1. 预防感染　①留置尿管者清洁尿道口周围 2 次 /d;②无膀胱破裂及膀胱穿刺造瘘者冲洗膀胱 1~2 次 /d;③保持切口清洁;④尿外渗置管引流者应保持引流通畅并注意观察;⑤观察体温及白细胞变化,如有感染及时使用抗生素<br>2. 尿道扩张术的护理　①操作前评估;②操作要求:扩张时不宜用过细或过粗的尿道探子,手法要轻柔,切忌暴力,以免造成假道或大出血;③术后观察:有无尿外渗、疼痛及排尿困难,有无尿频、尿急、尿痛等不适;④术后护理:术后如有轻微血尿和尿道疼痛,排尿时疼痛加重,嘱病人应多饮水,口服抗生素,留院观察 2~3h;如血尿明显,血凝块可阻塞尿道造成排尿困难,应及时报告医师并协助处理 |
| | 健康指导 | 1. 指导病人正确观察排尿,如发现排尿不畅、尿线变细等尿道狭窄表现者应及时行尿道扩张术<br>2. 骨盆骨折者应长期卧床,留置导尿管及膀胱造瘘者要加强管道护理 |

## 二、测试题

### (一) 单项选择题

**A₁ 型题**

1. 泌尿系统损伤,发病率最高的是
　A. 肾脏　　　　　　　　　　　　B. 输尿管
　C. 膀胱　　　　　　　　　　　　D. 男性尿道
　E. 女性尿道

2. 下面关于肾损伤的说法,**错误**的是
　A. 临床肾损伤多为闭合性　　　　B. 肾损伤常有血尿
　C. 肾损伤可出现休克　　　　　　D. 肾损伤可无血尿
　E. 血尿轻重与肾损伤程度成正比

3. 肾挫伤非手术治疗关键是
　A. 绝对卧床休息 1~2 周　　　　　B. 绝对卧床休息 1~2 月

C. 绝对卧床休息 2~4 周　　　　　　　D. 卧床休息 2~4 月

E. 绝对卧床休息 4~6 日

4. 最严重的肾损伤是

A. 肾挫伤　　　　　　　　　　　　　B. 肾部分裂伤

C. 肾全层裂伤　　　　　　　　　　　D. 肾蒂损伤

E. 肾皮质裂伤

5. 下面关于膀胱损伤的说法**错误**的是

A. 锐器或枪弹贯通膀胱所致的膀胱损伤称开放性膀胱损伤

B. 骨盆骨折断端刺破膀胱所致的膀胱损伤称开放性膀胱损伤

C. 膀胱充盈下腹受撞击引起膀胱损伤称闭合性膀胱损伤

D. 膀胱结核过度膨胀引起膀胱损伤称自发性膀胱破裂

E. 膀胱镜检查操作不当引起膀胱损伤称医源性膀胱损伤

6. 下面关于膀胱损伤的表现说法**错误**的是

A. 膀胱挫伤者可出现血尿　　　　　　B. 骨盆骨折所致膀胱损伤常发生休克

C. 腹膜外型膀胱破裂可引起全腹疼痛　D. 腹膜内型膀胱破裂可出现腹膜刺激征

E. 膀胱破裂者可出现排尿困难

7. 下面检查对诊断膀胱破裂最有帮助的是

A. B 超　　　　　　　　　　　　　　B. 尿路平片（KUB）

C. 腹部 CT　　　　　　　　　　　　D. 膀胱造影

E. 腹部 MRI

8. 下面关于尿道损伤的说法**错误**的是

A. 多为男性　　　　　　　　　　　　B. 前尿道损伤多在球部

C. 前尿道损伤多骨盆骨折有关　　　　D. 后尿道损伤多在膜部

E. 尿道损伤易引起尿道狭窄

9. 下面关于留置导尿管病人的护理**错误**的是

A. 妥善固定　　　　　　　　　　　　B. 保持导尿管通畅

C. 密切观察引出液体色、质和量　　　D. 每日消毒尿道口和外阴预防感染

E. 导尿管一般留置 12~14 日

10. 尿道损伤预防尿道狭窄主要措施是

A. 预防感染　　　　　　　　　　　　B. 留置导尿管并推迟拔管时间

C. 提前拔除导尿管　　　　　　　　　D. 定期尿道扩张

E. 局部理疗

**A₂ 型题**

11. 李某，男，25 岁。因右腰部撞伤出现右腰部疼痛急诊入院。查体：神志清楚，急性病容，右腰部皮肤红肿，为明确有无肾损伤首选检查是

A. 血常规　　　　　　　　　　　　　B. 尿常规

C. 泌尿系 B 超　　　　　　　　　　D. 腹部 CT

E. KUB

12. 张某，男，31岁。右腰部砸伤，局部疼痛，右肾区皮下可见瘀斑，明显肿胀，有压痛，尿呈红色。BP 80/50mmHg，P 120次/min。该肾损伤的病理最可能的是

    A. 肾挫伤                              B. 肾皮质部分裂伤肾包膜完整

    C. 肾部分裂伤达髓质伴肾包膜破裂     D. 肾全层裂伤肾包膜完整

    E. 肾蒂血管损伤

13. 王某，男，35岁。因右腰部撞伤出现右腰部疼痛急诊入院。查体：神志清楚，急性病容，右腰部皮肤稍红肿，有压痛。BP 120/80mmHg，P 85次/min。该病人应采取治疗方法是

    A. 非手术治疗                           B. 肾切除

    C. 肾部分切除                          D. 剖腹探查

    E. 肾血管栓塞

14. 张某，男，40岁。左腰部撞伤1小时急诊入院。查体：T 36.8℃，BP 80/60mmHg，P 120次/min。左腰部明显红肿，压痛明显。左侧腹右部明显肌紧张、压痛和反跳痛。急查血常规，血细胞和血红蛋白浓度进行性下降。尿呈红色，红细胞20/HP。该病人应采取治疗方法是

    A. 非手术治疗                           B. 肾切除

    C. 肾部分切除                          D. 抗休克同时尽早剖腹探查

    E. 肾血管栓塞

15. 刘某，女，35岁。车祸1小时急诊入院。查体：骨盆骨折，下腹部疼痛明显，病人有尿意但不能排尿，仅有少量血尿。为明确排尿困难的原因，该病人宜行的检查是

    A. 泌尿系B超                           B. KUB

    C. 腹部CT                              D. 膀胱造影

    E. 膀胱镜检查

16. 杨某，男，16岁。跨栏比赛时不慎会阴部受伤。伤后会阴部剧烈疼痛、皮肤青紫，尿道出血，不能自行排尿。该病人的首优的护理诊断是

    A. 排尿障碍                            B. 体液不足

    C. 急性疼痛                            D. 焦虑/恐惧

    E. 潜在并发症：感染、尿道狭窄

17. 黄某，男，20岁。会阴骑跨伤4小时，病人有尿意但不能排尿，现下腹胀痛。试插导尿管失败。为缓解下腹胀痛，下面措施最适合的是

    A. 调整尿管插入角度至成功置入     B. 耻骨上膀胱造瘘

    C. 立即实施尿道断端吻合术            D. 立即实施尿道会师术

    E. 注射器膀胱反复穿刺抽取排出尿液

18. 王某，男，30岁。车祸致骨盆骨折，下腹部疼痛，病人有尿意但不能排尿。查体：T 36.5℃，BP 80/50mmHg，P 120次/min. 下面护理措施最合适的是

    A. 试插导尿管                           B. 耻骨上膀胱造瘘

    C. 抗休克同时做好剖腹探查手术     D. 骨折固定预防继发性损伤

    E. 立即实施尿道会师手术

19. 张某，男，21岁。骨盆骨折并尿道损伤，术后出现排尿困难。下面护理措施最合适的是

    A. 尿道瘢痕切除二期手术          B. 内镜下尿道内冷切开狭窄部位

    C. 尿道扩张术                      D. 置入导尿管

    E. 中医中药治疗

20. 冯某，男，35岁。车祸致骨盆骨折，生命体征尚平稳，下腹部疼痛、压痛和反跳痛，病人有尿意但不能排尿。插入导尿管，引出少量红色液体。注入300ml生理盐水，片刻后吸出不足100ml红色液体，最符合该病人的病理类型是

    A. 膀胱挫伤                   B. 膀胱破裂腹膜内型

    C. 膀胱破裂腹膜外型          D. 尿道挫伤

    E. 尿道断裂

21. 李某，男，28岁。车祸致骨盆骨折，下腹部疼痛、压痛和反跳痛，病人有尿意但不能排尿。查体：T 37.8℃，BP 80/50mmHg，P 120次/min，R 23次/min。目前，该病人的首要护理诊断是

    A. 急性疼痛                   B. 体温过高

    C. 体液不足                   D. 排尿困难

    E. 焦虑/恐惧

**A₃/A₄型题**

（22~25题共用题干）

李某，男，30岁。从3m高处坠落，右腰部受伤，局部疼痛，尿呈红色。查体：T 36.8℃，BP 120/85mmHg，P 90次/min，R 17次/min。腹平软，无肌紧张、压痛和反跳痛。右腰部局部有红肿，有压痛。

22. 为明确诊断，该病人首选的影像学检查是

    A. KUB                        B. B超检查

    C. 腹部CT                    D. 腹部MRI

    E. 肾动脉造影

23. 如采取非手术治疗，治疗期间重点观察**不包括**

    A. 血压                       B. 脉搏

    C. 右腰部变化              D. 排尿的情况

    E. 排便的情况

24. 该病人非手术治疗的关键是

    A. 补液恢复血容量           B. 输注止血药物

    C. 绝对卧床休息             D. 密切观察生命体征

    E. 使用抗生素防治感染

25. 该病人非手术治疗第10日，早餐后自行下床如厕，返回时突然摔倒，脸色苍白、脉搏细速，右腰部肿块突然增大，四肢发冷。最可能原因是

    A. 低血糖                    B. 高血糖

    C. 低体温                    D. 低血容量性休克

E. 感染性休克

（26~30题共用题干）

李某，男，34岁。因车祸致骨盆骨折，下腹疼痛，病人有尿意但不能排尿。查体：T 36.8℃，BP 125/80mmHg，P 98 次/min，R 19 次/min。下腹部局部皮肤擦伤，无明显伤口。下腹肌紧张，有压痛和反跳痛。

26. 该病人目前首优的护理诊断是
    A. 排尿困难　　　　　　　　　　B. 体液不足
    C. 皮肤黏膜受损　　　　　　　　D. 急性疼痛
    E. 潜在并发症：有感染的风险

27. 该病人不能排尿的原因是
    A. 尿道挫伤　　　　　　　　　　B. 尿道裂伤
    C. 膀胱挫伤　　　　　　　　　　D. 腹膜内型膀胱破裂
    E. 腹膜外型膀胱破裂

28. 为明确该病人不能排尿的原因，宜选用的检查是
    A. KUB　　　　　　　　　　　　B. B超
    C. CT　　　　　　　　　　　　 D. 试插导尿管
    E. 膀胱造影

29. 下面关于该病人处理，**错误**的是
    A. 密切观察生命体征和腹部情况
    B. 尽早手术
    C. 彻底引流尿外渗预防感染
    D. 做好各种管道和切口的护理预防感染
    E. 为保证破裂处彻底愈合，导尿管留置适当延长，一般留置2~3周

30. 术中留置膀胱造瘘管，下面关于其护理**错误**的是
    A. 妥善固定
    B. 避免导管扭曲、受压或堵塞
    C. 观察并记录引流物色、量、质等
    D. 定期消毒
    E. 造瘘管留置10日左右可拔除，拔管前无需特殊处理，拔管后普通敷料覆盖包扎

（31~35题共用题干）

黄某，男，15岁。会阴骑跨伤后，阴茎部疼痛，排尿时加重，尿道少量鲜红色液体滴出，停止排尿6小时。查体：T 36.8℃，BP 110/80mmHg，P 90 次/min，R 18 次/min。会阴、阴茎和阴囊明显肿胀和瘀斑。

31. 该病人目前首优的护理诊断是
    A. 排尿困难　　　　　　　　　　B. 体液不足
    C. 皮肤黏膜受损　　　　　　　　D. 急性疼痛
    E. 潜在并发症：有感染的风险

32. 该病人不能排尿的原因是

A. 尿道堵塞　　　　　　　　　　　　B. 前尿道损伤

C. 后尿道损伤　　　　　　　　　　　D. 腹膜内型膀胱破裂

E. 腹膜外型膀胱破裂

33. 该病人下腹部胀痛，宜采用的措施是

A. 卧床休息，密切观察　　　　　　　B. 使用止痛剂

C. 立即手术，修复尿道　　　　　　　D. 试插导尿管，如能插入并留置

E. 立即膀胱造瘘并留置导尿管

34. 该病人行尿道断端吻合术后，并留置导尿管。下面关于导尿管的护理**错误**的是

A. 妥善固定　　　　　　　　　　　　B. 保持尿管通畅

C. 定期更换引流袋　　　　　　　　　D. 留置 1 周

E. 加强尿道口周围的清洁 2 次 /d

35. 该病人导尿管拔除后，出现尿道变细、分叉，排尿费力。宜采用的措施是

A. 重新留置导尿管　　　　　　　　　B. 手术尿道瘢痕切除并新吻合

C. 定期尿道扩张　　　　　　　　　　D. 内镜下尿道瘢痕切除

E. 尿道置入支架

## （二）病例分析

周某，男，28 岁。车祸致右腰部疼痛 1 小时入院。查体：T 36.5℃，BP 110/70mmHg，P 110 次 /min，R 20 次 /min。胸部检查未发现明显异常。腹平软，无压痛和反跳痛。右腰部皮肤红肿，有压痛。

请问：

(1) 该病人目前的主要护理问题是什么？

(2) 为明确诊断该病人宜做辅助检查是什么？

(3) 如该病人采取非手术治疗，主要护理措施有哪些？

（凌志杰）

# 第二十四章 | 尿石症病人的护理

## 一、学习重点与难点

### （一）上尿路结石病人的护理

| | | |
|---|---|---|
| 概述 | 病因 | 常见病因有代谢异常、尿路梗阻、尿路感染、尿路异物和药物相关因素 |
| | 病理生理 | 结石活动导致血尿；结石堵塞造成尿路梗阻；尿流不畅易继发尿路感染；尿路感染促进结石形成；结石长期刺激易发生尿路癌变 |
| 护理评估 | 健康史 | 了解病人的年龄、性别、职业、饮食饮水习惯、有无特殊嗜好、既往史和发病情况 |
| | 身体状况 | 可表现为**疼痛**、**血尿**、恶心、呕吐、膀胱刺激征、尿路感染等 |
| | 辅助检查 | 1. 尿常规常见血尿，感染时有脓尿；可有晶体尿<br>2. 结石成分分析可确定结石性质，有利于结石预防和溶石治疗<br>3. 超声无创检查，是首选；KUB 可显示阳性结石，静脉尿路造影（IVU）除显示尿路外可了解双侧肾功能 |
| | 治疗原则 | 1. 肾绞痛给予解痉（如山莨菪碱、黄体酮等）止痛（如哌替啶）治疗<br>2. 结石<0.6cm、表面光滑、远端无梗阻者可采用大量饮水、药物溶石和中医药等非手术治疗<br>3. 结石≤2cm 的肾、输尿管上段结石多采用体外冲击波碎石（ESWL）治疗。可反复碎石，但前后间隔大于 10~14d，次数不超过 3~5 次 |
| 护理诊断 | | ①急性疼痛；②焦虑/恐惧；③知识缺乏；④潜在并发症：感染、"石街"形成、出血 |
| 护理措施 | 非手术治疗的护理 | 1. 肾绞痛病人卧床休息，给予解痉、止痛药物及抗生素，并观察疼痛变化<br>2. 大量饮水，稀释尿液，适当活动可促进排石<br>3. 观察体温、尿常规、血常规、排尿情况和是否有结石排出<br>4. 感染防治 |
| | 体外冲击波碎石的护理 | 1. 术前 3d 忌进易产气食物，术前 1d 服缓泻剂，术晨禁饮禁食。术晨行 KUB 复查了解结石位置，复查后平车接送病人<br>2. 术后护理<br>（1）休息和饮食：术后卧床休息 6h；每日饮水 2 500~3 000ml，增加尿量，促进结石排出<br>（2）体位与排石：适当运动、变换体位，促进碎石排出。①中肾盏、肾盂、输尿管结石，碎石后取头高脚低卧位；②肾下盏结石可采用头低卧位；③肾结石碎石后，取健侧卧位，同时叩击患侧肾区；④巨大肾结石碎石后，应采用患侧卧位 |

| | 体外冲击波碎石的护理 | （3）排石观察：①用纱布过滤尿液，收集结石碎渣做成分分析；②定时行腹部平片检查<br>（4）并发症的护理：①血尿：暂时性肉眼血尿，无需特殊处理；②疼痛：结石排出引起肾绞痛时，给予解痉止痛等处理；③发热：应用抗生素，高热者采用降温措施；④"石街"形成：可再次行 ESWL 或经输尿管镜碎石取石处理 |
|---|---|---|
| 护理措施 | 手术治疗的护理 | 1. 术前护理　①完善术前检查，评估重要脏器及凝血功能；②指导病人进行俯体位练习，提高耐受性；③术前 1d 备皮、配血，术前晚行肠道清洁<br>2. 术后护理<br>（1）体位与活动：一般侧卧位或半卧位，以利于引流。肾实质切开取石或肾部分切除者绝对卧床休息 2 周，防止出血<br>（2）病情观察：密切观察生命体征、造瘘口、切口及尿液的情况<br>（3）肾造瘘管的护理：①妥善固定；②通畅引流；③观察并记录；④适时拔管，术后 3~5d，引流液转清、体温正常后可考虑拔管。拔管前先夹闭造瘘管 24~48h，无发热、排尿困难、腰腹痛等不良反应，经瘘管造影证实上尿路通畅后方可拔管。拔管后 3~4d 内，应嘱病人每 2~4h 排尿 1 次，以免膀胱过度充盈<br>（4）双"J"管的护理：①尽早取半卧位，多饮水、勤排尿；②尽早下床活动避免剧烈运动、过度弯腰、突然下蹲等，以免双"J"管滑脱或移位；③双"J"管一般留置 4~6 周，复查 B 超或腹部平片确定无结石残留后，在膀胱镜下取出双"J"管；④带管出院期间，有异常应及时就诊<br>（5）并发症的护理<br>1）出血：术后肾造瘘管引流液一般为血性，如 1~3d 转清，无需处理；如短时间引出大量鲜红血性液体，应用止血药并夹闭肾造瘘管 1~3h，增加肾盂内压力起到压迫止血的作用。出血停止，病人生命征平稳后可重新开放肾造瘘管<br>2）感染：术后留置尿管者应注意清洁尿道口与会阴部，肾造瘘口应定时更换敷料，保持皮肤清洁、干燥。此外，多饮水、勤排尿。如出现发热、膀胱刺激征等感染表现者应用抗生素 |
| | 健康指导 | 1. 知识宣教　告知结石形成因素，尽早解除尿路梗阻、感染、异物等因素，减少结石形成<br>2. 饮食指导　大量饮水增加尿量和调节饮食可预防结石<br>（1）含钙结石病人：限制牛奶、奶制品、豆制品、巧克力、坚果等钙含量高的食物；限制浓茶、菠菜、番茄、土豆、芦笋等草酸含量高的食物；避免大量摄入动物蛋白、精制糖和动物脂肪<br>（2）尿酸结石病人：忌食动物内脏，限制各种肉类和鱼虾等富含嘌呤的食物<br>（3）胱氨酸结石病人：应限制蛋氨酸含量高的食物，如蛋、奶、肉、花生和小麦<br>3. 用药指导　①维生素 $B_6$：有助于减少尿中草酸含量；②氧化镁：可增加尿中草酸溶解度；③枸橼酸钾、碳酸氢钠：可使尿 pH 保持在 6.5~7.0，可预防尿酸和胱氨酸结石；④别嘌醇：可减少尿酸形成；⑤氯化氨：使尿液酸化，有利于防止感染性结石的生长<br>4. 特殊指导　甲状旁腺功能亢进者必须摘除腺瘤，长期卧床者必须进行适当功能锻炼，以防止骨脱钙，减少尿钙排出<br>5. 定期复查　治疗后定期尿液分析、X 线检查或 B 超检查，观察有无复发和结石残余情况 |

## （二）下尿路结石病人的护理

| | | |
|---|---|---|
| **概述** | 病因 | 1. 膀胱结石　①原发性膀胱结石少见，与低蛋白和低磷酸盐饮食有关；②继发性膀胱结石多见，与膀胱出口梗阻、膀胱憩室、异物、神经源性膀胱有关或肾结石排入膀胱<br>2. 尿道结石　多见于男性，绝大多数继发于肾和膀胱 |
| | 病理 | 1. 膀胱结石　出血、感染和恶变<br>2. 尿道结石　出血、梗阻和感染 |
| **护理评估** | 健康史 | 了解病人的年龄、职业、饮食饮水习惯、有无特殊嗜好、既往史及发病情况等 |
| | 身体状况 | 1. 膀胱结石典型表现为**排尿突然中断**，疼痛常放射至尿道远端和阴茎头部，伴排尿困难和膀胱刺激症状，小儿常用手搓拉阴茎；变换体位后又能继续排尿<br>2. 尿道结石表现为**排尿困难**，点滴状排尿，伴尿痛，重者可发生急性尿潴留及会阴部剧痛。前尿道结石可沿尿道扪及。后尿道结石经直肠指诊可触及 |
| | 辅助检查 | X线平片检查示阳性结石，B超检查能显示包括阴性结石在内的结石。膀胱镜检查可直接看到结石，并可检查有无膀胱、尿道病变 |
| | 治疗原则 | 1. 膀胱结石多数可经尿道膀胱镜取石或碎石。结石过大、过硬或有膀胱憩室时，宜采用耻骨上膀胱切开取石<br>2. 前尿道结石尽量不做尿道切开，常采用压迫近端尿道，注入石蜡向尿道远端推挤、钩取或钳出等方法。后尿道结石用尿道探条将结石轻轻推入膀胱，再按膀胱结石处理 |
| **护理诊断** | | ①急性疼痛；②潜在并发症：感染、尿道狭窄 |
| **护理措施** | 内镜碎石取石术后的护理 | 1. 观察和记录碎石后排尿及排石情况。机械性操作后，注意下腹部情况，有无膀胱穿孔、出血等<br>2. 多饮水，勤排尿，应用抗生素防治感染 |
| | 术后护理 | 1. 保持切口清洁干燥，敷料被浸湿时要及时更换<br>2. 保持切口干燥清洁，嘱病人多饮水，勤排尿，遵医嘱应用抗生素预防切口及尿路感染<br>3. 遵医嘱应用止痛药<br>4. 术后一般留置膀胱造瘘管、尿管及膀胱侧间隙引流管。①妥善固定各引流管，防止牵拉和滑脱；②避免扭曲折叠，保持引流通畅；③注意观察引流尿液的颜色、性状和量；④根据病人恢复情况及医嘱拔除引流管和尿管，最后拔除膀胱造瘘管；⑤鼓励病人多饮水，增加内冲洗作用 |

## 二、测试题

### （一）单项选择题

**A₁ 型题**

1. 下面关于尿路结石的病因说法**错误**的是

　　A. 尿中钙、草酸、尿酸增多可促进尿路结石形成

　　B. 尿中枸橼酸、焦磷酸盐、酸性黏多糖增多可减少尿路结石形成

　　C. 酸性尿可减少尿酸结石和胱氨酸结石形成

D. 碱性尿可促进磷酸钙结石形成

E. 大量饮水可减少尿路结石形成

2. KUB 不易显影的尿路结石是

    A. 磷酸盐结石                             B. 草酸盐结石

    C. 混合性结石                             D. 碳酸盐结石

    E. 尿酸结石

3. 与尿路梗阻和感染有关的结石是

    A. 草酸盐结石                             B. 混合性结石

    C. 碳酸盐结石                             D. 磷酸盐结石

    E. 尿酸结石

4. 上尿路结石典型的表现是

    A. 恶心呕吐                                B. 腰部钝痛

    C. 发热                                      D. 肾绞痛

    E. 血尿

5. 下面关于上尿路结石血尿的说法正确的是

    A. 多为肉眼血尿                         B. 多为无痛性血尿

    C. 多为初始血尿                         D. 多为终末血尿

    E. 多为活动后血尿

6. 诊断泌尿系结石首选的影像学检查是

    A. 泌尿系 B 超                           B. KUB

    C. 腹部 CT                                D. 腹部 CT+ 增强

    E. MRI

7. 下面关于含钙结石病人的健康宣教**错误**的是

    A. 限制牛奶摄入                         B. 限制菠菜摄入

    C. 限制坚果摄入                         D. 限制土豆摄入

    E. 宜食番茄

8. 下面关于膀胱结石的说法**错误**的是

    A. 原发性膀胱结石少见                   B. 原发性膀胱结石多与营养不良有关

    C. 原发性膀胱结石多为成年男性        D. 继发性膀胱结石多见

    E. 继发性膀胱结石多与膀胱出口梗阻有关

9. 膀胱结石的典型表现是

    A. 疼痛                                      B. 血尿

    C. 排尿突然中断                         D. 膀胱刺激征

    E. 排尿困难

10. 下面关于尿道结石的说法**错误**的是

    A. 典型表现为排尿困难                   B. 可伴排尿痛

    C. 可并发急性尿潴留               D. 可伴点滴状排尿

    E. 可行尿道切开取石

**A₂ 型题**

11. 李某,男,20 岁。因跑步过程中突发右腰疼痛,排淡红色尿液 1 次急诊入院。查体:神志清楚,急性病容,右腰部无异常,为明确诊断首选检查是

    A. 血常规                      B. 尿常规

    C. 泌尿系 B 超              D. 腹部 CT

    E. KUB

12. 张某,男,31 岁。活动后突发左腰部疼痛,并向腹沟股区放射,伴恶心、呕吐。查体:T 37.8℃,P 90 次 /min,BP 120/80mmHg,R 20 次 /min。该病人目前首优的护理诊断是

    A. 焦虑与恐惧              B. 知识缺乏

    C. 急性疼痛               D. 潜在并发症:感染

    E. 体温过高

13. 王某,男,35 岁。平素体检,体检发现左肾结石,大小为 0.5cm×0.5cm,表面光滑,左肾肾盂、左输尿管未见异常。该病人宜采用的治疗方式是

    A. 无需特殊处理            B. 大量饮水并配合适当运动

    C. 体外冲击波碎石         D. 经皮肾镜碎石取石

    E. 肾盂切开取石

14. 张某,男,40 岁。突发右腰部疼痛 1 小时急诊入院。查体:T 36.8℃,BP 120/80mmHg,P 90 次 /min。胸腹检查无明显异常。右腰部皮肤无红肿,右肋脊角有叩击痛。泌尿系统 B 超检查发现:右输尿管上段有一大小为 0.5cm×0.6cm 强回声影,表面光滑,右输尿管上段扩张,右输尿管下段未发现明显异常。为缓解疼痛,宜采用的措施是

    A. 肌内注射吗啡            B. 肌内注射黄体酮和哌替啶

    C. 体外冲击波碎石         D. 中医中药治疗

    E. 药物溶石

15. 刘某,男,5 岁。排尿时尿流中断并伴下腹部疼痛。改变体位后,又可恢复排尿。为明确该患儿的诊断,宜采用的检查是

    A. 泌尿系 B 超              B. KUB

    C. 腹部 CT                 D. IVU

    E. 膀胱镜检查

16. 杨某,男,50 岁。右肾多发性结石多年。突发排尿困难,点滴状排尿,伴尿痛。前尿道可扪及一硬性"结节"。该病人宜采用的措施是

    A. 留置导尿管              B. 耻骨上膀胱造瘘

    C. 体外冲击波碎石         D. 尿道切开取石

    E. 注入石蜡将结石挤出或勾出

17. 黄某,男,35 岁。右腰部钝痛 1 个月余。检查发现右肾结石,大小为 1.5cm×1.6cm,右肾轻度积水。下面措施最适合的是

    A. 无需特殊处理,密切观察      B. 立即经皮肾镜碎石取石

    C. 体外冲击波碎石         D. 立即输尿管软镜碎石取石

    E. 立即肾盂切开取石

18. 王某,男,50岁。反复左腰部胀痛1年余。查体:T 38.5℃,BP 120/80mmHg,P 90 次/min。血常规:WBC 15×10$^9$/L。泌尿系统B超检查提示左肾多发肾结石,呈鹿角形,最大结石为3.5cm×2.6cm,左肾重度积水。目前该病人最合适的处置是

    A. 遵医嘱解痉止痛         B. 立即体外冲击波碎石

    C. 立即经皮肾镜碎石取石         D. 立即肾盂切开取石

    E. 立即输尿管软镜碎石取石

19. 张某,男,21岁。临床诊断左肾结石拟体外冲击波碎石。下面关于该病人的术前准备**错误**的是

    A. 术前3日忌产气食物         B. 术前1日服缓泻剂

    C. 术晨禁饮、禁食         D. 术晨复查B超了解结石位置

    E. B超复查后平车接送病人

20. 冯某,男,35岁。右肾巨大结石,体外冲击波碎石后宜采用的体位是

    A. 头高脚低卧位         B. 头低卧位

    C. 左侧卧位,同时叩击右侧肾区         D. 右侧卧位

    E. 右侧卧位,同时叩击右侧肾区

21. 李某,男,50岁。左肾鹿角形结石经皮肾镜碎石取石术后第2日,造瘘管引出大量鲜红色液体。查体:T 37.8℃,BP 125/80mmHg,P 90次/min,R 17次/min。下面关于该病人处理,最合适的是

    A. 立即抗休克         B. 立即手术止血

    C. 立即夹闭肾造瘘管并使用止血药         D. 使用止血药

    E. 无需特殊处理

**A$_3$/A$_4$型题**

(22~25题共用题干)

李某,男,20岁。跑步过程中突发右腰部绞痛,并向右侧腹沟股区放射。查体:T 36.8℃,BP 120/85mmHg,P 90次/min,R 17次/min。腹平软,无肌紧张、压痛和反跳痛。右肋脊角有叩击痛,右输尿管走行区有压痛。

22. 为明确诊断,首选的影像学检查是

    A. KUB         B. 泌尿系B超

    C. 腹部CT         D. 腹部MRI

    E. IVU

23. 如采取非手术治疗,治疗期间重点观察的是

    A. 血压         B. 脉搏

    C. 有无感染         D. 有无结石排出

    E. 排便的情况

24. 该病人治疗的关键是

    A. 止痛         B. 感染防治

    C. 解痉         D. 药物溶石配合饮水和运动

    E. 中医中药

25. 该病人非手术治疗第5日,排尿后收集到数个结石,经成分分析为草酸盐结石,该病人应限制摄入**除了**

    A. 浓茶                 B. 菠菜

    C. 土豆                 D. 芦笋

    E. 维生素 $B_6$

（26~30题共用题干）

李某,男,34岁。体检发现右腰部结石,大小为 1.5cm×1.6cm,无积水。平素体健,无任何不适。

26. 下面关于该病人的处理**错误**的是

    A. 大量饮水             B. 药物溶石

    C. 适当运动             D. 立即手术

    E. 定期复查

27. 某天早晨,该病人起床排尿时突感右腰部绞痛,并向右侧腹沟股区放射,尿液呈淡红色。可能的原因是

    A. 腰肌扭伤             B. 急性肾盂肾炎

    C. 急性阑尾炎           D. 肠管痉挛

    E. 结石活动

28. 为明确该病人突发右腰部绞痛的原因,宜选用的检查是

    A. KUB                 B. 泌尿系 B 超

    C. 腹部 CT             D. 腹部 MRI

    E. 血常规、尿常规

29. 经检查明确诊断,拟采用体外冲击波碎石。下面说法**错误**的是

    A. 术前 3 日忌进食产气食物

    B. 术前 1 日服缓泻剂

    C. 术晨禁饮、禁食

    D. 术晨行 KUB 复查并平车接送

    E. 体外冲击波碎石可反复进行,无需间隔,不限次数

30. 体外冲击波碎石术后,下面关于其护理**错误**的是

    A. 术后卧床休息

    B. 鼓励病人多饮水、多排尿

    C. 为促进结石排出,体外冲击波碎石术后均采用健侧卧位,并叩击患肾

    D. 短暂肉眼血尿无需特殊处理

    E. 密切观察和记录结石排出情况

（31~35题共用题干）

黄某,男,55岁。反复左腰部胀痛 1 年,加重 5 日入院。查体:T 38.6℃,BP 110/80mmHg,P 90 次/min,R 18 次/min。左肋脊角有叩击痛。

31. 该病人目前首优的护理诊断是

    A. 体温过高             B. 体液不足

C. 焦虑与恐惧        D. 疼痛

E. 知识缺乏

32. 为明确诊断,首选的检查是

A. 血常规        B. 尿常规

C. 泌尿系 B 超        D. 腹部 CT

E. KUB

33. 经检查,临床诊断为左肾结石,左肾重度积水。该病人宜先采取措施是

A. 使用抗生素        B. 使用止痛剂

C. 左肾造瘘        D. 立即体外冲击波碎石

E. 立即经皮肾镜碎石取石

34. 该病人术后留置双 J 管。下面关于双 J 管的护理**错误**的是

A. 鼓励病人多饮水、勤排尿

B. 避免膀胱过度充盈引起尿液反流

C. 鼓励病人尽早下床活动,但避免过度弯腰、突然下蹲等

D. 双 J 管一般留置 2 周

E. 带管出院期间如有异常,及时就诊

35. 为了预防结石复发,下面健康宣传**错误**的是

A. 多饮水、增加尿量        B. 尽早解除尿路梗阻

C. 尿酸结石限嘌呤摄入        D. 含钙结石病人限钙、草酸摄入

E. 酸化尿液可减少尿酸结石形成

## (二)病例分析

张某,男,50 岁。活动后突发右腰部绞痛入院。查体:T 36.5℃,BP 110/70mmHg,P 110 次 /min,R 20 次 /min。胸部检查未发现明显异常。腹平软,无压痛和反跳痛。右肋脊角有叩击痛。解红色小便 1 次。

请问:

(1) 该病人目前的主要护理问题是什么?

(2) 为明确诊断该病人宜做辅助检查是什么?

(3) 该病人急性疼痛期主要护理措施有哪些?

(凌志杰)

## 一、学习重点与难点

### （一）肾结核病人的护理

| | | |
|---|---|---|
| 概述 | 病因 | 1. 泌尿、男性生殖系统结核原发病灶大多在肺，其次是骨关节或消化道<br>2. 结核分枝杆菌经血行播散引起肾结核 |
| | 病理生理 | 1. 早期肾小球微小病变自行愈合，无临床症状，但在尿中可查到结核分枝杆菌，为病理性肾结核<br>2. 病变在肾髓质继续发展，到达肾盏、肾盂，发生结核性肾盂肾炎，出现临床症状及影像学改变，为临床肾结核<br>3. 少数病人全肾广泛钙化时，干酪样坏死物完全堵塞输尿管，含有结核分枝杆菌的尿液不能流入膀胱，膀胱刺激症状逐渐缓解甚至消失，尿检查趋于正常，但肾内仍存大量活的结核分枝杆菌，为肾自截<br>4. 膀胱壁广泛纤维化及瘢痕收缩，膀胱容量显著减少（不足 50ml），称为挛缩膀胱 |
| 护理评估 | 健康史 | 了解病人的年龄、性别、发病时间，**有无肺结核及骨关节或消化道结核**等病史 |
| | 身体状况 | 1. **尿频、尿急、尿痛**是肾结核的典型症状之一，尿频最早出现。早期因脓尿刺激膀胱黏膜引起；晚期膀胱挛缩，容量显著缩小，尿频加重，甚至出现尿失禁<br>2. 血尿是肾结核的重要症状，多为终末血尿；脓尿是肾结核的常见症状；**腰痛和肿块**<br>3. 其他 ①肾结核全身症状常不明显；②双侧肾结核或肾结核对侧肾积水时，可出现慢性肾功能不全的症状；③肾结核男性病人常合并生殖系统结核 |
| | 辅助检查 | 1. 实验室检查通常包括尿常规检查、尿沉渣抗酸染色（不作为诊断肾结核的唯一依据）、尿结核分枝杆菌培养（对肾结核的诊断有决定性意义）<br>2. 影像学检查包括 X 线检查、排泄性尿路造影及逆行性肾盂造影、B 超检查、CT 检查和 MRI 检查<br>3. 膀胱镜检查 |
| | 治疗原则 | 1. 适用于早期肾结核，病变较轻或局限，无空洞性破坏及结核性脓肿通常用药物治疗。以早期、适量、联合、规律、全程为原则，多采用 6 个月的短程疗法<br>2. 凡药物治疗 6~9 个月无效，肾破坏严重者，在药物治疗的配合下行手术治疗。肾切除术前抗结核药物治疗至少 2 周，肾部分切除前抗结核药物治疗至少 4 周；术后继续抗结核药物治疗 6~9 个月 |

| 护理诊断 | | ①焦虑/恐惧；②排尿障碍；③潜在并发症：出血、感染、尿瘘、肾衰竭、肝功能受损 |
|---|---|---|
| 护理措施 | 非手术治疗/术前护理 | 1. 给予易消化、富含维生素、营养丰富的食物，改善全身营养状况。多饮水，减轻结核性脓尿对膀胱的刺激<br>2. 服用抗结核药物应按时、足量、足疗程；定期复查，密切观察药物副作用，例如：①肝功能损害；②肾功能损害；③听力损害 |
| | 术后护理 | 1. 肾切除者生命体征平稳、麻醉作用消失后取半卧位，鼓励其尽早活动。部分肾切除者不宜过早活动，应卧床1~2周，避免继发性出血或肾下垂<br>2. 密切观察生命体征、尿液（少尿警惕肾功衰）及引流情况（出血）<br>3. 引流管一般于术后3~4d拔除 |
| | 健康指导 | 1. 加强营养、注意休息、适当活动、避免劳累，以增强机体抵抗力，促进恢复。有肾造瘘者注意自身护理，防止感染<br>2. 术后继续抗结核治疗6个月以上，应坚持联合、规律、全程用药。同时观察药物副作用，定期复查肝肾功能、测听力、视力等，保护肾脏<br>3. 单纯药物治疗者定期复查尿液检查和泌尿系造影；手术治疗者术后每月检查尿常规和尿结核分枝杆菌，连续半年尿中无结核分枝杆菌称为稳定阴转。5年不复发可认为治愈 |

## （二）男性生殖系统结核病人的护理

| 概述 | 病因和病理 | 1. 多数继发于肾结核<br>2. 前列腺、精囊腺纤维化后形成硬性肿块；输精管结核呈"串珠"状改变；附睾结核从尾部开始，可蔓延至睾丸 |
|---|---|---|
| 护理评估 | 健康史 | 了解病人的年龄、性别、发病时间，既往有无结核病史 |
| | 身体状况 | 1. 前列腺、精囊结核症状不明显，**偶感会阴和直肠内不适**，严重者精液减少、脓血精、性功能障碍和不育<br>2. 附睾结核为**阴囊肿胀不适或下坠感**，附睾尾部或整个附睾呈硬结状，进展缓慢，疼痛不明显。输精管变粗，变硬、呈"**串珠状**" |
| | 辅助检查 | 1. **前列腺液或精液中可发现抗酸杆菌**<br>2. 超声、尿道造影和精道造影检查<br>3. 直肠指诊可扪及前列腺、精囊硬结，可触及附睾硬结或串珠样的输尿管 |
| | 治疗原则 | 1. 前列腺、精囊结核多用抗结核药物治疗<br>2. 附睾结核早期附睾结核可用抗结核药物治疗。病变重，疗效不好，已有脓肿或窦道形成时，应在药物治疗配合下作附睾及睾丸切除 |
| 护理诊断 | | ①焦虑/恐惧；②潜在并发症：感染、不育 |
| 护理措施 | 一般护理 | 1. 防治感染<br>2. 用药护理 |
| | 健康指导 | 按要求足量、足疗程服用抗结核药物；定期复查；加强营养，增强体质；积极治疗原发灶，预防其他男性生殖系统结核的发生 |

## 二、测试题

### (一) 单项选择题

**A₁ 型题**

1. 下列关于泌尿、男性生殖系统结核的说法**错误**的是
    A. 泌尿系统结核主要在肾脏
    B. 肾结核好发于青壮年,男性多见
    C. 肾结核多因肺结核血行播散引起,多为双侧
    D. 男性生殖系统结核多继发于肾结核
    E. 输精管结核可呈"串珠"状改变

2. 下列关于病理肾结核的说法**错误**的是
    A. 属于肾结核早期
    B. 结核灶在肾皮质
    C. 多为微小结核病灶
    D. 尿中查不到结核分枝杆菌
    E. 常无临床表现

3. 下列关于临床肾结核的说法**错误**的是
    A. 多与病人免疫力低下或细菌毒力过强有关
    B. 结核病灶可达肾髓质
    C. 可有临床表现
    D. 尚无影像学改变
    E. 可发生结核性肾盂肾炎

4. 下列关于肾自截的说法**错误**的是
    A. 发生肾结核后期
    B. 多因坏死物堵塞输尿管引起
    C. 膀胱刺激症状可缓解或消失
    D. 尿检可趋于正常
    E. 肾内结核分枝杆菌数量急剧减少

5. 肾结核的典型表现是
    A. 腰区疼痛
    B. 血尿
    C. 腰部肿块
    D. 尿频、尿急和尿痛
    E. 发热

6. 可确诊肾结核的检查是
    A. 尿常规
    B. 尿沉渣抗酸染色
    C. KUB
    D. 腹部 CT
    E. 尿结核分枝杆菌培养

7. 下列适合药物治疗的肾结核**除了**
    A. 早期肾结核
    B. 病变较轻的肾结核
    C. 无空洞破坏的肾结核
    D. 无结核性脓肿的肾结核
    E. 病变局限在一极的各种肾结核

8. 肾结核拟行肾切除术,术前抗结核治疗
    A. 1~2 周
    B. 至少 2 周

C. 1~2 个月            D. 至少 2 个月

E. 至少 4 周

9. 下列健康史与男性生殖系统结核最密切的是

A. 25 岁            B. 有肺结核病史

C. 有肺结核接触史            D. 有肾结核病史

E. 有多个性伴侣

10. 下列关于泌尿、男性生殖系统结核健康指导**错误**的是

A. 加强营养,注意休息,增强抵抗力

B. 坚持用药,术后继续抗结核 6 个月以上

C. 规范用药,坚持联合、规律、全程用药

D. 抗结核用药治疗期间加强肝肾功能监测

E. 连续半年尿中无结核分枝杆菌可认为治愈

**A₂ 型题**

11. 李某,男,25 岁。反复尿频、尿急和尿痛 3 年,抗生素治疗效果不佳,有肺结核病史多年。下列检查对明确诊断最有帮助的是

A. 尿常规            B. 尿沉渣抗酸染色

C. 泌尿系统 B 超            D. 腹部 CT

E. 尿结核分枝杆菌培养

12. 张某,女,35 岁。临床诊断肾结核,反复尿频、尿急和尿痛。近期尿频、尿急和尿痛症状突然缓解,下列检查对明确该原因最有帮助的是

A. 尿常规            B. 尿沉渣抗酸染色

C. 血常规            D. IVU

E. 膀胱镜

13. 王某,男,35 岁。临床诊断右肾结核,左肾严重积水,尿毒症。B 超检查提示膀胱容量显著缩小,不足 50ml。该病人宜先采用的治疗方式是

A. 膀胱扩大术            B. 右肾切除术

C. 左肾造瘘术            D. 膀胱造瘘术

E. 右肾结核病灶清除术

14. 张某,男,35 岁。临床诊断左肾结核,无功能。右肾轻度积水,功能正常。经规律抗结核药物治疗 9 个月余,膀胱刺激症状无明显好转。下一步宜采用的治疗方法是

A. 继续抗结核药物治疗            B. 加强营养支持

C. 左肾切除术            D. 右肾造瘘

E. 遵医嘱使用抗生素

15. 刘某,男,30 岁。临床诊断左肾结核,病灶局限于左肾上极。现抗结核药物治疗 3 个月余,膀胱刺激症状无明显好转,下一步宜采用的治疗方法是

A. 继续抗结核药物治疗            B. 加强营养支持

C. 左肾切除术            D. 左肾部分切除术

E. 遵医嘱使用抗生素

16. 杨某,男,38岁。临床诊断:右肾结核,右肾无功能,已行右肾切除。术后抗结核药物治疗超半年。尿频症状无缓解,尿痛已消失。IVU检查提示:左肾显影尚好,轻度肾积水,膀胱挛缩(容量<40ml)。下一步宜采取的治疗方法是

    A.继续抗结核药物治疗　　　　　B.加强营养支持

    C.膀胱扩大术　　　　　　　　　D.左肾造瘘

    E.遵医嘱使用抗生素

**A₃/A₄型题**

(17~20题共用题干)

李某,男,30岁。有肺结核的病史多年,反复尿频、尿急和尿痛半年。抗生素治疗效果不佳。

17. 为明确诊断,宜选用检查是

    A. KUB　　　　　　　　　　　B.泌尿系B超

    C.尿常规　　　　　　　　　　　D.尿沉渣抗酸染色

    E.尿结核分枝杆菌培养

18. 尿结核分枝杆菌培养阳性,IVU检查右肾盏有虫蚀样。该病人病理生理属于

    A.病理肾结核　　　　　　　　　B.临床肾结核

    C.肾自截　　　　　　　　　　　D.膀胱挛缩

    E.一过性结核菌尿

19. 该病人治疗的关键是

    A.抗结核药物治疗　　　　　　　B.右肾部分切除

    C.右肾切除　　　　　　　　　　D.根据药敏试验调整抗生素

    E.中医中药

20. 经药物治疗该病人症状无明显好转,复查右肾破坏严重,拟行右肾部分切除。下列说法**错误**的是

    A.术前至少抗结核药物治疗2周

    B.术前至少抗结核药物治疗4周

    C.术后继续抗结核药物治疗6~9个月

    D.术后每月检查尿常规和尿结核分枝杆菌

    E.5年不复发方可认为治愈

**(二)病例分析**

张某,女,30岁。反复尿频、尿急和尿痛3年,加重2个月。抗生素治疗效果不佳。有肺结核病史多年。

请问:

(1)为明确诊断该病人宜做哪些辅助检查?

(2)该病人拟采取药物治疗,如何进行用药指导?

(凌志杰)

# 第二十六章 | 泌尿、男性生殖系统肿瘤病人的护理

## 一、学习重点与难点

### （一）肾癌病人的护理

| 概述 | 病因 | 肾癌可能与吸烟、肥胖、高血压、饮食、职业接触、遗传等有关 |
|---|---|---|
| | 病理 | 1. 肾癌多为单发，起源于肾小管上皮细胞，多为透明细胞癌<br>2. 肾癌可蔓延至肾盏、肾盂、输尿管，常侵犯肾静脉。远处转移最常见的部位是肺、骨骼、肝和大脑 |
| 护理评估 | 健康史 | 了解病人的一般情况、受伤史、伤后的病情变化和就诊前处理 |
| | 身体状况 | 肾癌常见的临床表现有：①血尿、疼痛和肿块为肾癌"三联征"；②副瘤综合征（发热、高血压、红细胞增多、血沉快）；③转移症状 |
| | 辅助检查 | 1. B超可作为肾癌的筛查<br>2. CT是目前诊断肾癌最可靠的影像学方法，MRI准确性与CT相仿 |
| | 治疗原则 | 根治性肾切除术是肾癌最主要的治疗方法 |
| 护理诊断 | | ①焦虑/恐惧；②潜在并发症：出血、腹胀；③潜在并发症：出血、腹胀 |
| 护理措施 | 非手术治疗/术前护理 | 1. 心理护理，营养支持<br>2. 完善术前检查，做好术前准备 |
| | 术后护理 | 1. 肾癌术后一般取半卧位。肾癌根治术早期下床活动。部分肾切除术需卧床3~7d<br>2. 密切观察生命体征、排尿、引流和肾功能等<br>3. 常见并发症有出血和感染 |
| | 健康指导 | 1. 低脂饮食，戒烟减肥，减少职业暴露<br>2. 定期复查肝、肾、肺等脏器，尽早发现病情变化 |

## （二）膀胱癌病人的护理

| | | |
|---|---|---|
| **概述** | 病因 | 1. 吸烟是最重要的致癌因素<br>2. 长期接触某些致癌物质<br>3. 膀胱慢性感染与异物刺激<br>4. 长期大量服用非那西丁、亚硝酸盐以及盆腔放射治疗等 |
| | 病理生理 | 1. 组织学类型 90% 以上为尿路上皮癌<br>2. 生长方式分为原位癌、乳头状癌和浸润性癌<br>3. 癌浸润膀胱壁的深度是判断预后最有价值的指标之一<br>4. 肿瘤扩散以直接向膀胱壁内浸润为主。淋巴转移是最主要转移途径，晚期血行转移到肝、肺、肾上腺等处 |
| **护理评估** | 健康史 | 了解病人年龄、性别、职业，有无长期接触致癌物质；有无诱因；有无其他疾病史 |
| | 身体状况 | 1. **间歇性无痛性肉眼血尿**是膀胱癌最常见和最早出现的症状<br>2. 尿频、尿急、尿痛多为膀胱癌的晚期表现<br>3. 排尿困难和尿潴留<br>4. 肾积水、肾功能不全、腰骶部疼痛、下肢水肿、贫血、体重下降、骨痛等 |
| | 辅助检查 | 1. 反复尿沉渣中红细胞计数>5 个 / 高倍镜视野应警惕膀胱癌可能<br>2. 影像学检查 B 超可作为临床初步筛查；此外 X 线、CT 和 MRI 检查<br>3. 膀胱镜检查可明确诊断 |
| | 治疗原则 | 以手术治疗为主的综合治疗：<br>（1）非肌层浸润性膀胱癌（Tis、Ta、T1）：采用经尿道膀胱肿瘤电切术（TURBT），术后辅助膀胱灌注化疗药物（术后 24h）或免疫治疗（术后 2 周）<br>（2）肌层浸润性膀胱癌（$T_2$~$T_4$）：多采用根治性膀胱切除联合盆腔淋巴结清扫，需行尿流改道或重建术，术前或术后辅助化疗 |
| **护理诊断** | | ①焦虑 / 恐惧；②营养失调：低于机体需要量；③体象紊乱；④潜在并发症：出血、感染、尿瘘、膀胱穿孔、尿失禁、代谢异常等 |
| **护理措施** | 非手术治疗 / 术前护理 | 1. 给予高热量、高蛋白、高维生素、易消化饮食，必要时输液、输血或静脉营养等，纠正贫血，改善全身营养状况<br>2. 消除或减轻焦虑、恐惧的心理，接受手术和尿流改道等<br>3. 膀胱部分切除术者　嘱病人手术日晨勿排尿，以便术中识别膀胱；根治性膀胱切除术者应做好肠道准备，术前 3d 开始口服肠道不吸收抗生素，少渣半流质饮食；术前常规禁食、禁饮，术晨清洁灌肠；膀胱全切双侧输尿管皮肤造口术者应做好腹部皮肤准备 |
| | 术后护理 | 1. 术后一般取半卧位。膀胱全切除术后卧床 8~10d。术后 6~12 周，应避免久坐、重体力劳动、性生活等<br>2. 严密观察生命体征、引流和排尿情况<br>3. 膀胱灌注治疗的护理　①灌注前，禁饮 4h，排空膀胱；②灌注时，正确留置导尿管，稀释后药液经导尿管注入膀胱；③膀胱内药液保留 0.5~2h，每 15~30min 变换体位 1 次，使药液与膀胱壁充分接触；④灌注后，大量饮水，稀释尿液，减少对尿道黏膜的刺激；⑤一般术后每周灌注 1 次，共 6 次；以后每月 1 次，持续两年 |

| | | |
|---|---|---|
| 护理措施 | 术后护理 | 4. 引流管的护理　①输尿管支架管：引流袋位置应低于膀胱以防止尿液反流。一般于术后 10~14d 后拔除；②代膀胱造瘘管：术后 2~3 周，经造影新膀胱无尿瘘及吻合口无狭窄后可拔除。③导尿管：应经常挤压，避免血块及黏液堵塞。待新膀胱容量达 150ml 以上后拔除。④盆腔引流管：引流盆腔的积液积血，观察有无活动性出血与尿瘘<br>5. 造口护理　①保持造口皮肤清洁干燥；②注意观察造口皮肤颜色；③及时清理造口及周围皮肤黏液。当造口周围的白色末状结晶物时，可先用白醋清洗，再用清水清洗<br>6. 新膀胱冲洗的护理　①冲洗目的：预防代膀胱的肠黏液过多引起管道堵塞；②冲洗时机和次数：一般术后第 3 日开始行代膀胱冲洗，1~2 次 /d,肠黏液多者可适当增加次数；③冲洗方法：病人取平卧位，用生理盐水或 5% 碳酸氢钠溶液冲洗，温度控制在 36.0℃左右，每次用注射器抽取 30~50ml 溶液，连接膀胱造瘘管注入冲洗液，低压缓慢冲洗，并开放导尿管引出冲洗液，反复冲洗至冲洗液澄清为止<br>7. 并发症的护理<br>(1) 膀胱穿孔：适当延长导尿管留置时间大多可自行愈合<br>(2) 尿瘘：常见于根治性膀胱切除术。护理：①定时排尿、及时排尿习惯，避免长时间憋尿；②发现尿瘘征象，取半坐卧位，保持各引流管通畅，盆腔引流管做低负压吸引，同时使用抗生素<br>(3) 尿失禁：常见于新膀胱术后，夜间较重。护理：①通过排尿日记、尿垫监测尿失禁程度；②睡前完全排空膀胱，夜间用闹钟唤醒 2~3 次，以帮助减少夜间尿失禁；③坚持盆底肌肉功能锻炼以辅助控尿；④根据尿失禁类型，选择延时排尿和定时排尿训练新膀胱 |
| | 健康指导 | 1. 加强劳动保护，戒烟<br>2. 自我护理　①造口术后正确佩戴集尿袋，保持清洁，定时更换尿袋，加强造口皮肤等护理。②可控膀胱术，开始每 2~3h 导尿 1 次，逐渐延长间隔时间至每 3~4h 1 次<br>3. 原位膀胱功能训练　①贮尿功能；②控尿功能；③排尿功能；④排尿姿势<br>4. 定期复查　①浸润性膀胱癌术后定期复查肝、肾、肺等脏器功能；②放疗、化疗期间，定期复查血、尿常规；③膀胱癌保留膀胱的术后，每 3 个月进行 1 次膀胱镜检查，2 年无复发者，改为每半年 1 次 |

## （三）前列腺癌病人的护理

| | | |
|---|---|---|
| 概述 | 病因 | 可能与种族、遗传、环境、饮食、吸烟、肥胖、性激素和高脂肪饮食等有关 |
| | 病理 | 1. 前列腺癌好发于前列腺的外周带<br>2. 前列腺癌可发生淋巴转移和血行转移。最常见转移部位是淋巴结和骨骼 |
| 护理评估 | 健康史 | 了解病人年龄、性别、职业，有无长期接触致癌物质；有无诱因等 |
| | 身体状况 | 1. 早期一般无症状。进展期可出现排尿困难、刺激症状、骨痛、脊髓压迫症状、排便失禁等<br>2. 直肠指诊可触及前列腺结节。淋巴结转移可出现下肢水肿 |

| 护理评估 | 辅助检查 | 1. 前列腺特异性抗原（PSA）可作为筛查方法<br>2. B超检查有重要的诊断意义<br>3. 前列腺穿刺活检可确诊 |
| | 治疗原则 | 1. 早期（局限于前列腺内）行根治性手术或根治性放疗<br>2. 局部进展期（突破前列腺包膜但未发生转移）和转移性：一般采用雄激素去除治疗为主的姑息性治疗 |
| 护理诊断 | | ①营养失调：低于机体需要量；②焦虑/恐惧；③潜在并发症：出血、感染等 |
| 护理措施 | 并发症的护理 | 1. 手术治疗并发症的护理<br>（1）尿失禁：坚持盆底肌锻炼，配合电刺激和生物反馈治疗可改善<br>（2）勃起功能障碍：加强心理护理<br>2. 放射性治疗并发症的护理<br>（1）放射性尿路损伤：白天多饮水、多排尿，加强卫生护理，预防尿路感染<br>（2）放射性肠道损伤：清淡、易消化饮食，多进食富含维生素C的食物有利于损伤修复<br>3. 内分泌治疗并发症的护理<br>（1）性功能障碍：治疗间歇期，随雄激素水平升高，症状可缓解，加强心理护理<br>（2）男性女性化：雌激素受体拮抗剂可缓解乳房增大和乳房疼痛<br>（3）其他：加强肝功能、血糖、血脂监测，指导病人补充钙剂和适当锻炼等 |
| | 健康指导 | 1. 适当锻炼，加强营养，增强体质。避免高脂饮食<br>2. 雌激素、雌二醇氮芥、拮抗剂去势、放射治疗对抑制前列腺癌的进展有作用，但也有较严重的心血管、肝、肾、肺的副作用，用药期间严密观察<br>3. 定期检测PSA可作为判断预后的重要指标 |

## 二、测试题

### （一）单项选择题

**A₁型题**

1. 泌尿、男性生殖系统肿瘤发病率最高的是

   A. 肾癌                           B. 肾盂癌

   C. 膀胱癌                         D. 前列腺癌

   E. 肾母细胞瘤

2. 泌尿系统肿瘤最常见的表现是

   A. 疼痛                           B. 无痛性肿块

   C. 间歇性无痛性血尿         D. 发热

   E. 尿频、尿急和尿痛

3. 肾癌"三联征"指的是

   A. 尿频、尿急和尿痛        B. 疼痛、肿块、发热

   C. 血尿、疼痛和肿块        D. 血尿、肿块、低热

   E. 血尿、疼痛和消瘦

4. 下列关于肾癌的病理，说法**错误**的是
  A. 肾癌多单发
  B. 肾癌起源于肾小管上皮
  C. 肾癌多为透明细胞癌
  D. 肾癌常侵犯肾静脉
  E. 肾癌远处转移最常见部位是大脑

5. 目前肾癌诊断最可靠的影像学检查是
  A. KUB
  B. B 超
  C. 腹部 CT
  D. 腹部 MRI
  E. IVU

6. 膀胱癌最重要的病因是
  A. 吸烟
  B. 油漆
  C. 塑料
  D. 膀胱结石
  E. 膀胱炎

7. 下列关于膀胱癌的病理生理**错误**的是
  A. 多数为尿路上皮癌
  B. 少数为鳞癌和腺癌
  C. 浸润深度与预后相关
  D. 血行转移时最主要转移途径
  E. 直接蔓延以向膀胱壁内浸润为主

8. 膀胱癌最常见的症状为
  A. 尿频
  B. 尿急
  C. 尿痛
  D. 血尿
  E. 排尿困难

9. 前列腺癌筛查方法是
  A. AFP
  B. PSA
  C. 直肠指诊
  D. B 超
  E. 前列腺穿刺活检

10. 对诊断膀胱肿瘤最有意义的检查是
  A. 泌尿系统 B 超
  B. 尿沉渣脱落细胞检查
  C. CT
  D. MRI
  E. 膀胱镜 + 活检

**A$_2$ 型题**

11. 李某，男，55 岁。间歇性无痛性肉眼血尿 1 个月余。无尿频、尿急和尿痛。B 超检查提示左肾实质性占位，为明确肿块性质，下一步宜选用的检查是
  A. IVU
  B. 尿沉渣脱落细胞检查
  C. 腹部 CT 平扫 + 增强
  D. KUB
  E. 肾动脉造影

12. 张某，女，65 岁。临床诊断左肾肾癌，对侧肾功能良好。宜采用治疗方法是
  A. 放疗
  B. 化疗
  C. 左肾肾癌根治术
  D. 单纯性左肾切除术
  E. 免疫治疗

13. 王某,男,55岁。无痛性肉眼血尿3个月余。膀胱镜检查:膀胱三角区有2cm×1.5cm×0.5cm新生物,呈乳头状,有蒂,为非肌层浸润性膀胱肿瘤。宜采取的治疗方法是

    A. 膀胱癌根治术　　　　　　　　　B. TURBT

    C. TURBT+膀胱灌注化疗　　　　　D. 膀胱灌注化疗

    E. 放疗

14. 张某,男,65岁。临床诊断为膀胱癌$T_3$期,宜采用的治疗方法是

    A. 膀胱癌根治术+尿流改道术+化疗　　B. TURBT

    C. TURBT+膀胱灌注化疗　　　　　D. 膀胱癌根治术+化疗

    E. 放疗

15. 刘某,男,60岁。体检血清PSA 10.5ng/ml,前列腺体积增大。为明确诊断宜采取进一步检查是

    A. CT　　　　　　　　　　　　　　B. MRI

    C. 连续复查PSA　　　　　　　　　D. 前列腺穿刺活检

    E. 放射性核素扫描

16. 杨某,男,58岁。临床诊断前列腺癌骨转移。宜采取的主要治疗方法是

    A. 前列腺癌根治术　　　　　　　　B. 放疗

    C. 化疗　　　　　　　　　　　　　D. 内分泌治疗

    E. 免疫治疗

**$A_3/A_4$型题**

(17~20题共用题干)

李某,男,60岁。间歇性无痛性血尿3个月,体重下降5kg。

17. 如血尿有血块,呈斑片状。应考虑

    A. 肾癌　　　　　　　　　　　　　B. 肾盂癌

    C. 膀胱癌　　　　　　　　　　　　D. 前列腺癌

    E. 肾母细胞瘤

18. 为明确诊断,该病人宜选用的检查是

    A. 腹部CT　　　　　　　　　　　　B. 腹部MRI

    C. IVU　　　　　　　　　　　　　D. 血清PSA

    E. 膀胱镜+活检

19. 经检查,属于原位癌。宜采用的治疗方式是

    A. 放疗　　　　　　　　　　　　　B. 化疗

    C. 单纯肿瘤切除　　　　　　　　　D. 单纯肿瘤切除+化疗

    E. 根治性切除

20. 关于该病人术后化疗的说法**错误**的是

    A. 常用的化疗药为卡介苗

    B. 化疗前禁饮4小时,排空膀胱

    C. 留置导尿管,药液经导尿管注入

    D. 药液保存0.5~2小时,定期变换体位

E. 化疗后嘱病人尽量延迟饮水，以免药液被稀释

## （二）病例分析

张某，女，58 岁。间歇性全程肉眼血尿半年，偶有尿频、尿急和尿痛。查体：T 37.5℃，P 80 次/min，BP 120/75mmHg。双肾未触及。腰腹部无肿块。腹平，无肌紧张，无压痛和反跳痛。

请问：

（1）为明确诊断该病人宜做哪些辅助检查？

（2）经检查可采取单纯肿瘤切除术，为减少复发术后应如何化疗？

（凌志杰）

# 第二十七章 | 良性前列腺增生病人的护理

## 一、学习重点与难点

| | | |
|---|---|---|
| **概述** | 病因与发病机制 | 1. 老龄、有功能的睾丸是发病的基础<br>2. 随着年龄增长睾酮、双氢睾酮以及雌激素的改变和失去平衡 |
| | 病理生理 | 1. 前列腺增生主要前列腺尿道周围的移行带，梗阻程度与增生位置和形态有关<br>2. 梗阻失代偿不能排空膀胱而出现残余尿，膀胱收缩无力出现充溢性尿失禁，甚至膀胱输尿管反流引起肾积水和肾功能损害<br>3. 膀胱内尿液潴留，可继发感染和结石 |
| **护理评估** | 健康史 | 了解年龄、发病诱因；既往排尿困难情况及治疗经过；有无其他疾病等 |
| | 身体状况 | 1. **尿频**是最常见的早期症状，夜间较明显<br>2. **进行性排尿困难**是前列腺增生最重要的症状<br>3. 尿潴留、尿失禁、无痛血尿、膀胱刺激征、肾积水和肾功能不全<br>4. 直肠指征可触到增大的前列腺，表面光滑、质韧、边缘清楚，中间沟变浅或消失 |
| | 辅助检查 | 1. B 超检测前列腺大小和膀胱残余尿量，检查内部结构<br>2. 尿流率检查时要求排尿量在 150~400ml，最大尿流率<15ml/s 表示排尿不畅，最大尿流率<10ml/s 则提示梗阻严重，常为手术指征之一<br>3. 血清前列腺特异性抗原( PSA )测定可排除合并前列腺癌的可能性 |
| | 治疗原则 | 1. 梗阻症状轻、残余尿量<50ml 者可用药物治疗。常用药物有 $\alpha_1$ 受体阻滞剂、5$\alpha$- 还原酶抑制剂和植物类药物等<br>2. 对症状严重、存在明显梗阻或有并发症应选择手术治疗。TURP 是目前最常用的手术方式 |
| **护理诊断** | | ①排尿障碍；②疼痛；③潜在并发症：经尿道前列腺电切术综合征、出血、尿失禁、尿道狭窄 |
| **护理措施** | 非手术治疗 / 术前护理 | 1. 给予粗纤维、易消化饮食；忌饮酒、辛辣等<br>2. 当发生尿潴留时，及时留置导尿管或膀胱造瘘管，并做好管道护理<br>3. 用药护理 ① $\alpha_1$ 受体阻滞剂：用药后应卧床休息，改变体位时动作要慢，预防跌倒，同时与其他降压药分开服用，避免影响血压；② 5$\alpha$- 还原酶抑制剂：起效慢，服药 3 个月方见效，停药后易复发，应长期服药<br>4. 睡前少饮水，床边为病人准备便器，夜间起床如厕应有家属或护士陪护，以防跌倒 |

| 护理措施 | 术后护理 | 1. 术后常取半卧位；术后 6h，如无恶心、呕吐可进流质饮食，1~2d 后，如无腹胀可恢复正常饮食<br>2. 严密观察生命体征、引流和排尿等情况<br>3. 应用抗生素，用消毒棉球擦拭尿道外口 2 次 /d，防止感染<br>4. 膀胱冲洗的护理　术后用生理盐水持续冲洗膀胱 3~5d。①冲洗液温度：25~30℃；②保持冲洗通畅；③冲洗速度：根据尿色调整冲洗速度，色深则快、色浅则慢；④观察记录：记录尿量、冲洗量和排出量<br>5. 引流管的护理　①耻骨后引流管术后，一般 3~4d，引流量较少时拔除；②耻骨上前列腺切除术后 7~10d 拔出导尿管；③膀胱造瘘管通常留置术后 10~14d 拔除，拔管后用凡士林油纱布填塞瘘口，排尿时用手指压迫瘘口敷料以防漏尿，一般 2~3d 愈合<br>6. 并发症的护理<br>(1) 膀胱痉挛：①及时安慰，缓解紧张、焦虑；②冲洗液温度适宜，湿热毛巾湿热敷会阴部；③减少气囊 / 尿管囊内液体；④保持尿管引流通畅；⑤解痉镇痛，必要时给予镇静药<br>(2) 经尿道前列腺电切术综合征：稀释性低钠血症。护理：应减慢输液速度，给予利尿剂、脱水剂，对症处理。术后 5~7d 尿液颜色清澈，即可拔除导尿管<br>(3) 尿失禁：与多为暂时性，一般无需药物治疗，可指导病人行盆底肌训练、膀胱功能训练，必要时行电刺激、生物反馈治疗<br>(4) 出血：术后保持排便通畅，避免用力排便时腹压增高引起出血；术后早期禁止灌肠或肛管排气，避免刺激前列腺窝引起出血。当发生前列腺窝出血时，对于非凝血功能障碍造成的出血，用气囊导尿管压迫前列腺窝止血，同时持续膀胱冲洗或配合间断人工冲洗；对于凝血功能障碍的出血，根据不同原因给予药物止血或输血<br>(5) 尿道狭窄：定期监测残余尿量、尿流率，必要时行尿道扩张术或尿道瘢痕切除术 |
|  | 健康指导 | 1. 非手术治疗者，避免受凉、劳累、饮酒、便秘以防急性尿潴留<br>2. 术后加强营养，进食纤维多、易消化的食物，保持大便通畅。术后 1~2 个月内，避免久坐、提重物，避免剧烈活动<br>3. 术后若出现尿线逐渐变细，甚至出现排尿困难者，应及时到医院检查和处理<br>4. 经常锻炼肛提肌，吸气时缩肛，呼气时放松肛门括约肌，以恢复尿道括约肌功能，防止溢尿 |

## 二、测试题

### （一）单项选择题

#### A₁ 型题

1. 下列关于良性前列腺增生的病因说法正确的是
    A. 与高脂肪饮食有关　　　　　　　　B. 与遗传有关
    C. 与吸烟有关　　　　　　　　　　　D. 与肥胖有关
    E. 与老龄和有功能睾丸有关
2. 良性前列腺增生部位是
    A. 移行带　　　　　　　　　　　　　B. 中央带

C. 外周带 D. 尿道周围

E. 尿道膜部

3. 良性前列腺增生最早出现的症状是
   A. 尿频 B. 排尿困难
   C. 血尿 D. 尿潴留
   E. 尿急

4. 良性前列腺增生典型的表现是
   A. 尿频 B. 尿急
   C. 尿潴留 D. 进行性排尿困难
   E. 血尿

5. 可用于鉴别良、恶性前列腺增生的检查是
   A. 直肠指诊 B. B 超
   C. CT D. MRI
   E. PSA

6. 良性前列腺增生最常用的手术方式是
   A. 前列腺剥除术 B. TURP
   C. 前列腺支架置入术 D. 尿道前列腺气囊扩张
   E. 经尿道针刺消融术

7. 下面关于前列腺药物治疗的说法**错误**的是
   A. $\alpha_1$ 受体阻滞剂有头晕、直立性低血压副作用
   B. $\alpha_1$ 受体阻滞剂宜睡前服用
   C. 5$\alpha$ 还原酶抑制剂起效缓慢
   D. 5$\alpha$ 还原酶抑制剂可引起男乳女化
   E. $\alpha_1$ 受体阻滞剂一般睡前服用,无需与其他高血压分开服用

8. 引起老年男性排尿困难最常见的原因是
   A. 膀胱结石 B. 尿道结石
   C. 良性前列腺增生 D. 前列腺癌
   E. 尿道损伤

9. 判断尿道梗阻有效的检查
   A. B 超 B. 尿流率
   C. 尿残余 D. 直肠指诊
   E. 最大尿流率

10. 测定尿残余量,最准确的方法是
    A. B 超 B. 尿流率
    C. 膀胱造影 D. 直肠指诊
    E. 膀胱镜检查

**A₂ 型题**

11. 病人,李某,70 岁。进行性排尿困难 3 年,加重伴尿失禁 2 日。该尿失禁类型是

A. 充溢性尿失禁　　　　　　　　　　B. 压力性尿失禁

C. 真性尿失禁　　　　　　　　　　　D. 混合性尿失禁

E. 急迫性尿失禁

12. 病人，王某，65 岁。进行排尿困难 5 年，加重 3 月，药物治疗无效。B 超检查：残余尿 100ml，最大尿流率为 10ml/s。心、肝、肾、肺功能正常。首选的治疗方案是

A. 前列腺剥除术　　　　　　　　　　B. TURP

C. 前列腺支架置入术　　　　　　　　D. 尿道前列腺气囊扩张

E. 经尿道针刺消融术

A₃/₄ 题型

（13~15 题共用题干）

张某，男，68 岁。饮酒后不能自行排尿 6 小时急诊入院。查体：耻骨上有包块，有轻微压痛。

13. 该病人不能自行排尿最可能原因是

A. 良性前列腺增生　　　　　　　　　B. 恶性前列腺增生

C. 尿道狭窄　　　　　　　　　　　　D. 尿道结石

E. 神经性膀胱

14. 该病人目前最主要的护理诊断是

A. 体液不足　　　　　　　　　　　　B. 排尿障碍

C. 焦虑与恐惧　　　　　　　　　　　D. 知识缺乏

E. 潜在并发症：尿失禁

15. 该病人目前最合适的护理措施是

A. 下腹部热敷　　　　　　　　　　　B. 遵医嘱使用止痛剂

C. 留置导尿管　　　　　　　　　　　D. 膀胱穿刺

E. 耻骨上膀胱造瘘

## （二）病例分析

李某，男，80 岁。进行性排尿困难 3 年，饮酒后停止排尿 5 小时急诊入院。查体：T 36.0℃，P 90 次 /min，R 18 次 /min，BP 130/80mmHg。血清 PSA 2ng/ml，直肠指诊前列腺中央沟消失，质韧，约鸡蛋大小。

请问：

（1）该病人的主要护理问题有哪些？

（2）该病人入院后最主要护理措施是哪些？

（3）TURP 术后第 2 日，突发下腹胀痛，经检查尿管引流不畅，应如何处理？

（凌志杰）

# 第二十八章 | 骨折病人的护理

## 一、学习重点与难点

### （一）概述

| | | |
|---|---|---|
| 概述 | 骨折的定义、病因、分类 | 1. 骨折是指骨的完整性和连续性中断<br>2. 病因有直接暴力、间接暴力、疲劳性骨折、病理性骨折<br>3. 根据骨折的程度与形态分为不完全骨折和完全骨折；根据骨折的稳定程度分为稳定性骨折和不稳定性骨折；根据骨折处皮肤黏膜的完整性分为开放性骨折和闭合性骨折 |
| | 骨折临床表现和诊断 | 1. 骨折病人的全身表现，如休克和发热；一般表现，如疼痛、肿胀、瘀斑、功能障碍；骨折特有体征为畸形、**异常活动**、**骨擦音或骨擦感**<br>2. **X 线检查**是骨折最常用的辅助检查 |
| | 骨折并发症 | 1. 早期并发症包括休克，脂肪栓塞综合征，血管损伤，神经损伤，重要内脏器官损伤和骨－筋膜室综合征<br>2. 晚期并发症包括坠积性肺炎，压力性损伤，骨化性肌炎，创伤性关节炎，关节僵硬，急性骨萎缩，缺血性骨坏死，缺血性肌挛缩，感染和下肢深静脉血栓 |
| | 骨折愈合过程和影响因素 | 1. 骨折愈合过程分为血肿炎症机化期、原始骨痂形成期（临床愈合期）、骨痂改造塑形期（骨性愈合期）<br>2. 影响骨折愈合的因素包括全身因素、局部因素和治疗方法<br>3. 骨折临床愈合标准包括局部无压痛及纵向叩击痛，局部无异常活动，X 线检查显示骨折处有连续性骨痂通过，骨折线已模糊 |
| | 骨折急救 | 骨折的急救是为了简单而有效地抢救生命，保护患肢，使病人能安全而迅速地运送到附近医院，以便获得妥善治疗<br>骨折急救的措施包括一般处理、包扎伤口、妥善固定和迅速转运 |
| | 治疗原则 | 复位、固定和功能锻炼 |

### （二）常见四肢骨折病人的护理

| | | |
|---|---|---|
| 护理评估 | 健康史 | 1. 了解其受伤的过程及诊疗经过<br>2. 常见的上肢骨折有锁骨骨折、肱骨髁上骨折、前臂双骨折、桡骨远端骨折；常见的下肢骨折有股骨颈骨折、股骨干骨折、胫腓骨干骨折 |

| 护理评估 | 身体状况 | 1. 肱骨髁上骨折　肘关节肿胀明显，疼痛、功能障碍，有时可出现皮下淤血和张力性水疱。肘后三角关系正常<br>2. 前臂双骨折　患侧前臂出现疼痛、肿胀、畸形和功能障碍，易发生骨-筋膜室综合征<br>3. 桡骨远端骨折　伤后局部疼痛、肿胀，可出现典型的"银叉"畸形和"枪刺样"畸形<br>4. 股骨颈骨折　伤后髋部出现疼痛，不能站立或行走，患肢有**短缩**、**内收**、**外旋**畸形<br>5. 股骨干骨折　受伤后出现大腿疼痛、肿胀、皮下瘀斑，局部出现成角、短缩、旋转等畸形。患肢活动受限，局部有压痛、异常活动、骨擦音。股骨干血运丰富，骨折后可伴有大量出血，严重者可导致失血性休克<br>6. 胫腓骨干骨折　局部疼痛、肿胀、反常活动、畸形和活动受限，开放性骨折可出现骨折端外露，可伴有神经、血管损伤及骨-筋膜室综合征等表现 |
|---|---|---|
| | 辅助检查 | 骨折部位X线可以显示骨折的部位、类型和移位情况，血常规、尿常规、便常规及超声检查可了解相关内脏损伤和失血情况 |
| | 治疗原则 | 1. 骨折程度轻、较少合并神经血管损伤的骨折，可行手法复位外固定或牵引复位<br>2. 骨折严重、合并明显的神经血管损伤的骨折行切开复位内固定或外固定手术治疗 |
| 护理诊断 | | ①疼痛；②有感染的危险；③有外周神经血管功能障碍的危险；④潜在并发症：脂肪栓塞综合征、压力性损伤、骨-筋膜室综合征 |
| 护理措施 | 非手术治疗与术前护理 | 1. 病情观察　①关注生命体征、疼痛等方面的变化，及早发现休克等并发症；②及时执行医嘱，必要时监测中心静脉压及记录24h体液出入量<br>2. 疼痛护理　①受伤24h内局部冷敷，24h后可局部热敷；②妥善固定并抬高患肢，以减轻肿胀引起的疼痛；③当疼痛原因明确时，遵医嘱使用止痛药<br>3. 牵引病人的护理　①设置对抗牵引；②维持有效牵引；③维持有效血液循环和预防神经损伤；④做好局部皮肤护理；⑤针孔护理<br>4. 石膏固定病人的护理　①保持石膏清洁、干燥；②皮肤护理；③石膏综合征的护理<br>5. 小夹板固定病人的护理　①妥善固定；②固定期间严密观察患肢末梢血运、感觉及运动情况；③定期复查，调整小夹板松紧度 |
| | 术后护理 | 1. 监测病人的生命体征变化、疼痛程度、伤口有无渗血渗液；观察病人患肢皮肤颜色、皮温、足背或桡动脉搏动情况，如有异常及时处理<br>2. 术后适当抬高患肢以利于静脉回流、减轻患肢肿胀，并将患肢处于功能位预防足下垂等并发症，髋关节置换术后病人翻身时两腿之间可夹厚软枕头，以免髋关节脱位<br>3. 做好引流管、皮肤、并发症护理等护理 |
| | 健康指导 | 1. 关注病人心理状况，增强病人对治疗的信心。鼓励病人的家庭成员提供精神支持<br>2. 尽早开始功能锻炼并制订锻炼计划，并在治疗过程中不断调整<br>3. 告知病人定期返回医院复诊，若出现患肢疼痛、肿胀、麻木加重，或出现石膏明显松动等情况，需及时到医院复诊 |

## (三) 脊柱骨折及脊髓损伤病人的护理

| | | |
|---|---|---|
| 护理评估 | 健康史 | 1. 了解其受伤的过程及诊疗经过<br>2. 根据暴力作用的方向分类分为屈曲型损伤、伸直型损伤、屈曲旋转型损伤和垂直压缩型损伤;根据损伤的程度和部位分类分为颈椎骨折与脱位、胸腰椎骨折与脱位和附件骨折;根据骨折的稳定性分类分为稳定性骨折和不稳定性骨折<br>3. 脊髓损伤可根据受伤的程度和部位分为**脊髓震荡、脊髓挫伤、脊髓断裂、脊髓受压和马尾神经损伤** |
| | 身体状况 | 1. 脊柱骨折　受伤部位肿胀、畸形、棘突间隙加宽及局部有明显触痛、压痛和叩击痛,脊柱活动受限<br>2. 脊髓损伤　①脊髓震荡表现为损伤平面以下的感觉、运动、反射及括约肌的功能暂时丧失;②脊髓挫伤表现为受伤平面以下单侧或双侧的感觉、运动、反射及括约肌的功能消失或减弱;③脊髓圆锥损伤表现为会阴部(鞍区)皮肤感觉障碍,大小便不能控制和性功能障碍;④完全性脊髓断裂表现为损伤平面以下的感觉、运动、反射及括约肌功能完全丧失;⑤马尾神经表现为损伤平面以下弛缓性瘫痪,有感觉及运动功能障碍,括约肌功能丧失,肌张力降低,腱反射消失 |
| | 辅助检查 | X 线、CT 和 MRI |
| | 治疗原则 | 1. 现场优先处理危及生命的损伤,如颅脑、胸腹腔脏器损伤或休克;搬动病人时胸椎和腰椎骨折采用三人搬运法;颈椎骨折采用四人搬运法,其中一人固定头部,使头和躯干保持一致<br>2. 单纯压缩型骨折、稳定型颈椎骨折等损伤不严重的病人,可行手法复位外固定或牵引复位<br>3. 有神经症状和有骨折片挤入椎管者等损伤严重的骨折病人,需手术治疗 |
| 护理诊断 | | ①低效性呼吸型态;②有体温失调的危险;③躯体活动障碍;④潜在并发症:压力性损伤、泌尿系感染、肺部感染 |
| 护理措施 | 非手术治疗与术前护理 | 1. 病情观察　①严密观察病人的生命体征变化;②严密观察病人感觉、运动、反射等有无变化,尤其是当截瘫平面上升、肢体麻木加重、肌力减弱时,应立即通知医师<br>2. 维持呼吸功能　①观察病人的呼吸频率、深浅,监测血氧饱和度,了解有无呼吸困难发生;②遵医嘱予以吸氧,在病人床旁备好各种急救药品和器械;③鼓励病人进行深呼吸及咳嗽训练,及时协助病人翻身拍背;④对于痰液黏稠者,给予雾化吸入,使痰液稀释<br>3. 维持体温正常　①严密监测体温变化;②高温时,以物理降温法为主;③低温时注意对病人进行保暖 |
| | 术后护理 | 1. 监测病人的生命体征变化,疼痛程度,伤口渗血渗液情况;观察病人有无胸闷、气促、呼吸困难、大小便异常等情况,若有异常及时告知医师并协助处理<br>2. 给予高维生素,粗纤维、易消化食物,颈椎术后病人,早期可进食温凉流质饮食,以减轻喉头水肿,减少出血<br>3. 做好引流管、皮肤、并发症护理等护理 |
| | 健康指导 | 1. 向病人强调功能锻炼的重要性,鼓励病人参与到功能锻炼计划的制订中;根据病变部位及病情恢复情况指导病人的功能锻炼<br>2. 指导病人、家属应注意病人的安全,提供相关辅助工具如轮椅<br>3. 告知病人定期返回医院复诊,密切监测病情变化,若出现脊柱疼痛加剧、四肢感觉异常、活动能力下降等及时复诊 |

### （四）骨盆骨折病人的护理

| 概述 | 病因、分类 | 1. 骨盆骨折多由强大的暴力所致<br>2. 根据骨折位置与数量分为骨盆边缘撕脱性骨折、髂骨翼骨折、骶尾骨骨折和骨盆环骨折；根据骨盆环稳定性分为稳定性（后环完整）、部分稳定性（旋转不稳定，但垂直稳定；后环不完全性损伤）和旋转、垂直均不稳定性（后环完全损伤）；根据暴力方向分为侧方挤压损伤、前后挤压损伤、垂直剪力损伤和混合暴力损伤骨盆骨折 |
|---|---|---|
| 护理评估 | 健康史 | 了解其受伤的过程及诊疗经过 |
| | 身体状况 | 1. 一般表现　髋部肿胀、疼痛、无法坐起或站立，部分病人会因大出血或严重内脏损伤而出现休克表现<br>2. 特殊体征　①**骨盆分离试验与挤压试验阳性**；②**肢体长度不对称**；③**会阴部瘀斑** |
| | 辅助检查 | X 线检查可显示骨折类型及骨折移位情况，但 CT 检查能更清晰地显示骶髂关节情况，超声检查可显示腹、盆腔脏器损伤情况 |
| | 治疗原则 | 1. 急救优先处理休克和各种危及生命的合并症如腹腔脏器破裂，再处理骨折<br>2. 骨盆边缘性骨折、较轻的单纯性耻骨联合分离者等损伤不严重的病人可行卧床休息、骨盆兜带悬吊固定和手法复位<br>3. 不稳定的骨盆环骨折等严重的病人多采用手术治疗 |
| 护理诊断 | | ①疼痛；②躯体活动障碍；③有皮肤完整性受损的危险；④潜在并发症：休克、盆腔脏器损伤、脂肪栓塞综合征、神经损伤 |
| 护理措施 | 非手术治疗与术前护理 | 1. 病情观察　密切观察病人生命体征和意识变化，若出现休克等危及生命的并发症，优先处理并发症，再处理骨折。<br>2. 体位与活动　卧床休息期间以平卧位与健侧卧位为主<br>3. 做好骨盆兜带悬吊牵引的护理 |
| | 术后护理 | 监测病人的生命体征变化，疼痛程度，伤口有无渗血渗液，如有异常及时处理；做好引流管、皮肤、并发症护理等护理 |

## 二、测试题

### （一）单项选择题

**A₁ 型题**

1. 按骨折的程度与形态来分类，可以把骨折分为
   A. 损伤性骨折和病理性骨折　　　　B. 稳定性骨折和不稳定性骨折
   C. 完全性骨折和不完全性骨折　　　D. 闭合性骨折和开放性骨折
   E. 螺旋性骨折和粉碎性骨折

2. 骨折晚期并发症**不正确**的是
   A. 关节僵硬　　　　　　　　　　　B. 创伤性关节炎
   C. 缺血性骨坏死　　　　　　　　　D. 脂肪栓塞综合征
   E. 急性骨萎缩

3. 前臂缺血性肌挛缩造成的特有畸形是

    A. 锅铲畸形                       B. 爪形畸形

    C. 猿手畸形                       D. 垂腕畸形

    E. 枪刺样畸形

4. 当骨盆骨折病人出现排尿困难时,最可能的原因是

    A. 病人因疼痛不敢解小便          B. 病人饮水量少

    C. 病人因不习惯床上如厕          D. 病人合并尿道损伤

    E. 病人合并坐骨神经损伤

5. 骨折病人功能锻炼,**错误**的是

    A. 锻炼贯穿骨折愈合的全过程     B. 包括固定范围内的肌肉原位收缩

    C. 范围由小到大                   D. 包括被动活动和主动活动

    E. 所有关节应禁止活动

6. 下列哪一项是耻骨和坐骨骨折特殊表现

    A. 疼痛                           B. 肢体长度不对称

    C. 会阴部瘀斑                    D. 大腿肿胀

    E. 患肢活动受限

7. 下列**不是**骨折特有体征的为

    A. 畸形                           B. 反常活动

    C. 骨擦音                         D. 疼痛

    E. 骨擦感

8. 股骨颈骨折病人,牵引治疗期间宜采取的体位是

    A. 无特殊体位要求              B. 双下肢抬高

    C. 外展外旋位                   D. 外展中立位

    E. 双腿并拢中立位

9. 关于牵引的护理,**错误**的是

    A. 设置对抗牵引力

    B. 骨牵引针眼处有血痂形成勿去除,防止发生感染

    C. 密切观察患肢的血液循环情况

    D. 加强临床护理,预防并发症

    E. 皮牵引者嘱病人发生皮肤过敏时,应立即将胶布撕下并去除牵引,再通知医师

10. 关于石膏的护理,**错误**的是

    A. 观察病人固定肢体的血运

    B. 固定处伤口需换药者,可在石膏上开窗

    C. 病人感觉石膏内疼痛,应及时使用有效止痛药物

    D. 不能起床活动者,需进行皮肤和预防压力性损伤护理

    E. 鼓励和指导病人常活动未固定关节和肢体

11. 属于不稳定性骨折的是

    A. 裂缝骨折                       B. 螺旋骨折

C. 青枝骨折          D. 嵌插骨折

E. 横骨折

12. 颈椎骨折的病人应额外关注的内容是

A. 呼吸          B. 血压

C. 脉搏          D. 疼痛

E. 瞳孔对光反射

13. 骨折愈合标准**错误**的是

A. 局部无压痛及纵向叩击痛

B. 连续观察两周骨折处不变形

C. X线显示骨折线模糊,有连续性骨痂通过骨折线

D. 局部无反常活动

E. 外固定解除后下肢能不扶拐在平地连续步行2分钟,且不少于20步

14. 骨折早期并发症正确的是

A. 休克          B. 坠积性肺炎

C. 创伤性关节炎          D. 关节僵硬

E. 缺血性骨坏死

15. 在骨折急救中,**不恰当**的是

A. 妥善固定患肢          B. 伤口包扎、止血

C. 迅速运往医院          D. 复纳已戳出创口的骨折断端

E. 凡有骨折可疑的,均应按骨折处理

16. 疲劳骨折多发生于

A. 尺骨          B. 桡骨

C. 第2、3跖骨          D. 腓骨上 1/3 段

E. 腓骨下 1/3 段

**A₂型题**

17. 护士应对脊髓损伤后存在排尿困难的病人,最恰当的护理指导是

A. 白日限制摄入液体          B. 持续留置尿管

C. 每日早晨喝一杯酸果汁          D. 始终应避免饮用含气饮料

E. 按时排空膀胱,训练规律排尿

18. 李某,男,42岁。被汽车撞倒,致右侧小腿骨折被送急诊室。复位、上好石膏后,护士做的重要的工作应该是

A. 提供一个悬吊架          B. 提供一个床板

C. 检查肢端循环及感觉          D. 检查石膏下方的皮肤温度

E. 经常为他翻身

19. 韦某,女,6岁。外伤致肱骨髁上骨折,经手法复位,石膏外固定。5小时后出现手麻,活动障碍,手发凉,此时的措施应是

A. 立即拆除石膏,减压          B. 观察2日,视情况采用相应的措施

C. 手术探查,手术治疗          D. 应用血管扩张剂

E. 臂丛麻醉

20. 刘某,女,27岁。外伤致胫腓骨中 1/3 骨折,复位后,用长腿管型石膏固定,3 个月骨折愈合拆除石膏后,发现膝关节功能障碍,其原因是

    A. 肌肉萎缩　　　　　　　　　　B. 关节僵硬

    C. 关节强直　　　　　　　　　　D. 骨折畸形愈合

    E. 骨折复位不理想

21. 宋某,女,35岁。因车祸导致骨盆骨折,病人进行骨盆兜带悬吊牵引时,正确的护理措施是

    A. 病人臀部不用抬离床面　　　　B. 双下肢绝对制动

    C. 如厕时可放下兜带　　　　　　D. 兜带移位时可自行复位

    E. 骨盆兜带的宽度上至髂骨翼,下至股骨大转子

22. 王某,男,33岁。从高处坠落导致腰椎骨折,入院时存在尿潴留现象,应采取的应对措施是

    A. 物理方法诱导排尿　　　　　　B. 间歇性导尿

    C. 进行膀胱冲洗　　　　　　　　D. 留置尿管

    E. 暂不处理

**A₃/A₄ 型题**

（23~24 题共用题干）

韦某,男,20岁。因跌倒导致肱骨髁上骨折,病人左肘部疼痛、肿胀明显。

23. 若病人合并肘正中神经损伤,其手的特异性表现是

    A. 拇指不能对掌,桡侧三个手指不能屈曲

    B. 尺侧两手指呈屈曲畸形,桡侧三个手指可伸直

    C. 五根手指均不能伸直和外展

    D. 从侧面看手呈银叉样畸形

    E. 手背部麻木感加重

24. 病人手法复位后行石膏固定,下列说法正确的是

    A. 石膏固定后肘关节应保持屈曲位

    B. 可将手伸入石膏给皮肤挠痒

    C. 石膏松动后无需处理

    D. 患肢勿抬高,以免石膏松脱

    E. 石膏固定期间患肢感觉减退现象持续加重,不用在意

（25~27 题共用题干）

钟某,男,58岁,意外从高处坠落,导致骨盆骨折,伴有直肠破裂,入院时病人神志烦躁,痛苦面容,并伴有血压下降,脉搏加快,尿少等表现

25. 此时正确的处理顺序是

    A. 处理疼痛、抗休克、处理直肠破裂

    B. 抗休克、骨折复位固定、处理直肠破裂

    C. 骨折复位固定、抗休克、处理直肠破裂

D. 处理直肠破裂、抗休克、骨折复位固定

E. 抗休克、处理直肠破裂、骨折复位固定

26. 病人入院后诉腹痛,腹胀,行腹腔穿刺可抽出不凝血,其最可能的原因可能是

A. 尿道损伤

B. 腹膜血肿

C. 直肠损伤

D. 膀胱损伤

E. 出血性休克

27. 病人拟行手术治疗,术前最应该观察病人的病情变化是

A. 下肢感觉和运动

B. 排便功能

C. 脉搏和血压

D. 疼痛情况

E. 心理状况

(28~29 题共用题干)

陶某,男,28 岁,因车祸致股骨颈骨折。

28. 体格检查最可能发现的是

A. 腹股沟部肿胀及皮下淤血

B. 下肢可扪及搏动性肿块

C. 下肢短缩,外旋畸形

D. 双下肢感觉运动均正常

E. 下肢感觉障碍

29. 最合适的辅助检查是

A. 髋关节 X 线检查

B. 髋关节 CT 检查

C. 髋关节 MRI 检查

D. 髋关节放射性核素扫描

E. 髋关节断层摄片

(30~31 题共用题干)

李某,男,30 岁,因车祸左小腿受伤,导致左小腿中部一条 10cm 长的裂口,胫骨多处骨折,伤口污染严重且出血。

30. 医师对病人进行了处理,以下应首先考虑的措施是

A. 补液、局部制动包扎后送手术室

B. 急查心电图

C. 行有关化验检查

D. 找有关科室会诊

E. 到放射科摄片

31. 经抢救后,X 线检查显示:左胫腓骨粉碎性骨折;BP 75/67mmHg,P 110 次 /min,此时应

A. 腹部 CT

B. 大量输血补液,并准备手术

C. 剖腹探查

D. 左小腿清创

E. 左下肢上止血带

(32~33 题共用题干)

王某,男,20 岁。被车撞伤后出现右下肢疼痛,送至急诊室时神志清醒。X 线检查示右股骨干骨折,行骨牵引治疗。

32. 以下护理措施**不正确**的是

A. 鼓励病人多补充高蛋白及高维生素食物

B. 鼓励病人进行功能锻炼

C. 避免骨针左右移动

D. 注意牵引部位皮肤有无破损、水疱

E. 针孔处血痂要及时清除

33. 护士在护理王某时应遵循

A. 牵引肢体可轻触床尾,以增加牵引的效果

B. 牵引肢体加盖厚被褥保暖

C. 牵引所用的秤砣给予支托,以增加牵引装置的稳定性

D. 适当抬高床尾有助于维持对抗牵引力

E. 若感觉牵引后有不适,可随时将重力卸下

(34~38题共用题干)

李某,男,52岁。高处坠落后出现严重呼吸困难,四肢不能活动。查体:颈部压痛,四肢瘫痪,高热,有较重痰鸣音。X线检查提示:C4~C5骨折,合并脱位。

34. 对该病人应首先采取的措施是

A. 手术复位固定　　　　　　　　B. 使用呼吸兴奋剂

C. 气管切开　　　　　　　　　　D. 转移至医院

E. 物理降温

35. 若病人行颅骨牵引、出现感染迹象时应及时采取的措施是

A. 局部再次手术治疗

B. 观察牵引针眼或牵引弓部位有无皮肤破溃

C. 静脉输入大量抗生素

D. 每周用生理盐水清洁消毒针眼或牵引弓部位2次

E. 针眼或牵引弓部位涂抗生素药膏,必要时拔除牵引

36. 导致其呼吸困难的最主要原因是

A. 腹胀引起膈肌上移　　　　　　B. 呼吸机麻痹

C. 水肿压迫呼吸中枢　　　　　　D. 痰液堵塞气道

E. 气管受压

37. 搬运病人最合适

A. 一人背起病人搬运

B. 一人抱起病人搬运

C. 二人搬运,其中一人抬头,一人抬腿

D. 三人将病人平托到木板上搬运

E. 四人搬运,三人将病人平托到木板上,一人固定头颈部

38. 若为预防该病人因气道分泌物阻塞而并发坠积性肺炎及肺不张的措施**不包括**

A. 翻身叩背　　　　　　　　　　B. 辅助咳嗽排痰

C. 吸痰　　　　　　　　　　　　D. 人工机械通气

E. 雾化吸入

**(二)病例分析**

胡某,女,27岁。1小时前跌入坑内,致右小腿肿胀不能站立,皮肤无裂伤,X线检查

提示：右胫骨中下 1/3 横行骨折，腓骨螺旋形骨折。

请问：

1. 该部位骨折应警惕的并发症是什么？

2. 对该病人进行手法闭合复位、石膏托外固定治疗，应如何护理？

（曾　聪）

# 第二十九章 | 关节脱位病人的护理

## 一、学习重点与难点

### （一）概述

| | | |
|---|---|---|
| 护理评估 | 健康史 | 1. 了解其受伤的过程及诊疗经过<br>2. 按发生脱位的原因分为创伤性脱位、先天性脱位、病理性脱位和习惯性脱位；按脱位后关节腔是否与外界相通分为闭合性脱位和开放性脱位；按脱位后的时间分为新鲜脱位和陈旧性脱位 |
| | 身体状况 | 一般表现有疼痛、肿胀、瘀斑、局部压痛及功能障碍；特有体征是**畸形、弹性固定和关节窝空虚** |
| | 辅助检查 | X线可确定脱位的类型、程度及是否合并骨折等 |
| | 治疗原则 | 复位、固定和功能锻炼 |

### （二）常见关节脱位病人的护理

| | | |
|---|---|---|
| 护理评估 | 健康史 | 1. 了解病人的受伤经过，既往有无关节和骨端的肿瘤及炎症等病变，有无反复脱位的病史等。明确暴力作用的时间、方式、性质和程度，了解病人受伤时的体位和环境，伤后立即出现的症状和急救处理等<br>2. 常见的脱位有肩关节脱位、肘关节脱位、髋关节脱位 |
| | 身体状况 | 1. 肩关节脱位多由间接暴力引起，根据肱骨头脱位方向可分为前脱位、后脱位、下脱位、上脱位等。临床上以前脱位最多见。前脱位又可分为喙突下脱位、锁骨下脱位、盂下脱位，其中以喙突下脱位最多见。主要表现为三角肌塌陷，肩部失去正常轮廓呈"方肩畸形"，关节盂空虚，关节盂外可触及肱骨头，搭肩试验（Dugas sign，杜加斯征）阳性<br>2. 肘关节脱位多由间接暴力引起，发生率仅次于肩关节脱位。发生脱位后应尽早复位，延迟复位会引起长期肘关节肿胀和活动受限，还可能因过度肿胀而减少前臂的血液循环，出现前臂缺血性肌挛缩。主要临床表现肘部疼痛、肿胀、功能障碍；肘后空虚感，鹰嘴后突明显；肘关节弹性固定于半伸直位；肘后三角失去正常关系。应注意检查患肢远端血运、皮肤颜色、温度、感觉、运动情况等 |

| | | |
|---|---|---|
| 护理评估 | 身体状况 | 3. 髋关节脱位多由间接暴力引起。据脱位后股骨头的位置分为后脱位、前脱位和中心脱位,其中后脱位最为常见。主要临床表现:当髋关节后脱位时,患髋关节疼痛,被动活动时疼痛加剧。患肢短缩,髋关节呈屈曲、内收、内旋畸形。大转子上移,臀部可触及股骨头。若合并坐骨神经损伤,则表现为相应区域的感觉及运动异常。当髋关节前脱位时,患肢明显外旋、外展及屈曲畸形,腹股沟处肿胀,可以摸到股骨头 |
| | 辅助检查 | X 线检查可明确脱位的类型及有无合并骨折;必要时行 CT 进一步了解合并骨折情况 |
| | 治疗原则 | 1. 肩关节脱位治疗以手法复位为主,单纯肩关节脱位复位后用三角巾悬吊上肢,肘关节屈曲 90°,固定胸前三周,合并肱骨大结节骨折应延长 1~2 周。固定期间应活动腕部和手指,解除固定后主动锻炼肩关节各个方向活动。应循序渐进,逐渐加大受伤关节的活动范围。可以配合理疗,效果更好<br>2. 肘关节脱位治疗多采用手法复位,手法复位失败者可行切开复位;复位后用长臂石膏托固定肘关节于屈曲 90°位,三角巾悬吊胸前 2~3 周;固定期间可做伸指握拳等练习,同时在外固定保护下做肩、腕关节的活动。外固定去除后,锻炼肘关节的屈伸活动、前臂旋转活动及肘关节周围肌力<br>3. 髋关节脱位治疗 ①手法复位;②复位后用皮牵引或穿丁字鞋固定患肢 2~3 周。后脱位者固定患肢于伸直、外展位;前脱位者固定患肢于伸直、轻度内收、内旋位,以利于关节囊恢复,避免再脱位的发生。③功能锻炼:需卧床休息 4 周,期间行股四头肌收缩锻炼及患肢踝关节及足趾的屈伸活动;2~3 周后开始活动髋关节;3 个月后患肢方可完全负重 |
| 护理诊断 | | ①急性疼痛;②躯体活动障碍;③有皮肤完整性受损的危险;④潜在并发症等 |
| 护理措施 | 非手术治疗的护理 | 1. 尽早复位固定能减轻疼痛。进行护理操作或搬动病人时,动作要轻柔。必要时可遵医嘱给予镇痛剂,以减轻疼痛<br>2. 移位的关节端可压迫相邻的神经和血管,应定时观察患肢远端感觉、运动、皮肤颜色、皮温及动脉搏动情况,若发现患肢远端感觉麻木、剧烈疼痛、肌肉麻痹、苍白及动脉搏动减弱或消失,应及时通知医生并配合处理<br>3. 对石膏固定或牵引的病人,应注意观察皮肤的色泽和温度,避免压迫皮肤;如需长期卧床,应鼓励病人定期翻身,保持床单位清洁、干燥和平整,避免压力性损伤发生<br>4. 向病人及家属讲解脱位治疗及功能锻炼的知识;指导病人进行正确的功能锻炼,严禁强力扳正关节 |
| | 术后护理 | 1. 术后监测病人的生命体征,疼痛程度,伤口有无渗血、渗液;观察病人患肢皮肤颜色、皮温、足背或桡动脉搏动情况,如有异常及时处理<br>2. 术后适当抬高患肢以利于静脉回流,减轻患肢肿胀,并将患肢处于功能位预防并发症<br>3. 做好引流管护理、皮肤护理、并发症护理等术后护理 |
| | 健康指导 | 向病人及家属讲解脱位的治疗和康复的相关知识:说明复位后固定的目的、方法、重要性及注意事项;固定期间,应进行关节周围肌肉的舒缩运动和除患肢外其他未固定关节的主动活动。解除固定后,逐渐加大关节的活动范围,同时配合热敷、理疗、中药烫洗这样有利于增加血液循环,消除肿胀,防止关节僵直和失用性萎缩 |

## 二、测试题

### (一) 单项选择题

#### A₁型题

1. 按关节脱位的原因分类，**错误**的是

    A. 创伤性脱位              B. 先天性脱位

    C. 病理性脱位              D. 陈旧性脱位

    E. 习惯性脱位

2. 因关节结构遭受病变破坏引起的脱位是

    A. 创伤性脱位              B. 先天性脱位

    C. 病理性脱位              D. 陈旧性脱位

    E. 习惯性脱位

3. 胚胎发育异常或胎儿在母体内受到外界因素影响而导致关节先天发育不良，出生后即出现脱位是

    A. 创伤性脱位              B. 先天性脱位

    C. 病理性脱位              D. 陈旧性脱位

    E. 习惯性脱位

4. 关节有不稳定因素，可反复发生再脱位的是

    A. 创伤性脱位              B. 先天性脱位

    C. 病理性脱位              D. 陈旧性脱位

    E. 习惯性脱位

5. 关节脱位的临床表现，**错误**的是

    A. 畸形                      B. 骨摩擦感

    C. 弹性固定                D. 关节盂空虚

    E. 关节疼痛、肿胀、功能障碍

6. 肘关节脱位的表现，**错误**的是

    A. 肘关节疼痛、肿胀、功能障碍      B. "餐叉样"畸形

    C. 肘关节呈半屈曲位          D. 尺骨鹰嘴明显后突

    E. 肘后三角失去正常关系

7. 活动范围大、稳定性差、容易脱位的关节是

    A. 髋关节                 B. 肩关节

    C. 肘关节                 D. 膝关节

    E. 踝关节

8. 骨折、脱位共有的特有体征是

    A. 畸形                      B. 弹性固定

    C. 异常活动                D. 骨擦音

    E. 关节部位空虚

9. 肩关节脱位的特有体征是

A. 肿胀      B. 功能障碍

C. "餐叉样"畸形      D. "方肩"畸形

E. 骨擦音

10. 肩关节脱位的表现,**错误**的是

    A. 局部疼痛,不能活动      B. "方肩"畸形

    C. 关节盂空虚      D. 杜加斯(Dugas)征阳性

    E. X 线检查正常

11. 关节脱位病人的护理,**错误**的是

    A. 抬高患肢,以利于静脉回流,减轻肿胀

    B. 髋关节后脱位手法复位后,病人应保持髋关节屈曲、内收、内旋

    C. 疼痛时可遵医嘱给予止痛剂

    D. 向病人讲明复位后固定的重要性,防止习惯性脱位

    E. 固定期间可进行肌肉舒缩及固定范围外的关节活动

**A₂ 型题**

12. 钟某,男,28 岁。踢球时不慎摔倒致右肩部疼痛、肿胀、活动受限 2 小时入院。查体: 右肩部肿胀、"方肩"畸形,局部压痛阳性,右肩关节弹性固定。X 线检查示: 右肩关节前脱位。急诊给予手法复位及三角巾悬吊固定。请问需固定多长时间后方可进行肩关节功能锻炼?

    A. 固定后即可进行      B. 1 周

    C. 2 周      D. 3 周

    E. 4 周

13. 陈某,男,38 岁。高处坠落致左髋部疼痛、畸形、活动受限 4 小时入院,X 线检查示: 左髋关节后脱位,急诊给予麻醉下手法复位,对该病人应卧床休息几周?

    A. 1 周      B. 2 周

    C. 3 周      D. 4 周

    E. 5 周

**A₃/A₄ 型题**

(14~17 题共用题干)

何某,男,16 岁。摔伤致左肘部肿痛、活动受限 2 小时。查体:左肘部明显肿胀,后突畸形,肘后三角关系破坏。

14. 该病人最可能的诊断是

    A. 左肘关节前脱位      B. 左肘关节后脱位

    C. 左肱骨髁上骨折      D. 左桡骨小头骨折

    E. 左尺骨鹰嘴骨折

15. 首选的检查为

    A. X 线检查      B. B 超检查

    C. CT 检查      D. 核素骨扫描

    E. 关节镜检查

16. 诊断明确后首选的治疗是
    A. 切开复位
    B. 手法复位
    C. 骨牵引复位
    D. 皮牵引复位
    E. 外展架固定,肿胀消退后手术

17. 复位后石膏托固定肘关节于
    A. 屈曲30°位
    B. 屈曲60°位
    C. 屈曲90°位
    D. 屈曲120°位
    E. 伸直位

(18~23题共用题干)

刘某,男,23岁,警校学员,在训练时致右肩部受伤,剧痛,门诊检查:右肩活动受限,令其将伤肢手部搭于对侧肩上时,手可勉强搭肩,但不能同时将肘部贴于胸部,皮肤未见破损。

18. 此时首先应考虑的检查是
    A. 神经的检查
    B. 桡动脉搏动的检查
    C. X线检查
    D. 骨传导音是否减弱的检查
    E. 传导叩击痛的检查

19. 可能的诊断是
    A. 肘关节脱位
    B. 肩关节脱位
    C. 肩锁关节脱位
    D. 肱骨外科颈骨折
    E. 肩峰骨折

20. 首选的治疗方法是
    A. 手法复位外固定
    B. 切开复位内固定
    C. 骨牵引复位
    D. 皮牵引复位
    E. 悬吊牵引复位

21. 复位成功的标志,应**除外**
    A. 畸形消失
    B. 骨性标志恢复解剖关系
    C. 肿胀消失
    D. 杜加斯征由阳性变为阴性
    E. X线复查无脱位

22. 若该病人合并骨折,最常见的是
    A. 肱骨大结节骨折
    B. 肱骨头骨折
    C. 肱骨小结节骨折
    D. 肩锁关节脱位
    E. 肩峰骨折

23. 此病人经确诊后无合并损伤,此时最恰当的处理
    A. 手法整复后固定四周
    B. 只行手法整复即可
    C. 手法整复后固定三周
    D. 手法整复后固定六周
    E. 局部制动

**(二) 病例分析**

韦某,男,30岁,农民。因从高处摔下致左肘部肿痛、活动受限1小时入院。查体:

左肘部疼痛、肿胀、活动受限，左肘关节固定于半伸直位，尺骨鹰嘴后突，肘后三角关系异常，左手各手指感觉运动正常，左桡动脉搏动有力。

请问：

1. 可能的诊断是什么？需进一步行何种检查？

2. 常见的护理诊断有哪些？

3. 主要的护理措施有哪些？

（张国华）

# 第三十章 | 骨与关节感染病人的护理

## 一、学习重点与难点

### （一）急性血源性骨髓炎病人的护理

| | | |
|---|---|---|
| **护理评估** | 健康史 | 了解病人有无其他部位感染和外伤史，病程长短，采取何种治疗以及效果如何。既往有无药物过敏史和手术史 |
| | 身体状况 | 1. 起病急骤，有寒战、高热，体温可达 39℃以上。儿童可表现为烦躁不安、呕吐与惊厥，重者可有昏迷及感染性休克<br>2. 早期有患部剧痛，肢体呈半屈曲状，抗拒做主动和被动活动。**局部皮温增高、发红、肿胀，干骺端有局限性深压痛**。数日后若肿胀、疼痛加剧，提示该处形成骨膜下脓肿。当脓肿穿破骨膜形成软组织深部脓肿时，疼痛反而减轻，但局部红、肿、热、压痛更为明显<br>3. 当脓肿穿破皮肤时，体温可逐渐下降，但局部因经久不愈而形成窦道。若整个骨干都存在骨破坏后，有发生病理性骨折的可能 |
| | 辅助检查 | 1. 血白细胞计数和中性粒细胞比例增高；红细胞沉降率加快；血中C反应蛋白升高；在寒战高热时或应用抗生素前抽血培养，可以提高血培养阳性率；**局部脓肿分层穿刺**<br>2. 影像学检查（X线、CT、MRI）有助于疾病诊断 |
| | 治疗原则 | 本病治疗的关键是早期诊断与早期治疗。由于治疗不及时，急性骨髓炎往往演变为慢性骨髓炎，故应尽快控制感染，防止炎症扩散，及时手术 |
| **护理诊断** | | ①体温过高；②疼痛；③躯体移动障碍；④潜在并发症：病理性骨折 |
| **护理措施** | 术前护理 | 1. 维持正常体温<br>2. 缓解疼痛 ①抬高患肢以利于静脉血回流，减轻肿胀或疼痛。②限制患肢活动，必要时用石膏托或皮牵引固定于功能位，以缓解肌痉挛，解除疼痛；防止炎症扩散；防止患肢畸形；防止发生病理性骨折。③搬动患肢时动作要轻，保护好患肢，以防发生继发损伤；床上可安置护架，做好支撑，避免压迫患处，加重疼痛<br>3. 遵医嘱尽早联合足量应用抗生素控制感染 |
| | 术后护理 | 1. 小儿手术时多采取全麻，未清醒时采取平卧位，头偏向一侧，以防误吸。术后因行连续冲洗与吸引，需卧床休息，注意保持床单位清洁干燥，定时协助病人翻身，防止压力性损伤的发生 |

| | | |
|---|---|---|
| 护理措施 | 术后护理 | 2. 术后密切观察病人意识状态、生命体征、患肢皮肤温度和色泽变化。准确记录 24h 出入量和水、电解质失衡状况<br>**3. 术后引流管留置 3 周，或体温正常，引出液清亮，连续 3 次细菌培养结果阴性，即可拔管**<br>4. 为避免患肢长期制动导致肌肉萎缩或关节僵硬，固定期间应指导患肢行肌肉等长舒缩活动；待炎症控制后行关节功能锻炼 |
| | 健康指导 | 1. 加强营养，给予病人易消化的高蛋白、高维生素的饮食，增强机体抵抗力，以免复发<br>2. 按医嘱足量应用抗生素治疗，连续用药至症状消失 3 周左右。要注意药物副作用和毒性反应，如出现应立即停药并到医院就诊<br>3. 病人长期卧床，指导病人积极功能锻炼。复查 X 线片证明包壳已坚固形成，破坏骨已经修复正常时开始逐渐负重，以免发生病理性骨折<br>4. 该病易复发，当愈合后的局部再次出现红、肿、热、痛或皮肤窦道再次开放向外流脓时，及时就诊治疗 |

## （二）慢性血源性骨髓炎病人的护理

| | | |
|---|---|---|
| 护理评估 | 健康史 | 了解病人病程长短，采取何种治疗及效果如何；详细询问抗生素使用情况；既往有无药物过敏史和手术史 |
| | 身体状况 | 1. 慢性骨髓炎静止期可无症状，急性发作时有发热及局部疼痛、肿胀等<br>2. 患肢局部增粗、变形。幼年期发病者，由于骨骺破坏，生长发育受影响，肢体呈现短缩或内、外翻畸形，关节挛缩。窦道口肉芽组织增生，流出臭味脓液，窦道周围皮肤菲薄、色素沉着，或者呈湿疹样皮炎，易破溃形成慢性溃疡。长期受炎症刺激可发生癌变。有时窦道排出小的死骨；死骨排净后，窦道可暂时闭合<br>3. 当慢性骨髓炎急性发作时，局部有红、肿、热及明显压痛，原已闭合的窦道口开放，流出大量脓液或死骨。可出现肌肉萎缩、关节挛缩或僵硬和病理性骨折 |
| | 辅助检查 | 1. X 线检查骨骼失去正常形态，骨膜下有新生骨形成，骨质硬化，骨髓腔不规则，有大小不等的死骨影，边缘不规则，周围有空隙<br>2. CT 检查可显示脓腔与小片死骨。经窦道插管注入水溶性碘溶液造影剂可显示脓腔情况 |
| | 治疗原则 | 根据病史、症状和体征及影像学检查较容易明确诊断。处理原则为清除死骨、炎性肉芽组织和消灭死腔，方法以病灶清除术为主 |
| 护理诊断 | | ①焦虑；②皮肤完整性受损；③躯体移动障碍；④潜在并发症等 |
| 护理措施 | 术前护理 | 1. 一般护理　①卧床休息：抬高患肢，肢体于功能位限制活动，以减轻疼痛，防止关节畸形及病理性骨折；必须移动患肢时，应给予协助，避免继发性损伤。②营养支持：增加营养以提供抵抗力。给予高蛋白、高热量、高维生素及易消化饮食，必要时给予少量多次输血<br>2. 病情重者，尤其是儿童，应记出入量和危重症护理记录，密切观察生命体征及神志的变化<br>3. 应用抗生素时注意浓度和滴入速度，密切注意用药后的副作用和毒性反应<br>4. 准备手术者做好术前常规准备，窦道口周围皮肤要保持清洁，手术备皮要彻底 |

| | | |
|---|---|---|
| 护理措施 | 术前护理 | 5. 该病病程长,反复发作,家庭经济负担重,病人往往会有焦虑、恐惧,甚至出现悲观厌世的心理,应经常与病人交流、谈心,给予安慰和鼓励使病人树立战胜疾病的信心。向病人介绍关于疾病治疗方面的情况及成功治愈的病例,以减少病人的疑虑,使病人能积极配合治疗 |
| | 术后护理 | 1. 术后病人采取适当卧位,做好术后一般护理。协助病人活动,防止肌肉萎缩<br>2. 伤口行药物灌注、冲洗、负压引流,要注意观察引流液的量、颜色、性质等<br>3. 术后注意伤口的护理,及时更换敷料<br>4. 引流管护理 ①保持引流通畅,防止引流液逆流。多采用点滴冲洗和负压引流。术后 24h 内,引流液较多,应快速滴入冲洗液,以免血块堵塞引流管。冲洗液一般选用细菌敏感的抗生素配制而成。每日用量依病情而定。②伤口行药物灌注、冲洗持续的时间根据死腔的大小而异,一般为 2~4 周。当体温正常,伤口无炎症现象,引流出的液体清晰时,应考虑拔管。先拔除滴入管,引流管继续引流 1~2d 后再拔除 |
| | 健康指导 | 1. 病人长期处于消耗状态,应鼓励病人易消化的高蛋白、高热量、高维生素的饮食,增强机体抵抗力<br>2. 指导病人主动功能锻炼,教会病人使用拐杖、助行器等,减少患肢过早完全负重。X 线片检查证明包壳已坚固形成,破坏骨已经修复正常时开始逐渐负重<br>3. 该病易复发,当愈合后的伤口再次出现局部红、肿、热、痛或皮肤窦道流脓时,及时就诊治疗 |

## (三) 化脓性关节炎病人的护理

| | | |
|---|---|---|
| 护理评估 | 健康史 | 询问病人近期有无局部化脓性感染病灶、外伤手术史;了解病人一般情况、发病经过、治疗情况及效果。既往有无药物过敏史 |
| | 身体状况 | 1. 起病急骤,全身不适,乏力,食欲缺乏,寒战高热,体温可达 39℃以上。感染严重者可出现谵妄与昏迷,小儿可见惊厥<br>2. **病变关节处剧烈疼痛**。病变关节功能障碍,活动受限。局部有明显的红、肿、热、痛表现;发生于膝关节可出现浮髌试验阳性 |
| | 辅助检查 | 1. 血白细胞计数增高至 $10\times10^9/L$ 以上,中性粒细胞占 90% 以上。红细胞沉降率、C 反应蛋白升高。寒战期抽血培养可检出致病菌。关节穿刺抽出液外观呈浆液性或脓性,涂片见大量成堆的脓细胞,细菌培养可以检出致病菌<br>2. X 线检查早期关节周围软组织阴影扩大,关节间隙增宽;后期关节间隙变窄或消失,关节面毛糙,甚至发生骨质破坏或增生 |
| | 治疗原则 | 全身支持治疗,应用抗生素,消除局部感染病灶。①早期足量全身应用有效抗生素;②关节腔内注射抗生素;③关节腔灌洗;④经关节镜治疗;⑤关节切开引流术;⑥关节矫形手术 |
| 护理诊断 | | ①疼痛;②体温过高;③躯体移动障碍;④潜在并发症等 |
| 护理措施 | 术前护理 | 1. 一般护理 ①病人卧床休息,适当抬高患肢,限制活动,保持患肢于功能位,防止关节畸形及病理性脱位。急性炎症消退后,鼓励病人做主动活动。②给予易消化高蛋白、高维生素饮食,并注意调节体液平衡<br>2. 使用抗生素控制感染<br>3. 应卧床休息,常用皮肤牵引或石膏固定患肢于功能位,防止感染扩散,克服肌肉痉挛,以减轻关节软骨之间的压力,从而减轻疼痛,防止或纠正关节挛缩<br>4. 维持正常体温 |

| 护理措施 | 术后护理 | 除病人的一般常规护理外,重点注意观察引流物的量、性质,及时更换敷料和拔除引流物 |
| --- | --- | --- |
| | 健康指导 | 1. 向病人及家属讲明化脓性关节炎的发生发展及预后情况<br>2. 指导病人关节功能锻炼,避免关节功能障碍<br>3. 若再次出现体温升高,关节部位红、肿、热、痛等,应及时来院诊治 |

## (四) 骨与关节结核病人的护理

| 护理评估 | 健康史 | 了解病人年龄、饮食和日常活动情况,此次发病诱因;既往有无结核病病史和密切接触史;治疗情况和抗结核药物应用情况;有无药物过敏史和手术史等 |
| --- | --- | --- |
| | 身体状况 | 1. 发病缓慢,症状隐匿,可有低热、食欲缺乏、盗汗、消瘦、乏力、贫血等全身结核中毒症状<br>2. 早期病变部位即有轻度疼痛,随病情发展逐渐加重,活动时疼痛更明显。①脊柱结核多为钝痛,咳嗽、打喷嚏、持重物时疼痛加重;由于干酪样物质、死骨和坏死的骨块可压迫脊髓,出现肢体感觉、运动和括约肌功能障碍,甚至完全性截瘫。②髋关节结核早期即有髋部疼痛,在儿童病例,常诉说同侧膝部疼痛;早期髋关节呈屈曲、外展、外旋畸形;随病情发展髋关节即表现为屈曲、内收、内旋畸形,髋关节强直与双下肢不等长常见;③膝关节结核局部疼痛、肿胀,浮髌试验阳性。由于膝关节持续积液和废用性肌萎缩,膝部可呈梭形肿胀 |
| | 辅助检查 | 1. 结核活动期红细胞沉降率(血沉)明显增快,静止期一般正常,故红细胞沉降率可用来监测病变是否静止和有无复发<br>2. 脓肿穿刺或病变部位的组织学检查是结核感染确诊的重要途径<br>3. X线、CT、MRI等检查有助于疾病诊断 |
| | 治疗原则 | 治疗上应全身与局部并重,采用综合治疗措施,以提高疗效。加强支持疗法,提高机体抵抗力;局部适当休息或限制活动;合理应用抗结核药物;非手术治疗不能控制病变发展,死骨明显形成,脓肿较大,经久不愈的窦道,或合并截瘫等,应在积极的术前准备下行结核病灶清除术或其他手术治疗 |
| 护理诊断 | | ①疼痛;②营养失调;③皮肤完整性受损;④躯体移动障碍;⑤潜在并发症 |
| 护理措施 | 术前护理 | 1. 充足的营养是促进结核病治愈的重要措施之一<br>2. 保证充足的休息,以减少机体的消耗。脊柱结核病人需卧硬板床休息,可预防瘫痪或防止瘫痪加重,降低机体代谢、减少消耗。对脊柱、膝关节、髋关节等部位不稳定的病人,可用石膏、皮肤牵引等局部制动,以防病理性骨折、关节畸形和瘫痪的发生<br>3. 遵医嘱合理应用抗结核药物,注意药物的毒性反应及副作用的发生和预防<br>4. 对行石膏固定和皮肤牵引的病人以及需卧床休息的病人,需注意局部皮肤的护理,协助其翻身、充分活动肢体。当寒性脓肿向体外穿破形成窦道时,应及时更换敷料,防止脓液侵蚀局部皮肤引起溃烂<br>5. 本病由于病程长,费用高,而该病人家庭经济状况往往较差,给家庭造成严重负担,故病人大多自卑、沮丧、焦虑等不良情绪。护士应加强病人心理护理,应主动倾听病人的感受,帮助病人树立信心 |

| 护理措施 | 术后护理 | 1. 术前除了一般的常规准备外,应纠正病人的营养状况,提高对手术的耐受力,调节病人的心理因素,解除病人的顾虑。术前应用抗结核药物 4~6 周,至少 2 周,有窦道合并感染者应用广谱抗生素至少 1 周<br>2. 严密病情观察,按时监测生命体征,注意观察肢端的皮肤颜色、温度、感觉及毛细血管充盈情况等,发现异常应及时报告并协助处理<br>3. 脊柱结核术后脊柱不稳定,或做脊柱融合术后,必须局部确切制动,避免继发损伤及植骨块脱落等。合并截瘫的病人,按截瘫的护理常规,预防截瘫的并发症<br>4. 关节结核行滑膜切除术的病人,术后多采用皮肤牵引,注意保证牵引有效;关节融合术后,多用石膏固定,注意石膏固定的护理<br>5. 并发症的观察与护理　①休克:由于脊柱结核病人病程长、手术创面大,术后可能出现低血容量性休克。术后应每小时监测生命体征,同时注意观察肢端温度、皮肤弹性和色泽、毛细血管回流反应、尿量等,防止低血容量性休克发生。②窒息:颈椎结核并有咽后壁脓肿时可出现窒息。应向病人及家属说明咽后壁脓肿时可导致吞咽困难,应选择易消化的食物,进食速度缓慢均匀,防止食物呛入气管而窒息。胸椎结核病人在病灶清除后出现呼吸困难或发绀,应及时吸氧,并立即报告医生配合处理。③瘫痪:当体位不当致脊髓受压或手术后脊髓水肿等均有可能引起瘫痪或加重原有瘫痪。应观察病人的双下肢运动、感觉、大小便等情况。若功能变差,则可能为脊髓水肿等,应立即报告医生做相应处理。④气胸:由于胸椎结核病灶清除术过程中易致胸膜破裂而出现呼吸困难等,若病人出现呼吸音减弱、呼吸急促、胸闷等缺氧症状,应及时报告医师做相应处理;合并有血气胸时,应做胸腔闭式引流并给予高流量吸氧 |
|---|---|---|
| | 健康指导 | 1. 积极治疗结核原发病灶是预防骨与关节结核的最主要措施<br>2. 介绍骨与关节结核的处理原则及方法,以使病人配合治疗<br>3. 用药指导　告诉病人遵医嘱坚持抗结核用药按规定疗程,告知病人及家属坚持服药的重要性及停药后的严重后果<br>4. 定期复诊　遵医嘱定期到医院复查;如出现耳鸣、听力异常应立即停药,同时注意肝、肾功能受损及多发性神经炎的发生 |

## 二、测试题

### (一) 单项选择题

#### A₁ 型题

1. 化脓性骨髓炎感染涉及的部位包括

    A. 骨髓                 B. 骨皮质和骨髓

    C. 骨骺板和骨髓        D. 骨骺和骨髓

    E. 骨髓、骨和骨膜

2. 急性血源性骨髓炎最常见的致病菌是

    A. 乙型溶血性链球菌     B. 白色葡萄球菌

    C. 产气荚膜杆菌        D. 金黄色葡萄球菌

    E. 大肠埃希菌

3. 急性血源性骨髓炎好发部位是

    A. 骨骺                 B. 骨干

C. 干骺端
D. 骨膜下

E. 软组织

4. 急性血源性骨髓炎最常发生的部位是

    A. 胫骨和股骨
    B. 髂骨和骶骨

    C. 脊柱和骨盆
    D. 肱骨和肩胛骨

    E. 桡尺骨和胫骨

5. 下述对急性骨髓炎最有早期确诊意义的是

    A. 起病急骤,全身中毒症状明显
    B. 干骺端持续剧痛及深压痛

    C. 白细胞、中性粒细胞计数增多
    D. 局部分层穿刺液检查

    E. X线检查

6. 急性血源性骨髓炎治疗原则**错误**的是

    A. 待症状严重时,再考虑大剂量使用抗生素

    B. 全身支持疗法

    C. 卧床休息

    D. 局部开窗减压引流

    E. 早期持续皮牵引或石膏托固定

7. 急性血源性骨髓炎应用抗生素治疗的原则**不正确**的是

    A. 选针对金黄色葡萄球菌的抗生素
    B. 早用

    C. 联合应用
    D. 足量

    E. 急性症状消退后即可停药

8. 下列关于化脓性关节炎,**错误**的是

    A. 本病儿童多见
    B. 最常见的致病菌为金黄色葡萄球菌

    C. 髋及膝关节最少见
    D. 中毒症状严重者,应切开排脓

    E. 关节穿刺,关节液混浊,细菌培养阳性

9. 化脓性关节炎最常发生的部位是

    A. 肩关节和肘关节
    B. 肘关节和膝关节

    C. 髋关节和膝关节
    D. 髋关节和踝关节

    E. 膝关节和踝关节

10. 骨与关节结核的好发部位

    A. 脊柱
    B. 髋部

    C. 肩部
    D. 膝部

    E. 肘部

11. 脊柱结核发病率最高的部位是

    A. 骶椎
    B. 腰椎

    C. 胸腰段
    D. 胸椎

    E. 颈椎

12. 下列关于骨与关节结核,**错误**的是

    A. 此病大多继发于肺结核
    B. 好发于老年人

C.病人有结核中毒症状　　　　　　　D.实验室检查血沉多增快

E.应用抗结核药物治疗

**A₂型题**

13.黄某,男,8 岁。诊断为左股骨急性骨髓炎,病史 10 日,应用抗生素治疗 1 周,症状未能控制,这时应采用的方法是

A.加大抗生素用量　　　　　　　　　B.应用局部开窗减压冲洗及固定患肢

C.加强支持疗法　　　　　　　　　　D.局部理疗,外敷中药

E.按摩、针灸

14.李某,男,16 岁。出现右肘关节发红、肿胀、疼痛 5 日。血常规检查:白细胞计数为 $30×10^9$/L,关节穿刺液镜检见脓细胞。该病人可诊断为

A.类风湿性关节炎　　　　　　　　　B.肱骨外上髁炎

C.肘上淋巴结结核　　　　　　　　　D.肘关节结核

E.肘关节化脓性关节炎

15.何某,女,18 岁,瘦弱,腰部疼痛 2 个月。查体:腰椎后凸畸形,弯腰动作受限,腹股沟区有肿物,穿刺抽出灰白色脓液,应考虑是

A.骨肿瘤　　　　　　　　　　　　　B.脊椎结核

C.化脓性骨髓炎　　　　　　　　　　D.腹股沟脓肿

E.髋关节结核

16.胡某,女,30 岁。胸背痛 3 个月,体温 37.4℃,夜间盗汗。查体:$T_9$~$T_{10}$棘突叩击痛,X 线片见 $T_9$~$T_{10}$椎体溶骨性破坏,椎间盘受累,最可能的诊断是

A.椎体巨细胞瘤　　　　　　　　　　B.椎体血管瘤

C.椎体结核　　　　　　　　　　　　D.化脓性脊柱炎

E.脊柱骨折

17.马某,男,7 岁。左膝部碰伤后 6 日开始持续性高热、寒战,患肢活动受限。左胫骨上端剧痛,且有深压痛。血常规检查:白细胞 $21×10^9$/L,中性粒细胞 90%。X 线片检查未见明显异常。可能是

A.左膝化脓性关节炎　　　　　　　　B.急性血源性骨髓炎

C.急性蜂窝织炎　　　　　　　　　　D.膝关节结核

E.创伤性关节炎

**A₃/A₄型题**

(18~21题共用题干)

刘某,男,31 岁。2 年前因左小腿外伤行手术治疗,此后伤口处经常破溃、流脓,有时可见排出小的死骨。在死骨排出后窦道可暂时封闭,炎症逐渐消退;周围皮肤有色素沉着或湿疹样皮炎。

18.该病人最可能的诊断是

A.左胫骨创伤性关节炎　　　　　　　B.左胫骨慢性化脓性骨髓炎

C.左胫骨结核　　　　　　　　　　　D.左胫骨急性血源性骨髓炎

E.左膝关节化脓性关节炎

19. 该疾病的基本病理变化是

    A. 以骨皮质破坏为主　　　　　　　　　B. 以骨松质破坏为主

    C. 呈偏心性溶骨性破坏　　　　　　　　D. 病灶区域内有死骨、死腔和窦道

    E. 呈反应性骨增生

20. 如采取手术治疗，**不妥**的是

    A. 病灶清除术　　　　　　　　　　　　B. 局部钻孔引流或开窗减压术

    C. 带蒂肌瓣填塞　　　　　　　　　　　D. 蝶形手术消灭死腔

    E. 庆大霉素 - 骨水泥填塞和二期植骨

21. 对此病人做患肢石膏托固定最主要的目的是

    A. 缓解疼痛　　　　　　　　　　　　　B. 减轻肿胀

    C. 防止病理性骨折　　　　　　　　　　D. 减少脓汁形成

    E. 防止炎症扩散

（22~24 题共用题干）

何某，男，18 岁。出现高热、寒战，左膝关节红、肿、热、痛 1 周，外周血白细胞计数为 $30 \times 10^9/L$，关节液检查见脓细胞。

22. 该病人最可能的诊断是

    A. 膝关节类风湿关节炎　　　　　　　　B. 膝关节骨性关节炎

    C. 膝关节创伤性关节炎　　　　　　　　D. 膝关节结核

    E. 膝关节化脓性关节炎

23. 非手术治疗措施**错误**的是

    A. 高热期间给予退热补液，维持水、电解质和酸碱平衡

    B. 营养支持，增加能量和蛋白质摄入量

    C. 必要时多次少量输新鲜血

    D. 病情严重时，应用一种抗生素治疗

    E. 局部制动

24. 减轻局部疼痛的措施**不妥**的是

    A. 活动患肢，促进回流　　　　　　　　B. 抬高患肢并制动

    C. 注意病人的注意力　　　　　　　　　D. 按医嘱给予止痛药物

    E. 当移动患侧肢体时，动作要轻稳，做好支撑与支托

（25~29 题共用题干）

韦某，女，15 岁。出现左髋部疼痛，活动后加重。体检：左髋关节屈曲、内收、内旋畸形，活动受限。腹股沟区有肿物，局部无发红、皮温升高，穿刺抽出灰白色脓液。

25. 该病人最可能的诊断是

    A. 左髋关节类风湿关节炎　　　　　　　B. 左髋关节骨性关节炎

    C. 左髋关节肿瘤　　　　　　　　　　　D. 左髋关节结核

    E. 左髋关节化脓性关节炎

26. 治疗措施中**错误**的是

    A. 营养支持，增加能量和蛋白质摄入量　B. 早期病灶清除术

C. 早期左髋关节融合术      D. 全身抗结核药物治疗

E. 局部关节穿刺注入抗结核药物

**27. 不属于**该病人可能出现的体征是

A. 出现跛行      B. 出现截瘫

C. 可有病理性髋关节脱位      D. "4"字试验阳性

E. 托马斯（Thomas）征阳性

**28.** 腹股沟区肿物应考虑是

A. 腹股沟肿瘤      B. 腹股沟疝

C. 化脓性骨髓炎      D. 腹股沟寒性脓肿

E. 髋关节结核

**29.** 若采取手术治疗，术前应至少使用抗结核治疗

A. 1 周      B. 2 周

C. 3 周      D. 4 周

E. 2 个月

（30~34 题共用题干）

王某，男，15 岁。因高热、左膝部剧痛肿胀 3 日入院。体检：左大腿下端明显肿胀，压痛阳性，局部皮温增高，行局部分层穿刺，在骨膜下抽出淡黄色浑浊液体。应用大剂量抗生素治疗 3 日仍未见好转。

**30.** 该病人最可能的诊断是

A. 膝关节类风湿关节炎      B. 左股骨慢性血源性骨髓炎

C. 膝关节关节结核      D. 左股骨急性血源性骨髓炎

E. 左膝关节化脓性关节炎

**31.** 该病最常见的致病菌是

A. 金黄色葡萄球菌      B. 溶血性乙型链球菌

C. 大肠埃希菌      D. 肺炎链球菌

E. 铜绿假单胞菌

**32.** 当急性骨髓炎应用抗生素治疗时，措施**错误**的是

A. 早期治疗

B. 联合用药

C. 根据药物敏感试验结果用药

D. 体温平稳 3 日后，停止应用抗生素

E. 大量抗生素治疗不能控制时应采用局部钻孔引流

**33.** 若采用局部钻孔引流时，措施**错误**的是

A. 冲洗用的引流管应放在近端，吸引用的引流管放在远端

B. 应持续用含抗生素的生理盐水冲洗

C. 吸引用的引流管近端应开数个小孔

D. 吸引用的引流管应比冲洗用的引流管粗

E. 冲洗用的引流管应比吸引用的引流管粗

34. 若采用局部冲洗与引流时，拔管指征是

　　A. 白细胞恢复正常范围　　　　　B. 引流液连续培养 3 次为阴性

　　C. 疼痛消失 3 日　　　　　　　　D. 体温平稳 3 日后

　　E. X 线检查无异常改变

## (二) 病例分析

1. 韦某，女，7 岁。因寒战、高热伴右膝部肿胀疼痛 3 日入院；自服感冒药不见好转，右小腿疼痛渐加重，右膝关节活动受限。查体：体温 39.2℃，精神差，右胫骨近端有深压痛。实验室检查：白细胞 $15×10^9/L$，中性粒细胞比例 80%。X 线片检查示：右胫骨近端骨质未见明显异常，软组织肿胀。请问：

(1) 该患儿目前考虑何种疾病？

(2) 主要的护理诊断 / 问题有哪些？

(3) 对该患儿应采取哪些护理措施？

2. 李某，男，12 岁。因右膝关节肿痛伴发热 2 日入院。患儿 2 日前感到右膝疼痛，伴寒战、高热，自服抗生素（具体不详），未见好转。全身乏力不适，食欲差。查体：体温 39℃，右膝关节肿胀，皮肤发红，有压痛，屈伸活动时疼痛加重，活动受限，不能站立行走，浮髌试验阳性。血常规检查：白细胞 $16×10^9/L$，中性粒细胞比例 90%。X 线检查示：关节周围软组织肿胀，关节间隙增宽。请问：

(1) 该患儿目前可能的诊断？

(2) 主要的护理诊断 / 问题有哪些？

(3) 对该患儿应采取哪些护理措施？

3. 葛某，男，30 岁。2 个月前感觉左髋部隐痛、跛行，近 1 个月加重，同时伴发热。在当地医院按化脓性关节炎治疗，效果不明显，肿痛加重。检查见左髋部呈屈曲、内收畸形。实验室检查：血沉 60mm/h，白细胞 $10×10^9/L$；X 线检查示：左髋关节囊肿胀，关节间隙变窄。请问：

(1) 该病人目前可能的诊断是什么？

(2) 主要的护理诊断 / 问题有哪些？

(3) 入院后术前主要护理措施有哪些？

(4) 如何对该病人进行健康指导？

（张国华）

# 第三十一章 ｜ 颈肩痛与腰腿痛病人的护理

## 一、学习重点与难点

### （一）颈椎病病人的护理

| | | |
|---|---|---|
| **护理评估** | 健康史 | 了解年龄、职业、家族中有无类似病史，有无先天性椎间盘疾病、腰部手术史，了解有无腰部急性或慢性损伤史，了解受伤经过及诊疗情况 |
| | 身体状况 | 1. 神经根型颈椎病最常见，是由于颈椎间盘侧后方突出、钩椎关节或关节突关节增生、肥大，刺激或压迫神经根所致。颈痛并向肩部及上肢放射是其主要症状。检查上肢牵拉试验阳性或压头试验阳性<br>2. 脊髓型颈椎病最严重，是颈椎间盘后突的髓核、椎体后缘的骨赘、肥厚的黄韧带及钙化的后纵韧带等导致脊髓受压。手部精细活动失调、握力下降是主要症状。下肢麻木、行走不稳，有踩棉花样感觉。躯干有紧束感。病情加重可发生自上而下的上运动神经元性瘫痪。检查有感觉障碍平面，肌力减退，四肢腱反射活跃或亢进，霍夫曼征、巴宾斯基征阳性<br>3. 椎动脉型颈椎病最常见症状是眩晕，多伴有复视、耳鸣、耳聋等。头部活动时可诱发或加重猝倒，头枕部、顶部发作性胀痛<br>4. 交感神经型颈椎病主要表现为系列交感神经兴奋或抑制症状 |
| | 辅助检查 | 1. X 线检查可见生理性前凸消失、椎间隙变窄、椎体前后缘骨质增生，钩椎关节、关节突关节增生，颈椎斜位片可见椎间孔狭窄等<br>2. CT 和 MRI 检查可见椎间盘突出、椎管、神经根管狭窄及脊髓、脊神经受压情况 |
| | 治疗原则 | 1. 非手术疗法包括颈部牵引、颈托和围领限制颈椎活动、理疗、药物治疗<br>2. 非手术治疗半年无效或影响正常工作或生活；或神经根型疼痛剧烈，非手术治疗无效，可采用手术治疗。由于**脊髓型颈椎病自然病史为症状逐渐发展加重，故确诊后应及时手术治疗** |
| **护理诊断** | | ①疼痛；②焦虑与恐惧；③知识缺乏；④潜在并发症：术后出血、呼吸困难等 |
| **护理措施** | 术前护理 | 1. 术前准备包括气管食管推移训练、俯卧位训练、呼吸训练、卧床大小便训练等，以适应前路手术术中牵拉气管操作及后路手术体位变化、术后卧床等。做好术前常规准备，预防性使用抗生素、配血及术中预约 C 型臂 X 线机等。需植骨者，备皮时注意供区的皮肤准备<br>2. 稳定病人情绪，向病人讲解手术目的、过程、注意事项，多与病人交流，给予心理支持 |

| 护理措施 | 术后护理 | 1. 行植骨椎体融合者,要特别注意颈部用围领固定。回病房后取平卧位,床边常规备气管切开包。术后要常规进行雾化吸入,鼓励病人深呼吸和有效地咳嗽<br>2. 术后密切观察生命体征,如有病情变化,及时报告<br>3. 伤口护理重点是观察颈部无渗血、有无肿胀受压。做好引流管护理<br>4. **呼吸困难是前路手术后最危急的并发症,一般多发生在术后 1~3d**。主要原因:切口内出血压迫气管;喉头水肿压迫气管等。病人一旦出现呼吸困难、烦躁、发绀,应立即通知医生,并做好气管切开及再次手术的准备。其他常见并发症:有切口感染、肺部感染、压力性损伤等,按医嘱合理应用抗生素,勤翻身,保持床面整洁、干燥 |
|---|---|---|
| | 健康指导 | 1. 向病人普及颈椎病及其预防的常识。在工作中,尤其是办公室工作人员,要定时改变姿势,做颈部及上肢活动,或组织做工间操;睡眠时,宜睡硬板床,注意睡眠姿势,枕头高度适当,一般枕头与肩部高为宜;注意避免头颈部过伸或过屈<br>2. 教会病人牵引的方法及注意事项,一旦发生病情变化及时就诊 |

## (二) 腰腿痛病人的护理

| 护理评估 | 健康史 | 了解病人的年龄、职业,既往有无急慢性损伤史及治疗经过,以及病人家族中有无先天遗传病史 |
|---|---|---|
| | 身体状况 | 1. **腰椎间盘突出症最先出现的症状是腰痛,常**并有坐骨神经痛,咳嗽、打喷嚏等使腹内压增高时疼痛加剧。中央型突出的髓核或脱垂游离的椎间盘组织压迫马尾神经时,出现鞍区感觉异常,大小便功能障碍。体检有腰椎侧凸、腰部活动受限、在病变椎间隙的棘突间,棘突旁侧 1cm 处有压痛并伴有向下肢的放射痛;骶棘肌痉挛。**直腿抬高试验及加强试验阳性**。感觉减退、肌力下降及腱反射改变<br>2. 腰椎管狭窄症最常见症状是神经源性间歇性跛行。腰背痛、腰骶部痛或下肢痛,站立位、过伸位或行走过久时疼痛加重,前屈位、蹲位及骑自行车时疼痛减轻或消失。马尾神经受压症状。体检腰部背伸受限,腰椎生理前凸减少,腰部前屈正常,腰椎背伸受限 |
| | 辅助检查 | 1. 腰椎 X 线片检查除可显示椎体、椎间关节和椎板的退行性变外,可测量腰椎管的矢径与横径<br>2. CT 和 MRI 检查可显示脊髓、脊神经根、马尾神经受压情况 |
| | 治疗原则 | 1. 症状轻者可非手术治疗缓解<br>2. 手术治疗主要目的是解除对硬脊膜及神经根的压迫。其适用于:①症状严重,非手术治疗无效。②神经功能障碍明显,特别是马尾神经功能障碍者。手术方法常行椎管减压术,必要时同期行脊柱融合内固定术 |
| 护理诊断 | | ①疼痛;②躯体移动障碍;③焦虑与恐惧;④潜在并发症:神经根粘连、脑积液漏等 |
| 护理措施 | 术前护理 | 1. 卧硬板床  卧位可降低椎间盘压力(比站立时低 50%),缓解疼痛;抬高床头 20°,膝关节屈曲,膝腿下可垫枕,增加舒适感<br>2. 佩戴腰围  卧床 3 周后,可戴腰围下床活动<br>3. 有效牵引  牵引病人注意观察体位、牵引力线及重量是否正确,维持反牵引;经常检查牵引带压迫部位的皮肤有无疼痛、发红、破损、压力性损伤等;牵引病人应加强基础护理 |

| | 术前护理 | 4. 镇痛<br>5. 指导起卧 腰腿痛病人起卧困难,应予以指导帮助<br>6. 指导活动锻炼 病人未固定关节要进行全范围关节活动,腰背肌要加强功能锻炼;活动受限者,病情许可时帮助病人活动各关节、按摩肌肉,以促进血液循环,防止肌肉萎缩和关节僵直;能下床者逐渐加大活动量及范围<br>7. 避免损伤 嘱病人避免做弯腰、长期站立或上举重物等动作,以防腰部肌肉痉挛,加重疼痛<br>8. 术前准备 向病人解释手术方式及术后暂时出现的问题,如疼痛、麻木等。训练正确翻身、床上使用便盆及术后功能锻炼的方法。做好术前常规准备 |
|---|---|---|
| 护理措施 | 术后护理 | 1. 术后平卧,麻醉清醒、生命体征平稳 2h 后,每 2h 协助病人轴线翻身一次<br>2. 遵医嘱及时监测生命体征、双下肢感觉、运动情况<br>3. 观察切口敷料有无渗湿,注意渗出液的量、性质。敷料渗湿后要及时更换<br>4. 观察、记录引流液的量、颜色、性质,根据引流情况,一般引流管于术后 24~48h 拔除<br>5. 功能锻炼 ①四肢关节锻炼:可防止关节僵硬,卧床期间应鼓励坚持定时活动四肢关节。②直腿抬高锻炼:可防止神经根粘连和肌肉萎缩。直腿抬高锻炼,术后 1d 可开始进行,每分钟 2 次,抬放时间相等,每次 15~30min,每日 2~3 次;抬腿幅度逐渐增加。③腰背肌锻炼:可增强腰背肌力和脊柱的稳定性。应根据术式及医嘱,指导病人锻炼腰背肌。术后 7d 开始,用五点支撑法,1~2 周后采用三点支撑法;每日 3~4 次,根据病人情况循序渐进增加。④行走训练:一般卧床 2 周后借助腰围或支架适当下床活动<br>6. 常见并发症为神经根粘连和脑脊液漏。要协助指导病人术后功能锻炼 |
| | 健康指导 | 教会病人及家属有关腰腿痛的防治知识。佩戴围腰:神经受压的病人,应戴围腰 3~6 个月,直至神经压迫症状解除。指导正确坐、卧、立、行和劳动姿势,以减少急、慢性损伤发生的机会。腰背肌锻炼:应循序渐进加强腰背肌功能锻炼,以增加脊柱的稳定性 |

## 二、测试题

### (一)单项选择题

#### A$_1$ 型题

1. 颈椎病最严重的类型是
   A. 脊髓型
   B. 神经根型
   C. 椎动脉型
   D. 交感型
   E. 混合型

2. 颈椎病发生的基本原因是
   A. 颈椎间盘退变
   B. 急性损伤
   C. 先天性因素
   D. 慢性损伤
   E. 年龄因素

3. 脊髓型颈椎病**不宜**采用的非手术治疗方法是
   A. 理疗
   B. 颌枕带牵引

C. 药物治疗　　　　　　　　　　　　D. 颈托固定

E. 改变不良工作体位

4. 临床症状多而客观体征少的颈椎病是

A. 椎动脉型　　　　　　　　　　　　B. 脊髓型

C. 神经根型　　　　　　　　　　　　D. 交感神经型

E. 复合型

5. 颈椎病术后护理，**不需**采取

A. 床头备气管切开包　　　　　　　　B. 3 日内每日超声雾化吸入

C. 鼓励每日深呼吸、多咳嗽　　　　　D. 鼓励早期颈部活动锻炼

E. 鼓励早期四肢活动锻炼

6. 椎动脉型颈椎病的常见表现是

A. 腹壁反射减退或消失　　　　　　　B. 眩晕、头痛、耳鸣

C. 霍夫曼征阳性　　　　　　　　　　D. 巴宾斯基征阳性

E. 膝反射活跃或亢进

7. 颈椎病经颈前路手术的病人，术后护理特别强调

A. 颈部功能锻炼　　　　　　　　　　B. 颈部制动

C. 观察呼吸情况　　　　　　　　　　D. 保持引流通畅

E. 注意有无饮水呛咳

8. 腰椎间盘突出病人，常见的症状是

A. 腰活动受限　　　　　　　　　　　B. 腰僵硬

C. 腰痛伴坐骨神经痛　　　　　　　　D. 双下肢发紫

E. 大小便失禁

9. 腰椎间盘突出症病人，早期的基本治疗方法是

A. 绝对卧床休息　　　　　　　　　　B. 理疗

C. 腰背肌锻炼　　　　　　　　　　　D. 止痛药物

E. 推拿按摩

10. 首次急性发作的腰椎间盘突出症治疗首选

A. 避免负重　　　　　　　　　　　　B. 非手术治疗

C. 口服止痛药　　　　　　　　　　　D. 局部注射醋酸泼尼松龙

E. 手术治疗

11. 腰椎间盘突出症卧床期间注意事项**错误**的是

A. 卧硬板床

B. 起卧时给予协助

C. 床上使用便盆

D. 卧床时间需 3 周或至疼痛症状缓解

E. 绝大部分时间卧床，大小便时带腰围下床

**A₂ 型题**

12. 韦某，男，45 岁，公司职员。双下肢麻木无力 1 年余，近 2 个月来自觉双足踩棉花

感、手部麻木，精细动作不稳。该病人可能是

    A. 神经根型颈椎病                B. 脊髓型颈椎病

    C. 椎动脉型颈椎病               D. 交感神经型颈椎病

    E. 复合型颈椎病

13. 胡某，女，20岁。骑自行车不慎摔倒，感颈项疼痛，四肢麻木且不能活动。急救中应特别注意

    A. 脂肪栓塞综合征               B. 心率的变化

    C. 四肢活动情况的变化          D. 呼吸的变化

    E. 四肢感觉情况的变化

14. 张某，男，30岁。腰腿痛5年余，站立位、过伸位或行走过久时疼痛加重，前屈位、蹲位及骑自行车时疼痛减轻或消失。最可能的诊断是

    A. 脊髓型颈椎病                B. 腰椎间盘突出症

    C. 腰椎管狭窄症                D. 股骨头坏死

    E. 强直性脊柱炎

15. 李某，男，52岁。腰椎间盘突出症经非手术治疗后症状缓解，康复指导中应首先注意指导

    A. 增加营养，提高抵抗力        B. 减轻体重，降低脊柱负荷

    C. 腰背肌锻炼                  D. 下肢肌力锻炼

    E. 腰部制动

**A₃/A₄型题**

（16~19题共用题干）

陈某，男，38岁。车衣工。颈肩疼痛2年余，近半年来疼痛向左上肢放射，左前臂桡侧及手背桡侧麻木。左上肢牵拉试验和压头试验阳性。

16. 你认为病人所患疾病是

    A. 脊髓型颈椎病                B. 神经根型颈椎病

    C. 交感神经型颈椎病            D. 椎动脉型颈椎病

    E. 复合型颈椎病

17. 目前治疗方法宜首先选择

    A. 经前路手术治疗              B. 经后路手术治疗

    C. 高压氧治疗                  D. 颌枕带颈椎牵引

    E. 围领或颈托制动

18. 目前主要护理诊断/问题是

    A. 焦虑                          B. 疼痛

    C. 躯体活动障碍                D. 知识缺乏

    E. 潜在并发症：上肢肌萎缩

19. **不妥**的护理措施是

    A. 按摩                          B. 理疗

    C. 注意休息，避免症状加重       D. 纠正不良工作体位

E. 加强颈与左上肢功能锻炼

（20~21 题共用题干）

王某，男，34 岁。主因间断性腰部及右下肢放射痛 2 年，加重 1 个月而入院。

20. 该病人最可能的诊断为

    A. 椎管内肿瘤　　　　　　　　　　　B. 末梢神经炎

    C. 腰椎滑脱　　　　　　　　　　　　D. 腰椎间盘突出症

    E. 腰椎管狭窄症

21. 该病人入院后行椎板减压髓核摘除术，术后第 1 日应指导病人开始进行的锻炼为

    A. 股四头肌等长收缩　　　　　　　B. 直腿抬高练习

    C. 腰背肌锻炼　　　　　　　　　　D. 转移训练

    E. 下床活动

（22~24 题共用题干）

马某，男，65 岁。近 2 个月来出现上肢无力，下肢麻木，行走困难，大小便困难、尿潴留，四肢肌张力增加、肌力下降和病理反射阳性。

22. 病人最可能诊断为

    A. 交感神经型颈椎病　　　　　　　B. 脊髓型颈椎病

    C. 椎动脉型颈椎病　　　　　　　　D. 神经根型颈椎病

    E. 复合型颈椎病

23. 为适应前路手术中牵拉气管操作，护士应重点指导病人进行

    A. 戒烟　　　　　　　　　　　　　B. 进行深呼吸和有效咳嗽

    C. 头部顶书本样硬物　　　　　　　D. 练习俯卧位

    E. 教会病人进行气管、食管推移训练

24. 术后 1 日，病人突然出现呼吸困难、面色发绀、颈部肿胀，敷料可见渗血。此时最重要的紧急措施是

    A. 吸氧　　　　　　　　　　　　　B. 剪开缝线、清除血肿

    C. 通知医生　　　　　　　　　　　D. 气管插管

    E. 气管切开

（25~26 题共用题干）

何某，男，38 岁。腰痛 2 个月，向右侧大腿后及小腿外侧放射，站立时或喷嚏时疼痛加剧。门诊以腰椎间盘突出症收住院。

25. 该病人目前最主要的护理诊断是

    A. 焦虑　　　　　　　　　　　　　B. 苦恼

    C. 躯体活动障碍　　　　　　　　　D. 疼痛（腰腿痛）

    E. 知识缺乏

26. 对于腰椎间盘突出症初次发作的病人，首选的治疗和护理方法为

    A. 局部封闭　　　　　　　　　　　B. 绝对卧床休息

    C. 手术　　　　　　　　　　　　　D. 理疗

    E. 镇痛止痛药

## （二）病例分析

李女士，47岁。因腰腿痛2个月余入院，门诊确诊为腰椎间盘突出症，行非手术治疗。请问：

1. 非手术治疗期间如何减轻病人疼痛？
2. 如何对该病人行健康指导？

（张国华）

# 第三十二章 │ 常见骨肿瘤病人的护理

## 一、学习重点与难点

| 护理评估 | | |
|---|---|---|
| | 健康史 | 了解病人的年龄、性别、职业、工作环境、生活习惯、既往有无肿瘤病史或手术治疗史，家族中有无肿瘤病人 |
| | 身体状况 | 1. 骨软骨瘤是一种常见的软骨源性的良性肿瘤，多见于生长活跃的干骺端，如股骨下端、胫骨上端和肱骨上端。主要临床表现：早期无症状，大多数病人是在无意中发现骨性肿块而就诊的<br>2. 骨巨细胞瘤是交界性或行为不确定的肿瘤，可分为巨细胞瘤和恶性巨细胞瘤。其好发于长骨干骺端和椎体，特别是股骨远端和胫骨近端。主要临床表现：局部疼痛和肿胀，随肿瘤的生长而疼痛加重，局部包块压之有乒乓球样感觉和压痛。若侵及关节软骨，将影响关节功能，骨质破坏过多可发生病理性骨折<br>3. 骨肉瘤是原发性恶性骨肿瘤中最常见的肿瘤，**主要症状是进行性加重的疼痛**，开始时呈间歇性发作的隐痛，逐渐转为持续性剧痛，夜间尤甚。患肢关节有不同程度的功能障碍。病变局部肿胀，很快形成肿块，**局部皮温增高，浅静脉怒张**。可伴有全身恶病质表现 |
| | 辅助检查 | 骨软骨瘤X线表现为长管骨的干骺端从皮质突向软组织的骨性突起，或呈杵状、蒂状或鹿角状，皮质相连续，髓腔相通；软骨帽可呈不同程度钙化；骨巨细胞瘤X线表现为干骺端病灶为偏心性、溶骨性、囊性破坏而无骨膜反应，病灶骨皮质膨胀变薄，呈肥皂泡样改变；骨肉瘤X线为病变部位成骨性、溶骨性或混合性骨质破坏，边界不清，病变区可有排列不齐、结构紊乱的肿瘤骨；肿瘤生长使骨膜突起，可见科德曼（Codman）**三角**和"**日光射线**"形态，周围有软组织肿块阴影 |
| | 治疗原则 | 1. 骨软骨瘤一般无需治疗。若肿瘤生长过快，有疼痛或影响关节功能，或有压迫症状，或有恶变可能者，应早期手术切除<br>2. 骨巨细胞瘤以手术治疗为主，采用切除术加灭活处理，再植入自体或异体骨或骨水泥，但易复发。化疗无效，放疗虽有效，但易发生照射后肉瘤变<br>3. 骨肉瘤术前大剂量化疗，然后根据肿瘤浸润范围做根治性切除瘤段、假体植入的保肢手术或截肢术，术后继续大剂量化疗的综合治疗 |
| 护理诊断 | | ①恐惧；②急性疼痛；③躯体移动障碍；④潜在并发症：病理性骨折；⑤知识缺乏 |

| | | |
|---|---|---|
| 护理措施 | 术前护理 | 1. 一般护理　①营养护理：饮食宜清淡，易消化。鼓励病人摄取足够营养，合理进食高蛋白、高糖、多维生素饮食；必要时进行少量多次输血和补液，以增强抵抗力，为手术治疗创造条件。②适当活动和休息<br>2. 疼痛护理　①非药物镇痛：协助病人保持舒适体位并经常改变；转移病人注意力，如看电视、听音乐及其他消遣活动，消除紧张情绪。②药物镇痛：晚期难以控制的疼痛对病人威胁很大，可按 WHO 提出的癌性疼痛三阶梯止痛方案遵医嘱进行处理<br>3. 术前准备　①脊柱、下肢手术者，手术前 1d 晚肥皂水灌肠，防止术后长时间卧床而腹胀；②骶尾部手术，术前 3d 服用肠道抗菌药物，手术前 1d 晚清洁灌肠<br>4. 心理护理　观察并理解病人的心理变化，给以心理安慰和支持，消除害怕和焦虑，使病人情绪稳定，耐心向病人解释病情，根据病人的心理状态，要注意保护性医疗措施 |
| | 术后护理 | 1. 病情观察　①密切观察残肢端伤口情况，观察伤口引流液的性质和引流量，注意有无出血、水肿、水泡、皮肤坏死及感染。及时更换敷料；②当用石膏外固定时，注意肢端血运情况，鼓励病人适当作肌肉收缩活动，石膏解除后，加强锻炼，促进功能恢复<br>2. 预防感染　伤口感染是截肢术后的严重并发症。应医嘱及时应用抗菌药物，预防感染<br>**3. 预防或缓解截肢术后幻肢痛**　预防或缓解幻肢痛的方法：①护士应引导病人注视残肢，说服病人正确面对现实并接受截肢的事实。应用放松疗法等心理治疗手段逐渐消除幻肢感。②对于幻肢痛，可对残肢端进行热敷，加强残肢运动，感到疼痛时让病人自己轻轻敲打残肢端，从空间和距离的确认中慢慢消除幻肢感，从而消除幻肢痛的主观感觉。③药物治疗：必要时适当给予安慰剂治疗或交替给予安眠药与镇痛药。④尽早佩戴义肢：通常术后 6~8 周伤口愈合后，病人可尝试佩戴临时义肢，有的甚至在术后 2 周即可适应临时义肢。⑤手术治疗：截肢残端神经阻滞术、残端探查术或脊髓神经镇痛术可有效缓解幻肢痛<br>4. 残肢功能锻炼　大腿截肢的病人易出现髋关节屈曲、外展挛缩，小腿截肢术后出现膝关节屈曲挛缩。指导病人进行残肢锻炼，要及早进行髋关节内收后伸及膝关节伸直的练习，以增强肌力，避免关节屈曲，保持正常关节活动功能；鼓励病人使用辅助工具（拐杖），早期下床活动，为安装义肢做准备 |
| | 健康指导 | 1. 向病人讲解骨肿瘤的一般情况，树立战胜疾病的信心，稳定情绪，促进身心健康<br>2. 告诉病人合理应用镇静止痛药物，提高病人的生活质量<br>3. 指导病人进行各种形式的功能锻炼，最大限度地提高病人的生活自理能力<br>4. 嘱咐病人按时复查，出现异常情况如局部肿胀、疼痛等应及时就诊 |

## 二、测试题

### （一）单项选择题

A$_1$ 型题

1. 最常见的良性骨肿瘤是

 A. 骨巨细胞瘤　　　　　　　　　　　　B. 骨瘤

C. 内生软骨瘤　　　　　　　　　　　D. 骨肉瘤

　　E. 骨软骨瘤

2. 恶性骨肿瘤的诊断中最主要的依据是

　　A. 病情发展快　　　　　　　　　　B. 明显的体征

　　C. 有关化验检查　　　　　　　　　D. X线或同位素检查

　　E. 病理组织学检查

3. 骨软骨瘤多发部位

　　A. 四肢长骨　　　　　　　　　　　B. 手骨

　　C. 脊柱　　　　　　　　　　　　　D. 肋骨

　　E. 颅骨

4. 骨肿瘤手术护理措施**错误**的是

　　A. 观察生命体征　　　　　　　　　B. 术后立即进行关节活动

　　C. 引流液的性质及量　　　　　　　D. 观察肢体感觉,皮肤颜色温度

　　E. 观察肌力、活动范围

5. 良性骨肿瘤常表现为

　　A. 生长慢,有症状　　　　　　　　B. 生长慢,无症状

　　C. 生长慢,有疼痛　　　　　　　　D. 生长快,无症状

　　E. 生长快,有症状

6. 骨肉瘤的典型临床表现**不包括**

　　A. 骨膜下三角形新生骨(科德曼三角)

　　B. 好发于干骨骺生长活跃部位

　　C. 出现蜂窝状骨吸收,夹有钙化斑块

　　D. 多见于年轻人

　　E. 早期肺转移

7. 良性骨肿瘤的治疗措施**错误**的是

　　A. 若肿瘤生长较快才切除　　　　　B. 均需手术切除

　　C. 肿瘤恶变应尽早切除　　　　　　D. 若肿瘤影响功能才切除

　　E. 若肿瘤明显增大才行切除手术

　　**A₂型题**

8. 刘某,女,21岁。2个月前出现右大腿下端肿痛,X线片检查见股骨下端有境界不清的骨质破坏区,骨膜增生及放射状阴影,两端可见骨膜三角,最可能的诊断是

　　A. 骨髓炎　　　　　　　　　　　　B. 骨结核

　　C. 骨软骨瘤　　　　　　　　　　　D. 骨巨细胞瘤

　　E. 骨肉瘤

9. 钟某,男,27岁。左小腿肿痛3个月,先是间歇性,后加剧为连续性,夜间为甚。查体:患部肿胀发热、静脉怒张。可能是

　　A. 急性骨髓炎　　　　　　　　　　B. 骨结核

　　C. 蜂窝织炎　　　　　　　　　　　D. 骨软骨炎

E. 恶性骨肿瘤

10. 李某，男，18 岁。右大腿下端肿痛 3 个月，X 线片检查示：右股骨下端骨肉瘤，下一步处理为

A. 胸片检查

B. 立即进行截肢

C. 先做活检，根据病理报告决定处理

D. 准备截肢，术时先做活检，快速切片决定是否截肢

E. 大剂量局部放疗

## （二）病例分析

赵某，男，16 岁。4 个月前出现左膝下方肿胀、疼痛。查体：左小腿上端内侧隆起，皮温升高，可见静脉曲张，触及肿物，质硬，不活动，压痛明显。X 线检查示：左胫骨上端骨破坏，病灶内不规则成骨，可见日光放射状阴影。请问：

1. 该病的初步诊断如何？如需确诊，应如何进一步检查？

2. 如何对该病人进行术后护理？

（张国华）

# 第三十三章 | 手外伤及断肢(指)再植病人的护理

## 一、学习重点与难点

### (一)手外伤病人的护理

| | | |
|---|---|---|
| **护理评估** | 健康史 | 了解病人的年龄、性别、职业等;评估病人手术史,包括受伤原因、时间、程度、手外伤性质、伤口处理情况等;既往有无高血压、糖尿病、冠心病等其他疾病及用药情况 |
| | 身体状况 | 1. 了解伤口的部位和性质;皮肤是否有缺损及缺损的面积;判断皮肤活力<br>2. 肌腱断裂表现为手的休息位姿势改变,如屈指肌腱断裂,该手指伸直角度加大;伸指肌腱断裂,该手指屈曲角度加大,屈伸肌腱的不平衡导致手指的主动屈伸功能障碍<br>3. 臂丛神经的终末支为正中神经、尺神经和桡神经,支配手部的运动和感觉<br>4. 评估手指的颜色、温度、毛细血管回流试验和对面搏动情况<br>5. 骨关节损伤表现与第二十八章骨折临床表现相同 |
| | 辅助检查 | 1. X 线检查最为重要,除常规拍摄正、侧位 X 线外,特别是掌骨在侧位片时重叠,应加拍斜位片、舟状骨位。以了解骨折、脱位类型和移位情况,为其治疗做准备<br>2. CT 检查适用于复杂的腕关节骨折脱位<br>3. MRI 检查适用于韧带及三角纤维软骨复合体损伤 |
| | 治疗原则 | 1. 现场急救 ①止血:局部加压包扎是手外伤最简单且行之有效的止血方法。②伤口包扎:采用无菌敷料或清洁布类包扎伤口,避免进一步感染;伤口内不要涂药水或撒敷消炎药物。③局部固定:就地取材,固定至腕平面以上,以减轻病人疼痛和避免进一步加重组织损伤。④迅速转运<br>2. 处理损伤 ①早期彻底清创和组织修复,应争取在伤后 6~8h 内进行彻底清创,若受伤超过 12h,创口污染严重,组织损伤广泛,或者缺乏必要的条件,可延期(3 周左右)或二期(12 周左右)修复;②一期闭合伤口;③术后处理:术后根据组织损伤和修复情况进行相应的固定,肌腱缝合后固定 3~4 周,神经修复 4 周,关节脱位 3 周,骨折 4~6 周。术后 10~14d,依据创面愈合情况拆除伤口缝线。固定拆除后应积极进行主动和被动功能锻炼,并辅以物理治疗,促进功能恢复<br>3. 合理药物治疗 使用抗生素、破伤风抗毒素、镇痛药、改善循环药等 |
| **护理诊断** | | ①焦虑/恐惧;②急性疼痛;③潜在并发症:失血性休克、感染、关节僵硬;④有失用综合征的危险 |

| | | |
|---|---|---|
| 护理措施 | 术前护理 | 1. 平卧位患手抬高,以利于血液回流,减轻水肿和疼痛;手外伤如出血较多,注意有无失血性休克等<br>2. 剧烈的疼痛会引起血管痉挛,还可引起情绪的变化,可给予患肢妥善固定,防止加重损伤及减轻疼痛,并及时遵医嘱使用镇痛药物<br>3. 注意保护患手,避免或防止污染程度增加;及时应用破伤风抗毒素和广谱抗生素 |
| | 术后护理 | 1. 观察病人生命体征及患肢远端皮肤的颜色、皮温、局部感觉运动和远端动脉搏动的情况<br>**2. 保持室温 22~25℃,使局部血管扩张、改善末梢循环;局部保暖,可用烤灯距离 30~40cm 局部照射,避免灼伤**<br>3. 包扎伤口时用柔软敷料垫于指蹼间,以免汗液浸泡皮肤而发生糜烂,游离植皮处应适当加压。术后用石膏托将患肢固定,以利于修复组织的愈合。一般应于腕关节功能位、掌指关节屈曲位、指间关节微屈位固定。如关节破坏,日后难以恢复活动功能者,手部各关节应固定于功能位。神经、肌腱和血管修复后固定的位置应以修复的组织无张力为原则<br>4. 按医嘱正确使用抗生素、镇痛、改善循环药物;用药过程中,需注意观察药物不良反应<br>5. 术后病人应抬高患肢,早期患手肌肉舒缩活动,组织愈合后应尽早拆除固定,开始主动和被动功能锻炼。并辅以物理治疗,促进功能恢复 |
| | 健康指导 | 保持手部卫生,保持伤口周围皮肤清洁;注意安全,加强劳动保护;解释术后功能锻炼的重要性及方法,改善手部功能;定期复诊,如有异常及时就诊,若肌腱粘连应行松解术;若神经需二期修复,因尽早进行 |

## (二)断肢(指)再植病人的护理

| | | |
|---|---|---|
| 护理评估 | 健康史 | 了解病人的受伤部位、急救情况、离断肢(指)体保存情况等 |
| | 身体状况 | 1. 局部情况 ①完全性断肢(指)是离断部位的近端和远端无任何组织相连接,或者只有少量组织相连,但也已损伤,在清创时必须将这部分组织切断者。②不完全性断肢(指)是伤肢(指)的软组织大部分离断,断面有骨折或关节脱位,残留相连的软组织较少,主要血管断裂或栓塞发生坏死。评估断面出血情况,损伤程度、性质、污染情况;不完全断离的肢(指)体的血管、神经、肌肉、肌腱及骨骼的损伤情况;止血、包扎、固定情况等<br>2. 全身情况 与断肢(指)的原因、部位、程度有关,严重者可有失血性休克或创伤性休克的表现。注意有无其他部位受伤或其他系统、器官功能障碍 |
| | 辅助检查 | 血常规检查了解失血情况,出凝血时间检查,肝、肾功能检查,X 线片检查等 |
| | 治疗原则 | 处理要从现场急救开始。现场急救包括止血、包扎、固定患肢、离断肢(指)体保存及迅速运送等方面。积极抗休克并做好手术前的准备,力争早期手术,包括彻底清创、重建骨支架、缝合肌肉(肌腱)、重建血液循环、缝合神经、闭合创口、包扎等 |
| 护理诊断 | | ①焦虑/恐惧;②有感染的危险;③组织灌注量改变;④躯体移动障碍;⑤知识缺乏:缺乏功能锻炼的有关知识 |

| | | |
|---|---|---|
| 护理措施 | 术前护理 | 1. 尽快详细地了解病人的受伤史、现场急救情况、断离肢(指)体的保存方法等情况。注意有无伴发损伤,如休克、急性肾衰竭等<br><br>2. 根据具体情况,给予及时、足量的输血、输液,有呼吸困难者,给予吸氧,提高病人对再植术的耐受能力。应用抗生素预防感染<br><br>3. 病人面对断肢(指)这一残酷的事实,常常感到恐惧。担心手术是否成功、将来是否会留下残疾、术后功能恢复等。护士应了解病人心理变化,增强其治疗疾病的信心,使其配合治疗 |
| | 术后护理 | 1. 一般护理 ①了解手术情况,如手术是否顺利,骨折内固定情况,血管、神经、肌腱、肌肉等修复的情况;②断肢再植术后一般卧床 10d 左右,适当限制活动,注意受压部位的护理,防止压力性损伤发生。做好生活护理<br>2. 病情观察<br>1) 观察生命体征;记录 24h 液体出入量<br>2) 再植肢体观察与护理:①制动:患肢适当限制活动,抬高患肢。②测定局部皮温:一般要求在术后 10d 内,每 1~2h 测皮温 1 次,做好记录。如皮温突然下降,相差 3℃以上时,则提示为静脉栓塞。注意双侧测温部位应固定,时间要恒定,避免外界因素影响。③严密观察再植肢体的颜色、肿胀情况及毛细血管回流情况,并做好记录。皮肤颜色由红润变为苍白、皱纹加深、皮温降低、指(趾)腹塌陷、毛细血管充盈时间延长(超过 2s 以上)、动脉搏动减弱或消失,提示动脉危象,即动脉痉挛或栓塞;若皮肤颜色变为暗紫色、皮纹变浅或消失、皮温下降、指(趾)腹膨胀、毛细血管充盈时间缩短(少于 1s)、动脉搏动存在,提示静脉危象,即静脉回流障碍。血管危象多发生在术后 48h 内,一旦发现血管危象的迹象,应立即通知医生,协助处理:首先解除血管外的压迫因素,完全松解外包扎,如血循环无好转,再拆除部分缝线,清除积血,降低局部张力,并加强保暖,可同时使用低分子右旋糖酐,妥拉苏林等抗凝解痉药物<br>3. 预防感染 应用抗生素预防感染,尽量经肌内注射用药,减少静脉用药,以防静脉血栓及炎症;严禁病人及其他人员在病房内吸烟,以避免患肢(指)刺激引起血管痉挛<br>4. 用药护理 根据医嘱,及时适量地应用抗凝剂和扩张血管的药物,以保证血液循环畅通<br>5. 功能锻炼 术后 3 周内主要为软组织愈合创造条件,可做适当的按摩、理疗、轻微伸屈未制动的关节。4~6 周以主动活动为主,可做关节伸屈、握拳等活动,以防关节僵直、肌肉粘连和萎缩,注意被动活动要轻柔。6~8 周以促进神经功能恢复、瘢痕软化为主,此时骨折已基本临床愈合,可加强受累关节各方位的主动活动 |
| | 健康指导 | 1. 注意安全,加强劳动保护;告知病人术后注意事项,如坚持戒烟,不到有吸烟人群的场所,寒冷季节注意患肢保暖<br>2. 解释术后早期功能锻炼的重要性及方法,协助病人制订功能锻炼计划<br>3. 定期复查,如有异常及时就诊<br>4. 若肌腱粘连应行松解术,若肌腱、神经需二期修复,应尽早进行 |

## 二、测试题

### （一）单项选择题

**A₁ 型题**

1. 手外伤处理最基本的要求是

    A. 骨折的解剖复位　　　　　　　　　　B. 神经一期修复

    C. 肌腱一期缝合　　　　　　　　　　　D. 彻底清创

    E. 抗生素的应用

2. 手外伤后出现的以下哪个体征考虑肌腱断裂

    A. 手的休息位姿势发生改变　　　　　　B. 局部明显肿胀

    C. 被动活动丧失　　　　　　　　　　　D. 局部剧烈疼痛

    E. 出现弹性固定

3. 手部挤压伤的处理原则**不正确**的是

    A. 最好在止血带下进行清创　　　　　　B. 清创术应在伤后 6~8 小时内进行

    C. 切除皮缘宁多勿少，以防感染　　　　D. 创口争取一期缝合

    E. 伤后超过 12 小时，可行延期或二期处理

4. 手指外伤后现场自救首先采取的止血方法是

    A. 指压止血法　　　　　　　　　　　　B. 患肢抬高

    C. 扎止血带　　　　　　　　　　　　　D. 局部加压包扎

    E. 钳夹止血

5. 手外伤清创时间不宜超过伤后

    A. 6~8 小时　　　　　　　　　　　　　B. 10~12 小时

    C. 12~16 小时　　　　　　　　　　　　D. 16~20 小时

    E. 20~24 小时

6. 手外伤术后处理**不正确**的是

    A. 抬高患肢　　　　　　　　　　　　　B. 注射破伤风抗毒素

    C. 将桡骨茎突部的敷料剪开　　　　　　D. 术后用石膏托将手固定于伸直位

    E. 包扎时用纱布隔开手指的同时露出指尖

7. 关于手外伤治疗原则，下列**错误**的是

    A. 早期彻底清创

    B. 清创可使用止血带

    C. 骨折不必急于复位固定，留待二期处理

    D. 有条件应尽量一期闭合伤口

    E. 尽量一期修复神经损伤

8. 离体肢（指）体最好保存的环境温度是

    A. 0~3℃　　　　　　　　　　　　　　B. 3~5℃

    C. 5~8℃　　　　　　　　　　　　　　D. 8~10℃

    E. 11~20℃

9. 保存离体肢(指)体的最好方法是

    A. 清水浸泡法                  B. 消毒药液浸泡法

    C. 包埋在碎冰块中           D. 干燥冷藏法

    E. 浸泡在冷生理盐水中

10. 断肢(指)再植一般以外伤后的时限为

    A. 1~2 小时                  B. 3~4 小时

    C. 6~8 小时                  D. 8~10 小时

    E. 24 小时后

11. 关于断肢的现场处理和保存,下列**错误**的是

    A. 将断肢清洁后包好

    B. 当放入冰块时,应将断肢包好放入塑料袋中

    C. 为迅速降温,将断肢直接放入冰水里

    D. 现场对断肢不需做冲洗和消毒

    E. 断肢在机器中时应将机器拆开取出断肢

12. 关于断肢再植,下列哪项是**错误**的

    A. 断肢再植伤者全身情况必须良好

    B. 重要神经严重撕脱不影响再植后肢体功能

    C. 再植成功与断肢正确保存有关

    D. 再植时限一般在 6~8 小时

    E. 断面不规则、有污染不是断肢再植禁忌证

13. 断肢再植术后病人出现动脉危象的表现是

    A. 皮肤温暖                  B. 皮色暗紫

    C. 指腹肿胀                  D. 动脉搏动存在

    E. 毛细血管充盈时间延长超过 2 秒

14. 断肢再植术后病人出现静脉回流障碍的表现是

    A. 皮温上升                  B. 皮色苍白

    C. 指腹塌陷                  D. 毛细血管充盈时间缩短

    E. 动脉搏动减弱或消失

A₂ 型题

15. 王某,男,37 岁,因外伤致左拇指完全离断,断指再植术后开始主动运动为主的功能锻炼的时间是

    A. 术后即刻                  B. 术后 1 周

    C. 术后 2~3 周             D. 术后 4~6 周

    E. 术后 6~8 周

16. 杨某,男,46 岁,车祸致右腕部不全离断,离断肢体现场处理正确的是

    A. 用无菌盐水冲洗          B. 断面涂擦抗生素药液

    C. 75% 酒精浸泡            D. 布料包裹

    E. 断肢用干燥冷藏法保存

17. 李某，女，25 岁，断肢再植术后出现急性肾衰竭，其原因**不包括**

    A. 长时间低血压                 B. 肢体挤压伤

    C. 泌尿系统感染                 D. 肢体并发感染

    E. 断肢肢体缺血时间长

18. 汪某，女，21 岁，入院前 2 小时被玻璃割伤右腕部，出现右手环、小指感觉消失，右环、小指爪形手畸形，该病人受损的神经是

    A. 尺神经                       B. 桡神经

    C. 正中神经                   D. 臂丛神经

    E. 腋神经

19. 梁某，男，30 岁，12 小时前，前臂下 1/3 切割伤致骨折及深屈指肌腱、浅屈指肌腱、正中神经、尺神经、尺动脉、桡动脉损伤，应采用的治疗方法为

    A. 立即缝合皮肤，其他组织待二期处理

    B. 清创后，骨折固定，吻合尺、桡动脉，其他组织待二期处理

    C. 清创后，骨折固定，吻合桡动脉、结扎尺动脉，一期修复其他组织

    D. 清创后，吻合尺、桡动脉，一期修复其他组织

    E. 清创后，结扎尺、桡动脉，一期修复其他组织

**A₃/A₄ 型题**

（20~23 题共用题干）

黄某，女，20 岁。4 小时前左手食指中、远指节被刀切削，完全离断，断面有木屑污染。

20. 该断指再植的成活主要取决于

    A. 断指缺血的时间            B. 术后肢体的保暖

    C. 术后感染的预防            D. 术后改善微循环药物的应用

    E. 血管彻底的清创，吻合技术的提高

21. 以下组织的修复措施中**不必要**的是

    A. 吻合指动脉                B. 吻合指静脉

    C. 吻合指神经                D. 吻合屈指肌腱

    E. 吻合伸指肌腱

22. 如果术后 1 日发现再植的断指肿胀明显，呈暗红色，原因可能为

    A. 动脉栓塞                   B. 静脉栓塞

    C. 淋巴回流障碍              D. 组织坏死感染

    E. 断端创面内血肿

23. 应采取的紧急措施是

    A. 暂时抬高患肢观察          B. 截除再植手指

    C. 立即手术探查              D. 应用抗凝药物

    E. 完全松解外包扎，间断拆线，减少张力，观测无好转，应尽早手术探查

**（二）病例分析**

马某，女，37 岁，橡胶厂工人。3 小时前不慎被刀切伤左手食指，当时即感疼痛难忍，

伤口出血不止,左食指完全离断,急送当地卫生院,给予简单包扎,并将离断残指低温干燥保存后,急送入上级医院。查体:生命体征平稳,左食指近节中段完全离断,伤口伴有活动性出血,离断残指保存完好。入院诊断:左手食指离断伤。急诊给予断指再植手术。

请问:

1. 简述断指再植的现场急救护理。

2. 术后主要护理措施有哪些?

3. 如何指导术后病人进行功能锻炼?

(张国华)

# 第三十四章 | 关节置换病人的护理

## 一、学习重点与难点

### （一）人工髋关节置换病人的护理

| | | |
|---|---|---|
| **护理评估** | 概述 | 人工全髋关节置换术是通过置入人工全髋关节假体治疗髋关节疾病的一项外科技术，是最常见的成人髋关节重建手术。其包括人工股骨头置换术和全髋关节置换术，具有解除髋部疼痛，增加关节稳定及活动度，纠正关节畸形等作用，从而提高病人生活质量 |
| | 身体状况 | 1. 适应证包括髋关节骨性关节炎、类风湿性关节炎、强直性关节炎等致的关节强直；股骨头缺血性坏死、股骨颈骨折、骨肿瘤等<br>2. 禁忌证包括病人一般情况差，有严重心、肺、脑、肾等重要器官疾患，不能耐受麻醉和手术者；髋关节或其他任何部位的活动性感染；髋关节周围肌肉瘫痪；因其他严重疾病病人术后不能下地行走者 |
| **护理诊断** | | ①焦虑与恐惧；②皮肤完整性受损；③舒适改变；④潜在并发症：假体脱位、感染、下肢深静脉血栓形成等；⑤知识缺乏 |
| **护理措施** | 术前护理 | 1. 详细了解病人的病史，掌握病人的身体状况；术前戒烟；床上练习使用便器，避免术后尿潴留、便秘的发生<br>2. 根据病人全身评估情况，积极治疗并存疾病，如高血压、糖尿病等<br>3. 病人面对关节假体置换，常常感到焦虑、恐惧。担心手术是否成功、术后肢体功能恢复情况等。护士应了解病人心理变化，向病人介绍手术的必要性、手术方式和注意事项；介绍此类手术成功的病例，增强其治疗疾病的信心，使其主动配合医护人员进行治疗 |
| | 术后护理 | 1. 进行人工髋关节置换术的病人多为年龄大，体质差，应加强营养<br>2. 术后应密切观察生命体征及患肢，如有病情变化，及时报告；重点是观察伤口渗血、做好引流管护理<br>3. **下肢深静脉血栓形成为人工髋关节置换术后常见的并发症**；伤口感染是人工髋关节置换术后感染是一严重并发症，是造成手术失败的主要原因之一；假体脱位，术后应保持患肢外展中立位，避免过早内收屈曲<br>4. **卧床期间梯形枕固定患肢于外展中立位**，并行患肢踝关节、足趾的主动屈伸活动、股四头肌等长收缩锻炼。骨水泥型假体置换者术后 1d 后，即可遵医嘱床旁起坐、站立及扶拐行走练习。生物型假体置换者于术后 1 周开始逐步练习行走。应根据病情制订功能锻炼计划 |

| 护理措施 | 健康指导 | 术后 3 个月内,应避免患肢不良姿势;病人应扶拐行走 4~6 周,排便时应使用坐便器,可以坐高椅、散步等;上楼时健肢先上,下楼时患肢先下;侧卧位是应健肢在下,患肢在上,两腿间夹梯形枕或厚棉枕;嘱病人尽量少做或不做有损关节的运动,肥胖病人应控制体重,预防骨质疏松;定期门诊随访 |
|---|---|---|

## (二)人工膝关节置换病人的护理

| 护理评估 | 概述 | 人工全膝关节置换术是用人工膝关节假体代替已严重损坏的膝关节,是严重膝关节疾病人解除疼痛、改善关节功能的有效手段。膝关节是人体最大、结构最复杂的关节,功能要求高 |
|---|---|---|
| | 身体状况 | 1. 适应证　主要适用膝关节疼痛、不稳、畸形、功能障碍,经保守治疗无效的病例<br>2. 禁忌证　病人全身情况差,有严重心、肺、脑、肾等重要器官疾患,不能耐受麻醉和手术者;膝关节周围或全身有活动性感染病灶者;膝关节周围软组织严重瘢痕;病人肢体血供不足或有重度周围血管疾病 |
| 护理诊断 | | ①焦虑与恐惧;②舒适改变;③潜在并发症;④知识缺乏 |
| 护理措施 | 术后护理 | 1. 术后应严密观察肢体周径、远端的颜色、温度,检查足背动脉搏动情况;密切观察伤口情况,术后引流情况;保持引流通畅<br>2. 下肢深静脉血栓形成同人工髋关节置换术的病人;感染应密切观察病人体温,观察伤口有无红肿热痛等,保持伤口敷料干燥清洁,换药时严格无菌操作,预防其发生;假体松动应做好病人健康教育,减少病人假体不当使用或错误锻炼引起的松动;腓总神经损伤常见于术中牵拉膝关节纠正关节畸形引起,多数经保守治疗可逐步缓解<br>3. 术后当天应抬高患肢,踝关节垫枕,**保持膝关节于伸直位**,麻醉恢复后可行患肢踝关节、足趾的主动屈伸活动、股四头肌等长收缩锻炼。应根据病情及术后时间,决定病人行膝关节屈伸锻炼、股四头肌直腿抬高练习、辅助关节锻炼,是否可以下床活动,扶助行器行走,以防病人跌倒 |
| | 健康指导 | 1. 未拆线者门诊换药,保持伤口干燥,若伤口出现明显疼痛、肿胀等,需及时就诊<br>2. 病人应扶拐行走 4~6 周,后可改用手杖辅助行走<br>3. 肥胖病人应控制体重,预防骨质疏松,避免过度负重<br>4. 嘱病人出院后继续行膝关节康复锻炼<br>5. 病人应术后 1、3、6、12 个月定期门诊随访复查 X 线;1 年后每年门诊随访 1 次 |

# 二、测试题

## (一)单项选择题

### A₁ 型题

1. 人工关节置换的首要目的是

　　A. 纠正关节畸形　　　　　　　　　B. 恢复关节功能

　　C. 提高病人生活质量　　　　　　　D. 缓解疼痛

　　E. 提高生存率

2. 人工髋关节置换术后常见的并发症是

　　A. 下肢深静脉血栓形成　　　　　　B. 伤口感染

C. 假体脱位      D. 血管神经损伤

E. 假体周围骨折

3. 人工髋关节置换术后严重并发症是

A. 下肢深静脉血栓形成      B. 伤口感染

C. 假体脱位      D. 血管神经损伤

E. 假体周围骨折

4. 人工关节置换术的晚期最常见并发症

A. 感染      B. 假体松动

C. 假体脱位      D. 疼痛

E. 假体周围骨折

5. 下列有关人工髋关节置换中，**错误**的是

A. 65岁，左股骨头坏死，髋关节破坏，可行人工髋关节置换术

B. 中老年陈旧性股骨颈骨折，可行人工关节置换

C. 老年股骨颈头下型骨折，身体状况良好者，可一期行人工制关节置换

D. 髋关节结核可在病灶清除的同时行人工髋关节置换治疗

E. 年轻病人类风湿关节炎，也是人工关节置换的适应证

6. 髋关节置换术后，下列哪项属于正确体位

A. 髋屈曲超过90°      B. 下肢内收超过身体中线

C. 伸髋外旋      D. 下肢外展中立位

E. 屈髋内旋

7. 下列哪个**不是**人工全膝关节置换术的适应证

A. 膝关节骨性关节炎      B. 类风湿关节炎的膝关节晚期病变

C. 创伤性关节炎      D. 膝关节结核强直后

E. 膝关节滑膜炎

8. 关节置换术后疼痛的规范化管理**不包括**的是

A. 疼痛评估及宣教      B. 超前镇痛

C. 多模式镇痛      D. 个体化镇痛、按时给药、按需加药

E. 疼痛时按医嘱给药

9. 全膝关节置换术后病人贫血的主要原因

A. 术中出血多      B. 病人体质差

C. 术后引流量多      D. 隐性出血

E. 显性出血

10. 髋关节置换术后预防脱位的关键体位

A. 膝下垫软枕      B. 不能患侧卧位

C. 抬高患肢15°~30°      D. 两腿自然分开

E. 穿丁字鞋，保持患肢外展中立位15°~30°

**A₂型题**

11. 王先生，65岁，摔倒致左髋部疼痛、活动受限，查体：左下肢外旋短缩畸形。X线

检查示：左股骨颈头下骨折，明显移位，较恰当的治疗方法是

　　A. 人工髋关节置换术　　　　　　　B. 空心钉内固定

　　C. 股骨粗隆间截骨术　　　　　　　D. 骨牵引治疗

　　E. 不需治疗，只卧床休息

　　12. 病人，女性，78 岁，摔伤致左股骨颈骨折，X 线检查示：股骨颈内收型骨折，应首选治疗方案

　　A. 全髋关节置换　　　　　　　　　B. 闭合复位石膏固定

　　C. 空心钉内固定　　　　　　　　　D. 人工股骨头置换

　　E. 牵引保守治疗

## （二）病例分析

　　王先生，50 岁，左臀部、腹股沟部疼痛 2 年，逐渐加重伴跛行 1 个月。院外给予对症、改善微循环、物理治疗等，效果不明显。病人有酗酒史。查体：左腹股沟处有深压痛，左髋关节活动明显受限。X 线检查示：左股骨头负重区明显塌陷，股骨头变扁平，左髋关节间隙狭窄。临床诊断：左股骨头坏死。为进一步治疗收住入院，准备行左全髋关节置换术。请问：

　　1. 术前应对该病人采取哪些护理措施？

　　2. 术后主要并发症有哪些？如何预防？

（张国华）

# 第三十五章 | 皮肤病与性传播疾病总论

## 一、学习重点与难点

| | |
|---|---|
| （一）皮肤的基本结构和功能 | 1. 皮肤主要包括表皮、真皮、皮下组织和皮肤附属器<br>2. 皮肤的功能有屏障功能、吸收功能、感觉功能、分泌和排泄功能、体温调节功能、代谢功能、免疫功能 |
| （二）常见的临床表现 | 临床表现可分为自觉症状和客观体征<br>（1）自觉症状：是指病人主观感受到的不适感或其他影响生活质量的感觉。常见的有**瘙痒**、**疼痛**、**烧灼感**及**麻木感**等，严重程度与病人个体差异有关<br>（2）客观体征：是指可见可触及到的皮肤形态学表现，即皮肤损害，亦称皮损。皮损的性质和特点常是诊断皮肤病的主要依据。其可分为原发性和继发性两大类：<br>1）原发性皮损：**斑疹（红斑、色素沉着斑、色素脱失斑、出血斑）、丘疹、斑块、风团、结节、水疱、大疱、脓疱和囊肿**<br>2）继发性皮损：**鳞屑、浸渍、糜烂、溃疡、裂隙、抓痕、痂、苔藓样变、萎缩和瘢痕** |

## 二、测试题

### （一）单项选择题

$A_1$ 型题

1. **不是**原发性皮损的是

    A. 斑疹                     B. 风团

    C. 结节                     D. 大疱

    E. 鳞屑

2. **不是**继发性皮损的是

    A. 鳞屑                     B. 痂

    C. 皲裂                     D. 苔藓样变

    E. 肿瘤

3. 风团特点**错误**的是

    A. 痒                       B. 红斑

C. 水肿      D. 组织细胞浸润

E. 变态反应

4. 斑贴试验的目的是

  A. 检出病原体      B. 检出接触性皮炎的过敏原

  C. 发现皮肤的病理改变      D. 免疫学检查

  E. 发现刺激因素

5. 皮肤局限性颜色的改变,既不高起,也不凹陷的是

  A. 斑疹      B. 水疱

  C. 结节      D. 丘疹

  E. 糜烂

6. 真皮浅层局限性、暂时性、水肿性隆起的皮肤损害是

  A. 囊肿      B. 结节

  C. 风团      D. 水疱

  E. 斑块

7. 皮肤出现红斑、水肿、糜烂、渗液,选择外用药剂型正确的是

  A. 软膏      B. 糊剂

  C. 洗剂      D. 溶液

  E. 粉剂

8. 急性无渗出液的皮炎,最佳外用药的剂型是

  A. 溶液      B. 洗剂

  C. 软膏      D. 酊剂

  E. 硬膏

9. 更容易透过皮肤吸收的剂型是

  A. 溶液      B. 软膏

  C. 霜剂      D. 粉剂

  E. 油剂

10. 换药前首先应采取的措施是

  A. 清洗创面      B. 抽吸脓液

  C. 湿敷创面      D. 剪除坏死组织

  E. 常规消毒

11. 酊剂是将

  A. 药物溶解在水中而制成

  B. 不溶性药物与水混合而成

  C. 不挥发的药物溶解于酒精溶液中而制成

  D. 挥发性药物溶解于酒精溶液中而制成

  E. 不溶性药物与植物油混合而成

12. 皮肤病病人的护理措施**错误**的是

  A. 皮肤病病人应做好皮肤屏障护理

B. 皮肤干燥者可常洗澡

C. 过敏性及瘙痒性皮肤病,避免食用某些动物蛋白类食物,如鱼虾、蟹、牛羊肉、蛋类等

D. 保持病人床单位清洁、干燥

E. 避免搔抓,预防皮肤感染

### A₂型题

13. 张某,女,33岁。自觉前胸、背部瘙痒3日,来院检查发现上述部位有密集粟粒大小不等的红色丘疹。宜选用下列哪种剂型

A. 洗剂            B. 软膏

C. 溶液            D. 硬膏

E. 酊剂

14. 王某,男,52岁。一周前头痛而自行口服"去痛片",近2日自觉口周、肛周有1cm大小的红斑,边界清楚,中央有水疱。宜采用下列哪种药物

A. 抗组胺药物          B. 抗病毒药物

C. 抗生素            D. 磺胺类

E. 水杨酸软膏

### (二) 病例分析

杨某,男,42岁。因皮肤反复瘙痒半年余就诊。自诉半年前出现腹内侧和会阴处剧烈瘙痒,出汗或洗热水澡后瘙痒加剧。查体:腹内侧和会阴处可见片状不规则多角形扁平丘疹,表面覆有少量鳞屑。请问:

1. 为减轻杨某的症状应采取哪些护理措施?

2. 应对杨某进行哪些健康指导?

(李 莉)

# 第三十六章 | 变态反应性皮肤病病人的护理

## 一、学习重点与难点

### （一）接触性皮炎病人的护理

| 护理评估 | 健康史 | 了解近期有无花草、虫类、化妆品、染发剂等的接触史，过敏史等 |
|---|---|---|
| | 身体状况 | 评估皮疹的位置及分布，原发皮疹还是继发皮疹，是否有感染，是否疼痛及疼痛部位，是否有水肿、渗出，评估瘙痒的时间、程度、特点 |
| | 治疗原则 | 1. 寻找病因，迅速脱离接触物并对症处理<br>2. 急性期局部可外用炉甘石洗剂，渗出时，冷湿敷，亚急性期可外用糖皮质激素等，感染时加用抗生素<br>3. 全身治疗以止痒、脱敏为主 |
| 护理诊断 | ①舒适度受损；②皮肤完整性受损；③知识缺乏；④焦虑等 | |
| 护理措施 | 护理措施包括皮肤护理，瘙痒护理，预防继发性感染和心理护理 | |
| | 健康指导包括避免接触致敏物，加强个人防护，饮食清淡，避免烫洗皮肤，尽快就医等 | |

### （二）湿疹病人的护理

| 护理评估 | 健康史 | 了解有无过敏史，过度刺激皮肤史及有无神经精神因素等 |
|---|---|---|
| | 身体状况 | 评估同接触性皮炎病人的护理 |
| | 治疗原则 | 1. 寻找病因，避免刺激局部皮肤<br>2. 局部治疗，根据情况用药<br>3. 全身治疗可使用抗组胺药物、镇静安定剂等 |
| 护理诊断 | ①舒适度改变；②皮肤完整性受损；③睡眠型态紊乱；④知识缺乏 | |
| 护理措施 | 护理措施包括饮食护理、皮疹护理、瘙痒护理和心理护理。 | |
| | 健康指导包括避免接触致敏物，生活规律，穿宽松透气的棉质衣物，戒烟酒、浓茶和咖啡，饮食清淡营养均衡，解除顾虑，增强信心 | |

### （三）药疹病人的护理

| 护理评估 | 健康史 | 了解近期服药史，有无过敏史等 |
|---|---|---|
| | 身体状况 | 评估同接触性皮炎病人的护理 |

| 护理评估 | 治疗原则 | 1. 立即停止一切可疑药物<br>2. 轻型药疹主要是对症治疗<br>3. 重型药疹要及早足量使用糖皮质激素,防止继发感染,加强支持治疗和外用药物治疗 |
|---|---|---|
| 护理诊断 | | ①疼痛;②感染的危险;③知识缺乏;④恐惧等 |
| 护理措施 | | 重症病人的护理包括加强监护,严格隔离,营养支持,创面及黏膜护理,心理护理 |
| | | 健康指导包括讲解本病的预防知识,告知易致敏药物,记入病例首页或建立药物禁忌卡,指导病人学会瘙痒的自我护理 |

### (四) 荨麻疹病人的护理

| 护理评估 | 健康史 | 了解一般情况,近期有无上呼吸道感染史,过敏史,冷热刺激等 |
|---|---|---|
| | 身体状况 | 症状:同接触性皮炎病人的护理 |
| | 治疗原则 | 1. 去除病因、抗过敏和对症治疗<br>2. 局部治疗包括缓解瘙痒、使用炉甘石洗剂等。日光性荨麻疹使用遮光剂<br>3. 全身治疗包括使用抗组胺药物,出现休克及喉头水肿者,立即抢救 |
| 护理诊断 | | ①睡眠型态紊乱;②知识缺乏;③焦虑 |
| 护理措施 | | 护理措施包括饮食护理,药物指导和急救护理 |

## 二、测试题

### (一) 单项选择题

A$_1$型题

1. 接触性皮炎轻重程度与下列哪项因素有关
    A. 机体的抵抗力低
    B. 机体的敏感性
    C. 接触物的致敏性
    D. 接触物的性质与浓度
    E. 是否再接触

2. 发生接触性皮炎后,**不属于**其护理措施的是
    A. 脱离致病现场
    B. 大量热水冲洗
    C. 寻找致敏原避免再接触
    D. 慎用有刺激性的外用药物
    E. 必要时全身用药

3. 接触性皮炎的特点正确的是
    A. 皮损为多形性
    B. 皮损为单一水疱
    C. 皮损的边界不清
    D. 皮损边界清楚,与接触物相吻合
    E. 皮损中央自愈,边缘炎症明显

4. 药疹特点**错误**的是
    A. 有用药史
    B. 有潜伏期
    C. 皮损广泛对称
    D. 反应程度与药物剂量有关
    E. 抗过敏治疗有效

5. 猩红热样红斑型药疹的特点**错误**的是

　　A. 发病突然　　　　　　　　　　B. 皮疹广泛对称

　　C. 弥漫性红斑　　　　　　　　　　D. 伴全身不适

　　E. 消退后无脱屑

6. 慢性湿疹皮损主要表现正确的是

　　A. 糜烂　　　　　　　　　　　　　B. 水疱

　　C. 渗液　　　　　　　　　　　　　D. 苔藓样变

　　E. 丘疱疹

7. 急性湿疹皮损主要表现**不正确**的是

　　A. 糜烂　　　　　　　　　　　　　B. 水疱

　　C. 肿胀　　　　　　　　　　　　　D. 渗液

　　E. 苔藓样变

8. 湿疹病人发生睡眠型态紊乱的主要原因是

　　A. 病程长、反复发作　　　　　　　B. 皮肤剧烈瘙痒

　　C. 皮损多形性　　　　　　　　　　D. 搔抓

　　E. 病因复杂

9. 急性荨麻疹发病急骤,表现为皮肤突然瘙痒,很快出现

　　A. 大片红斑　　　　　　　　　　　B. 鲜红色风团

　　C. 条状风团　　　　　　　　　　　D. 弥漫性红肿

　　E. 圆形水肿斑

10. 急性荨麻疹特点**错误**的是

　　A. 突然发生　　　　　　　　　　　B. 广泛风团

　　C. 骤起骤落　　　　　　　　　　　D. 剧痒

　　E. 消退后有色素沉着

11. **不属于**特殊类型荨麻疹的是

　　A. 皮肤划痕症　　　　　　　　　　B. 特发性水肿

　　C. 压迫性荨麻疹　　　　　　　　　D. 血管性荨麻疹

　　E. 胆碱能性荨麻疹

12. **不符合**荨麻疹发病机制的是

　　A. Ⅰ型变态反应　　　　　　　　　B. Ⅱ型变态反应

　　C. Ⅲ型变态反应　　　　　　　　　D. Ⅳ型变态反应

　　E. 非变态反应

A₃/A₄ 型题

(13~15 题共用题干)

　　张某,女,20 岁。3 日前新换一种化妆品,今晨起自觉面部灼热不适。面部可见红斑、肿胀及米粒大小红色丘疹,初步诊断为接触性皮炎。

13. 下列对于接触性皮炎特点描述**不正确**的是

　　A. 致敏物多具有刺激性　　　　　　B. 皮疹呈对称性

C. 皮损限于接触部位,境界清楚　　D. 停止接触,皮疹可消退

E. 皮损表现为红斑、风团

14. 进行局部治疗时,应选用的外用药物剂型是

A. 软膏　　　　　　　　　　　　B. 溶液

C. 硬膏　　　　　　　　　　　　D. 酊剂

E. 乳剂或洗剂

15. 下列护理措施中**错误**的是

A. 立即停用此种化妆品　　　　　B. 局部避免用热水洗烫

C. 局部搽75%酒精使痒感减轻　　D. 避免局部搔抓

E. 关心体贴病人

(16~18题共用题干)

张某,男,58岁。一周前因足外伤疼痛而自服"去痛片"2片,今晨起自觉口周、手背痒感,并出现皮疹(直径为1cm大小红斑),境界清,中央有水疱。

16. 下列药物中**不易**引起药疹的是

A. 青霉素　　　　　　　　　　　B. 氯丙嗪

C. 卡托普利　　　　　　　　　　D. 酮替芬

E. 阿司匹林

17. 进行局部治疗时,应选用的外用药物剂型为

A. 软膏　　　　　　　　　　　　B. 溶液

C. 硬膏　　　　　　　　　　　　D. 酊剂

E. 洗剂

18. 护理措施**不正确**的是

A. 立即停用可疑性药物　　　　　B. 鼓励病人多饮水或静脉补液

C. 避免局部搔抓　　　　　　　　D. 局部外用75%酒精使痒感减轻

E. 关心体贴病人

(19~20题共用题干)

申某,男,30岁。近一个月双小腿可见瘙痒性红色丘疹,搔抓后形成水疱,症状逐渐加重。水疱破溃后形成糜烂、渗液,双侧对称分布,用热水洗烫后症状加重。

19. 局部治疗时,应选择的外用药是

A. 复方炉甘石洗剂　　　　　　　B. 3%硼酸溶液

C. 氧化锌糊剂　　　　　　　　　D. 水杨酸软膏

E. 5%黑豆馏油软膏

20. 下列护理措施**不妥**的是

A. 减轻局部炎症反应　　　　　　B. 避免各种外界刺激

C. 注意饮食　　　　　　　　　　D. 心理护理

E. 局部外用75%酒精,减轻痒感

(21~23题共用题干)

黄某,女,47岁。近期遇冷后暴露部位皮肤剧烈瘙痒,搔抓后出现片状红斑,继而出

现大小不等片状风团，遇热后消退。

21. 有关寒冷性荨麻疹描述**不正确**的是
   A. 多发生在接触寒冷刺激后
   B. 贴冰试验阳性
   C. 具有遗传性
   D. 多见于面部和手部
   E. 多发生肢端动脉痉挛

22. 进行全身治疗时，应采取的治疗措施是
   A. 抗组胺药物
   B. 抗生素药物
   C. 抗病毒药物
   D. 抗真菌药物
   E. 葡萄糖盐水

23. 护理措施**不正确**的是
   A. 关心病人
   B. 心理护理
   C. 保护皮肤完整性
   D. 及时清洁创面
   E. 做好防寒措施

## （二）病例分析

李某，男，30岁。近2个月双小腿可见瘙痒性红色丘疹，搔抓后形成水疱，逐渐加重。水疱破溃形成糜烂、渗液，双侧对称，用热水洗烫后症状加重。请问：

1. 该病人的护理诊断有哪些？
2. 应对该病人的皮疹采取哪些护理措施？
3. 应对该病人进行哪些健康指导？

（李 莉）

# 第三十七章 | 感染性皮肤病病人的护理

## 一、学习重点与难点

### (一) 病毒性皮肤病病人的护理

| | | |
|---|---|---|
| 护理评估 | 健康史 | 了解近期是否有免疫力低下,皮肤是否有灼热感、疼痛等 |
| | 身体状况 | 带状疱疹好发于成人,疱疹常沿神经支配区域单侧分布呈带状排列,不超过体表正中线 |
| | 治疗原则 | 带状疱疹以抗病毒、止痛、营养神经、保护局部皮肤、预防继发性感染为主 |
| 护理诊断 | ①皮肤完整性受损;②急性疼痛;③知识缺乏;④潜在并发症:感染 | |
| 护理措施 | 护理措施包括一般护理,皮肤护理,疼痛护理,预防感染,对症处理和并发症护理 | |
| | 健康指导包括用药指导,疫苗接种相关知识,调整情绪,提高免疫力等 | |

### (二) 脓疱疮病人的护理

| | | |
|---|---|---|
| 护理评估 | 健康史 | 了解近期是否有抵抗力低下、细菌感染等 |
| | 身体状况 | 1. 传染性很强,多发生于学龄前和学龄期儿童<br>2. 深脓疱疮主要由溶血性链球菌所致,大疱型脓疱疮主要由金黄色葡萄球菌引起<br>3. 常发生于夏季,伴有高热达 39~40℃ |
| | 治疗原则 | 加强消毒、注意隔离、减少传播 |
| 护理诊断 | ①皮肤完整性受损;②有感染的危险 | |
| 护理措施 | 护理措施包括加强消毒隔离、皮损护理、控制感染和病情观察 | |
| | 健康指导包括就诊指导、隔离指导、用药指导 | |

## 二、测试题

### (一) 单项选择题

A₁ 型题

1. 下列是寻常型脓疱疮典型症状的是
   - A. 脓疱壁薄、易破、周围有红晕
   - B. 片状密集脓疱
   - C. 脓疱壁厚不易破溃
   - D. 愈后形成永久性瘢痕
   - E. 全身症状轻

2. 大疱性脓疱疮首发皮损是

    A. 水疱                     B. 血疱

    C. 脓疱                     D. 毛囊性脓疱

    E. 红斑

3. 带状疱疹的典型皮损是

    A. 丘疹水疱              B. 红斑水疱

    C. 簇集水疱              D. 厚壁水疱

    E. 薄壁水疱

4. 关于单纯疱疹的以下陈述**不正确**的是

    A. 由单纯疱疹病毒(HSV)引起     B. 好发于皮肤黏膜交界处

    C. 皮损为簇集性水疱           D. 病程 10 日左右

    E. 治愈后不易复发

5. 关于扁平疣的下列陈述**不正确**的是

    A. 由人乳头状瘤病毒(HPV)引起     B. 好发青年女性

    C. 病程 1~2 年或更久         D. 因搔抓可沿抓痕出现新的皮损

    E. 愈后遗留永久性瘢痕

6. HSV 经皮肤黏膜破损处进入机体后可潜伏于

    A. 局部感觉神经节          B. 脊髓前根

    C. 脊髓后根              D. 神经节的神经元

    E. 局部的皮肤黏膜下层

## A₂ 型题

7. 患儿,7岁,小腿出现数个红色黄豆大小丘疹,3日后形成大疱疮,伴有咽痛、发热。该病的主要病原体是

    A. 溶血性链球菌           B. 真菌

    C. 白葡菌                D. 大肠埃希菌

    E. 革兰氏杆菌

8. 李先生,30岁。自觉右胸背部隐痛,呼吸时加重,几日后上述部位出现数片红斑,继而在红斑基础上出现水疱,疼痛加重,左侧正常。该疾病首先应

    A. 抗过敏                  B. 抗炎

    C. 抗真菌                D. 抗病毒

    E. 口服激素

## A₃/A₄ 型题

(9~11 题共用题干)

患儿,5岁。面部、四肢散在性水疱。2日后变成花生米大小水疱,周围红晕不明显,脓液积于脓疱下方呈半月形,结黄色痂,痂缘部又有新的脓疱出现。

9. 该病例的主要传播途径

    A. 接触传播             B. 飞沫传播

    C. 消化道传播           D. 自身接种传播

E. 空气传播

10. 对该病人全身治疗主要首选药物为
    A. 广谱抗生素　　　　　　　　　B. 磺胺类
    C. 糖皮质激素　　　　　　　　　D. 维生素类
    E. 中草药

11. 下列措施中，**不正确**的是
    A. 注意保护皮肤的清洁卫生　　　B. 保持皮肤的完整性
    C. 对幼儿园、托儿所采取长期隔离措施　D. 消毒患儿被褥衣服及玩具
    E. 对瘙痒性皮肤病及时治疗

（12~14题共用题干）

金先生，62岁。左腰背部疼痛，活动及运动时疼痛加剧，数日后出现片状红斑水疱，右侧未受累。经治疗后水疱很快消失，但仍有剧烈疼痛。

12. 该疾病最易累及的部位是
    A. 颈神经支配区域　　　　　　　B. 肋间神经支配区域
    C. 三叉神经支配区域　　　　　　D. 肋腰骶神经支配区域
    E. 舌咽神经

13. 护理措施**不正确**的是
    A. 减轻神经疼痛与不适　　　　　B. 减轻局部炎症反应
    C. 保持皮肤完整性避免损伤　　　D. 消毒隔离防止传染
    E. 保持皮肤清洁预防感染

14. 治疗措施**不正确**的是
    A. 抗病毒　　　　　　　　　　　B. 消炎止痛
    C. 缩短病程，促进神经修复　　　D. 保护局部预防感染
    E. 抗过敏

### （二）病例分析

张先生，56岁。自觉左腰背部隐痛，伴轻度乏力、低热、食欲不佳，3日后左腰背部出现潮红斑，继而出现簇集性且不融合的粟粒至黄豆大小红色丘疹，皮疹迅速变为水疱，疱液澄清，疱壁紧张发亮如珍珠状，周围有红晕，疼痛明显，右侧正常，该病人初步诊断为带状疱疹。请问：

1. 该病人护理诊断有哪些？
2. 该病人局部湿敷溶液有哪些及湿敷操作方法？
3. 列出对该病人进行的健康指导。

（李　莉）

# 第三十八章 | 动物性皮肤病病人的护理

## 一、学习重点与难点

### （一）疥疮病人的护理

| 护理评估 | 健康史 | 评估个人卫生情况；是否曾有与疥疮病人及其用品接触史 |
|---|---|---|
| | 身体状况 | 1. 评估皮肤薄嫩部位是否出现丘疹、丘疱疹等<br>2. 局部有无继发改变或并发淋巴结炎<br>3. 夜间皮损瘙痒有无影响睡眠 |
| 护理诊断 | ①睡眠型态紊乱；②有传染的危险；③焦虑；④潜在并发症：感染 | |
| 护理措施 | 1. 注意个人卫生<br>2. 及时隔离病人，防止传染<br>3. 根据医嘱，正确使用外用药物<br>4. 治愈后观察两周，若两周后仍有新发皮疹，重复一个疗程<br>5. 健康指导包括疥疮病人自觉遵守公共场所规定，以免传染他人，患病期间禁止性生活，家庭或集体宿舍中的病人同时治疗，家中如有宠物发病，及时治疗 | |

### （二）虱病病人的护理

| 护理评估 | 健康史 | 评估个人卫生情况；是否与虱病病人公用生活用品；是否饲养宠物及宠物患病情况 |
|---|---|---|
| | 身体状况 | 评估皮疹部位；有无感染；有无淋巴结肿大等 |
| | 辅助检查 | 皮肤镜检查 |
| | 治疗原则 | 1. 头虱 用 50% 百部酊等<br>2. 体虱 将污染衣物、寝具煮沸消毒或 65℃烘烤 30min 杀虫<br>3. 阴虱 剔除阴毛，外用 50% 百部酊或 25% 苯甲酸苄酯乳剂，性伴侣应同时治疗 |
| 护理诊断 | ①睡眠型态紊乱；②有传染的危险；③焦虑；④潜在并发症：感染 | |
| 护理措施 | 1. 注意个人卫生<br>2. 头虱病人尽量将头发剪短，男性最好剃头并将头发焚烧<br>3. 保持生殖器清洁<br>4. 保护病人隐私<br>5. 注意病人的心理护理<br>6. 健康指导包括头虱病人尽量剪短头发，阴虱病人避免不洁性交，督促密切接触者定期检查和治疗 | |

## 二、测试题

### （一）单项选择题

**A₁型题**

1. 人型疥螨离体后尚能存活
    A. 数小时　　　　　　　　　　B. 2~3 日
    C. 10 日　　　　　　　　　　　D. 半月
    E. 1 月

2. 关于疥疮特点正确的是
    A. 雌、雄疥螨均可引起疥疮　　　B. 是一种接触传染性皮肤病
    C. 好发于四肢伸侧及头面部　　　D. 硫磺剂型外用是治疗特效药物
    E. 常引起疼痛

3. 疥疮的好发部位
    A. 手指缝　　　　　　　　　　B. 腹股沟
    C. 外阴部　　　　　　　　　　D. 面部
    E. 下腹部

4. 诊断疥疮最确切的依据是
    A. 指缝部位发病　　　　　　　B. 夜间奇痒
    C. 查到疥虫或卵　　　　　　　D. 丘疹水疱
    E. 阴囊结节

5. 婴幼儿疥疮的治疗主要外用
    A. 20% 硫磺软膏　　　　　　　B. 5% 硫磺软膏
    C. 糖皮质激素　　　　　　　　D. 1% 的 γ666 霜
    E. 莫匹罗星软膏

6. 疥疮的治疗宜选用
    A. 红霉素软膏　　　　　　　　B. 硫磺软膏
    C. 咪康唑软膏　　　　　　　　D. 联苯苄唑软膏
    E. 丙酸氟替卡松软膏

7. **不属于**疥疮护理措施的是
    A. 采取自我隔离措施
    B. 被传染者应同时治疗
    C. 穿、用过的衣被应煮沸消毒或日光下暴晒
    D. 治疗期间应每天洗澡
    E. 遵医嘱给予镇静药, 保证睡眠

8. 头虱、体虱离开人体后可存活
    A. 数小时　　　　　　　　　　B. 2~3 日
    C. 10 日左右　　　　　　　　　D. 半月
    E. 1 月

**A₂ 型题**

9. 张某，男，26岁。本人和妻子因全身上下有红斑、丘疹，伴瘙痒，被诊断为虱病。灭虱方法**错误**的是

    A. 男性应去除毛发　　　　　　　　B. 女性可用50%百部酊搽遍头发和头皮

    C. 体虱病人的衣物应煮沸消毒　　　D. 体虱病人可外擦皮质类固醇

    E. 阴虱者应剃除阴毛，并外用灭虱药

**A₃/A₄ 型题**

（10~13题共用题干）

王某，男，32岁。近一周来感觉头部瘙痒而来院就诊。皮肤科查体：头发较脏，局部有异臭味。头皮上可见散在的红斑、丘疹和抓痕，头发上可见针尖大小灰白色卵圆形附着物，并有微小移动物。

10. 为明确诊断，应采取的检查为

    A. 皮肤病理实验　　　　　　　　　B. 醋酸白试验

    C. 伍德灯照射　　　　　　　　　　D. 皮肤镜检查

    E. 真菌检查

11. 目前处理的首要措施是

    A. 理发　　　　　　　　　　　　　B. 洗头

    C. 搽50%百部酊　　　　　　　　　D. 篦子篦头发

    E. 洗帽子

12. 该病人的主要护理诊断是

    A. 有皮肤完整性受损的危险　　　　B. 舒适的改变，与剧烈瘙痒有关

    C. 有感染的危险　　　　　　　　　D. 焦虑

    E. 知识缺乏

13. 虱病的描述**不正确**的是

    A. 虱终生不脱离宿主　　　　　　　B. 人虱可通过直接或间接传播

    C. 虱的唾液中含毒汁　　　　　　　D. 体虱寄生于躯干皮肤表面

    E. 常发生于卫生条件差的妇女和儿童

## （二）病例分析

男，38岁。在一工程队打工，自诉全身起小疙瘩，瘙痒2个月，曾在当地用皮炎平软膏治疗，稍好转，但皮疹始终不见消退，而且阴茎、阴囊上出现了黄豆大结节，瘙痒难忍。而且一同干活的工友也有类似症状。故就诊于某院门诊。请问：

1. 为明确诊断应采取什么检查？

2. 常见的护理诊断/问题有哪些？

3. 应采取哪些护理措施？如何对病人进行健康指导？

（李　莉）

# 第三十九章 | 红斑鳞屑性皮肤病病人的护理

## 一、学习重点与难点

### （一）银屑病病人的护理

| 护理评估 | 健康史 | 了解有无家族史及遗传因素；发病情况及诊治经过，是否存在诱发或加重疾病的各种因素 |
|---|---|---|
| | 身体状况 | 可分为寻常型、脓疱型、关节病型和红皮病型四种。寻常型银屑病最多见，占99%以上 |
| | 治疗原则 | 根据皮损严重程度及病人的生活质量选择外用药物、系统治疗或生物制剂 |
| 护理诊断 | ①皮肤完整性受损；②睡眠型态紊乱；③自我形象紊乱；④焦虑/恐惧 | |
| 护理措施 | 护理措施包括一般护理、心理护理、治疗配合、用药护理和饮食护理 | |
| | 健康指导包括讲解本病基本知识、戒烟戒酒、控制体重、治疗基础疾病、保护皮肤屏障，遵医嘱规范治疗 | |

### （二）多形红斑病人的护理

| 护理评估 | 健康史 | 了解是否服用易致敏的食物、药物，是否患单纯疱疹等；发病情况及诊治经过，是否存在诱发或使本病加重的各种因素 |
|---|---|---|
| | 身体状况 | 本病多发于儿童和青年女性，春秋季节好发，病程具有自限性，易复发，根据皮损形态不同，可分为红斑－丘疹型、水疱－大疱型、重症型三型 |
| | 治疗原则 | 1. 积极寻找病因，停用一切可疑药物<br>2. 外用药物以消炎、收敛、止痒及预防感染为主<br>3. 重症病人应尽早予以足量糖皮质激素，同时给予支持疗法。必要时予抗病毒治疗 |
| 护理诊断 | ①疼痛；②营养失调：低于机体需要量；③焦虑/恐惧；④潜在并发症：感染 | |
| 护理措施 | 护理措施包括皮肤护理、黏膜护理、用药指导、营养支持和心理护理 | |
| | 健康指导包括避免各种过敏原、加强体育锻炼、多吃菌类食物等 | |

## 二、测试题

### （一）单项选择题

**A₁ 型题**

1. 关于银屑病的特点**错误**的是
   - A. 薄膜现象
   - B. 银白色鳞屑
   - C. 同形反应
   - D. 角化不全
   - E. 皮肤划痕阳性

2. 关节型银屑病最常侵犯的部位
   - A. 四肢大关节
   - B. 脊柱
   - C. 指间关节
   - D. 指趾末节关节
   - E. 颞下颌关节

3. 在下列疾病中，可出现科布内（Koebner）现象的是
   - A. 银屑病
   - B. 脓疱疮
   - C. 股癣
   - D. 多形红斑
   - E. 荨麻疹

4. 对寻常型银屑病具有诊断价值的临床特征是
   - A. 同形反应
   - B. 红斑鳞屑
   - C. 蜡滴现象、薄膜现象和点状出血现象
   - D. 针刺反应
   - E. 角化不全

5. 关于银屑病描述**错误**的是
   - A. 角化不全
   - B. 好发于头皮与四肢伸侧
   - C. 尼科利斯基征阳性
   - D. 奥斯皮茨（Auspitz）征（点状出血现象）
   - E. 科布内（Koebner）现象阳性

6. 下列哪项描述**不符合**多形红斑的临床特征
   - A. 发病有季节性，春秋季多见
   - B. 发病过程缓慢，常迁延不愈，无自限性
   - C. 病损特征为红斑、水肿、大疱、糜烂等
   - D. 口腔、皮肤、眼、生殖器均可出现病损
   - E. 可伴有不同程度的全身反应

7. 多形红斑典型皮损为
   - A. 面、四肢对称性靶形红斑
   - B. 面部突出部蝶形红斑
   - C. 四肢紫色扁平丘疹
   - D. 手掌、足底、臀部皮肤丘疹、斑疹和水
   - E. 下肢结节性红斑

**A₂ 型题**

8. 张女士，23 岁，2 周前患化脓性扁桃体炎，高热，经输液治疗已治愈，5 日前发现全身泛发皮疹，瘙痒。检查：躯干、四肢散在点滴状红丘疹，表面覆有鳞屑，点状出血（+），该病例多发生于

A. 儿童      B. 青壮年

C. 青春期      D. 更年期

E. 老年期

**A₃/A₄型题**

（9~10题共用题干）

李先生，26岁。近一年来膝前、肘后、腰骶部对称性片状红斑，边界清楚，表面覆有银白色鳞屑、瘙痒，特别是饮酒后症状加重。

9. 该病人应采用的药物治疗为

     A. 复方炉甘石洗剂      B. 糖皮质激素乳剂

     C. 3%水杨酸酊      D. 10%~20%硫磺软膏

     E. 含抗生素糊剂

10. 下列护理措施中最重要的一项是

     A. 减轻瘙痒不适      B. 健康指导

     C. 提供精神支持      D. 增强关节活动度

     E. 干燥皮肤的护理

## （二）病例分析

黄先生，47岁，已婚。5年前全身反复出现皮损，初起为绿豆大小红色丘疹或斑丘疹，逐渐融合成斑片，表面有多层银白色鳞屑，边界清楚。躯干和四肢均可见散在分布，四肢皮损较重，无明显自觉症状，时有轻微瘙痒，皮损冬重夏轻。初步诊断为寻常型银屑病。请问：

1. 寻常型银屑病最具有诊断价值的临床特征。

2. 列出该病人主要的护理问题/诊断。

3. 列出对病人进行的健康指导。

（李 莉）

# 第四十章 │ 性传播疾病病人的护理

## 一、学习重点与难点

### （一）淋病病人的护理

| 护理评估 | 健康史 | 了解有无不洁性交史、发病过程及诊疗经过 |
|---|---|---|
| | 身体状况 | 1. 可分为单纯性淋病、有并发症淋病和播散性淋病三种<br>2. 单纯性淋病包括男性急性淋病和女性急性淋病 |
| | 辅助检查 | 直接涂片、细菌培养 |
| | 治疗原则 | 1. 早诊断、早治疗；及时、足量、规则用药<br>2. 对性伴侣追踪，同时治疗；治疗后随诊复查 |
| 护理诊断 | | ①恐惧；②社交障碍；③知识缺乏等 |
| 护理措施 | | 护理措施包括隔离预防、强制治疗、用药护理和心理护理 |
| | | 健康指导包括加强性健康及性道德观念教育、告知病人早诊断、早治疗对本病治愈的重要性和告知病人本病病因、预防传播的措施等知识 |

### （二）梅毒病人的护理

| 护理评估 | 健康史 | 了解有无不洁性交史、发病过程及诊疗经过 |
|---|---|---|
| | 身体状况 | 1. 分为获得性梅毒、先天性梅毒和潜伏梅毒<br>2. 获得性梅毒分为三期：一期梅毒、二期梅毒和三期梅毒，各期表现均不相同 |
| | 辅助检查 | TP 直接检查、梅毒血清试验和脑脊液检查 |
| | 治疗原则 | 早诊断、早治疗、规则用药、治疗方案个体化 |
| 护理诊断 | | ①自尊紊乱；②知识缺乏；③皮肤完整性受损 |
| 护理措施 | | 护理措施包括隔离消毒、指导用药、饮食禁忌和心理护理 |
| | | 健康指导包括知识宣教和规范治疗：定时、定量，保证完成全疗程 |

### （三）尖锐湿疣病人的护理

| 护理评估 | 健康史 | 了解有无不洁性交史、发病过程及诊疗经过 |
|---|---|---|
| | 身体状况 | 1. 尖锐湿疣潜伏期为 1~6 个月，平均 3 个月<br>2. 大多数尖锐湿疣病人无任何自觉症状 |

续表

| 护理评估 | 辅助检查 | 1. 醋酸白试验<br>2. 皮损活检 |
| | 治疗原则 | 治疗方法以局部治疗为主, 避免重复或交叉感染。有物理疗法、手术治疗和系统治疗 |
| 护理诊断 | ①舒适受损; ②有感染的危险; ③焦虑; ④知识缺乏 | |
| 护理措施 | 护理措施包括激光术后创面保持清洁干燥, 注意休息, 提高免疫力 | |
| | 健康指导包括性伴侣同治、防止交叉感染、定期复查和用药指导 | |

## 二、测试题

### (一) 单项选择题

**A₁型题**

1. 下列**不属于**性传播疾病的是
   - A. 梅毒
   - B. 淋病
   - C. 非淋菌性尿道炎
   - D. 尖锐湿疣
   - E. 急性湿疹

2. 淋病的最重要临床表现是
   - A. 尿频
   - B. 尿急
   - C. 尿痛
   - D. 血尿
   - E. 尿道口大量脓性分泌物

3. 淋病的病原体为
   - A. 病毒
   - B. 真菌
   - C. 滴虫
   - D. 淋球菌
   - E. 衣原体

4. 淋病的主要传染途径是
   - A. 污染的衣裤
   - B. 污染的毛巾
   - C. 性接触
   - D. 血液
   - E. 胎盘传染

5. 关于淋病的流行学说, 最危险的因素是
   - A. 浴盆
   - B. 已污染的床上用品
   - C. 病人
   - D. 与无症状带菌者握手
   - E. 污染的马桶

6. 男性淋病常合并下列疾病, 应**除外**
   - A. 精囊腺炎
   - B. 前列腺炎
   - C. 附睾炎
   - D. 膀胱炎
   - E. 阑尾炎

7. 判断淋病治愈的标准最重要的是
    A. 自觉症状消失
    B. 症状消失 1 周
    C. 无尿频、尿急、尿痛
    D. 尿液清
    E. 随访两周培养淋球菌连续两次阴性

8. 尖锐湿疣最主要的传播途径是
    A. 空气传播
    B. 接触传播
    C. 血液传播
    D. 母婴传播
    E. 性传播

9. 预防性传播疾病的措施,既简单又可靠的是
    A. 追踪带菌者
    B. 取缔性工作者
    C. 彻底治疗病人
    D. 注意性生活卫生,洁身自好
    E. 加强公民对性传播疾病的认识

10. 非淋菌性尿道炎如治疗不当可合并的疾病,应**除外**
    A. 子宫内膜炎
    B. 输卵管炎
    C. 附件炎
    D. 不育症
    E. 子宫肌瘤

11. 护理性病病人时的注意事项**不包括**
    A. 尊重病人
    B. 严密隔离
    C. 严守隐私
    D. 引导病人面对现实,树立战胜病魔的信心
    E. 侧面了解病人的爱好与社会关系

**A₂ 型题**

12. 刘某,女,28 岁。诊断为妊娠合并尖锐湿疣,有关治疗和护理措施,正确的是
    A. 局部使用 0.5% 足叶草毒素酊
    B. 外用 50% 三氯醋酸溶液
    C. 外用氟尿嘧啶软膏
    D. 激光治疗
    E. 服用阿奇霉素

**A₃/A₄ 型题**

(13~15 题共用题干)

韦某,男,30 岁。出现尿道口红肿、灼痛,有少许分泌物流出,自诉早晨起床后分泌物增多。体检:尿道口红肿,挤捏阴茎时有脓性分泌物流出。追问病史 3 日前有不洁性接触史。

13. 为明确诊断,简便有效的检查首选
    A. 分泌物涂片加培养
    B. 药敏试验
    C. 奈瑟菌检测
    D. 聚合酶链式反应
    E. 基因探针和分子杂交技术

14. 该病人若不及时治疗,易转变为
    A. 硬下疳
    B. 急性膀胱炎

C. 慢性淋病                                        D. 尖锐湿疣

E. 梅毒

15. 对该病人的护理措施**不正确**的是

A. 普及性知识

B. 注意消毒隔离，防止污染物品间接传染

C. 用药应早期、足量、规则

D. 要求病人及性伴侣同时接受检查

E. 无明显症状可不进行治疗

（16~19题共用题干）

马某，男，28岁。3日前尿道口出现脓性分泌物，伴有尿痛。5日前有不洁性接触史。

16. 为明确病人的诊断，应该进行的检查是

A. 皮肤病理学检查                          B. 皮肤镜检查

C. 细菌培养                                    D. 醋酸白试验

E. 脑脊液检查

17. 其传染源是

A. 淋病病人或带菌者                        B. 蚊子

C. 与病人密切接触的猫                      D. 宠物犬

E. 虱

18. 为治疗该疾病，所选的药物类型是

A. 糖皮质激素                                 B. 抗病毒

C. 免疫抑制剂                                 D. 抗组胺药物

E. 抗生素

19. 向病人宣教防治的相关知识，**不正确**的是

A. 确诊前不要乱用药                        B. 用药应根据药敏试验

C. 彻底治疗并发症                          D. 临床治愈后要追踪培养淋球菌2次以上

E. 性伴侣不需要治疗

## （二）病例分析

李某，男，35岁。已婚，自述轻度尿道烧灼感伴尿道分泌物2日。有不洁性生活史，2周前曾因尿频、尿急、尿痛，尿道脓性分泌物就诊。

1. 为明确诊断，应进行什么检查？

2. 请简述该病人存在的护理诊断/问题。

（李 莉）

# 第四十一章 | 大疱性皮肤病病人的护理

## 一、学习重点与难点

### （一）天疱疮病人的护理

| | | |
|---|---|---|
| 护理评估 | 健康史 | 评估疾病相关因素；本病好发于中年人，病程呈慢性，病情重，皮损广泛，如不及时治疗，预后较差 |
| | 身体状况 | 本病症状常以疼痛为主，罕见瘙痒，原发性损害为松弛性水疱，黏膜糜烂是寻常型天疱疮的典型临床表现 |
| | 辅助检查 | 组织病理学检查、免疫荧光检查 |
| | 治疗原则 | 准确应用糖皮质激素、免疫抑制剂等，控制新皮损和防治并发症的发生。①局部治疗：对皮损广泛者给予暴露疗法；同时预防感染；②全身治疗：给予营养支持，同时给予系统用药：首选糖皮质激素，联合使用免疫抑制剂，必要时使用丙种球蛋白及抗感染治疗 |
| 护理诊断 | | ①急性疼痛；②黏膜受损；③有感染的危险；④营养失调：低于机体需要量 |
| 护理措施 | | 护理措施包括皮肤糜烂面护理、黏膜护理、疼痛护理及进食和营养指导 |
| | | 健康指导包括讲解本病基本知识，加强锻炼，提高机体免疫力，注意药物副作用，定期门诊复查 |

### （二）大疱性类天疱疮病人的护理

| | | |
|---|---|---|
| 护理评估 | 健康史 | 了解病人既往患病史，是否患有脑血管疾病，发病过程及诊疗经过 |
| | 身体状况 | 1. 本病尼科利斯基征阴性。皮损好发于四肢屈侧及胸腹部，伴瘙痒，黏膜不易受累<br>2. 本病分型　①泛发性大疱型；②小疱型；③红斑型；④多形性类天疱疮；⑤局限性大疱性类天疱疮；⑥结节性类天疱疮 |
| | 辅助检查 | 组织病理学检查、免疫荧光检查 |
| | 治疗原则 | 早诊断，早治疗。轻症病人首选外用糖皮质激素软膏联合系统用四环素类药物；中重度选择系统用小剂量糖皮质激素联合免疫抑制剂、静脉用丙种球蛋白 |
| 护理诊断 | | ①疼痛；②有感染的危险；③睡眠型态紊乱；④焦虑；⑤潜在并发症：低蛋白血症、水、电解质和酸碱平衡紊乱等 |

| 护理措施 | 护理措施包括皮损的护理、口腔护理、密切观察用药后反应、采取保护性消毒隔离措施、营养支持和心理护理 |
|---|---|
| | 健康指导包括饮食指导、皮肤屏障护理、心理指导、观察用药后反应、重症病人出院后遵医嘱口服激素并定期复诊 |

## 二、测试题

### (一) 单项选择题

#### A₁ 型题

1. 天疱疮是

    A. 慢性大疱性皮肤黏膜疾病　　　　B. 细菌性疾病

    C. 过敏性疾病　　　　　　　　　　D. 病毒性疾病

    E. 传染性疾病

2. 天疱疮是哪一层细胞松解所致

    A. 基底层　　　　　　　　　　　　B. 透明层

    C. 颗粒层　　　　　　　　　　　　D. 棘细胞层

    E. 角质层

3. 大疱性皮肤病的最常见的皮损是

    A. 丘疹　　　　　　　　　　　　　B. 水疱

    C. 脓疱　　　　　　　　　　　　　D. 结节

    E. 鳞屑

4. 天疱疮最常累及黏膜的为哪一型

    A. 落叶型　　　　　　　　　　　　B. 寻常型

    C. 红斑型　　　　　　　　　　　　D. 红斑型和落叶型

    E. 水疱型

5. 增殖型天疱疮的好发部位为

    A. 头面部　　　　　　　　　　　　B. 躯干

    C. 四肢远端　　　　　　　　　　　D. 皱褶部位

    E. 黏膜处

6. 以下关于天疱疮病人糖皮质激素使用的描述**错误**的是

    A. 剂量要根据天疱疮类型、皮损范围、有无黏膜损害等因素确定

    B. 可联用免疫抑制剂

    C. 应及早、足量使用,以尽快控制病情

    D. 临床有效后立即减药以免出现严重不良反应

    E. 临床有效后应根据医嘱逐渐减量

7. 副肿瘤型天疱疮易并发的肿瘤是

    A. 基底细胞癌　　　　　　　　　　B. 淋巴瘤

    C. 黑色素瘤　　　　　　　　　　　D. 鳞状细胞癌

E. 多发性骨髓瘤

**A₃/A₄ 型题**

（8~9 题共用题干）

李先生，67 岁，高血压病史十余年，三年前突发脑出血致左侧肢体偏瘫，3 日前无明显诱因前胸、口腔出现数处绿豆至黄豆大小水疱，伴瘙痒疼痛，全身散在分布面积约 5cm 大小的糜烂面，伴脓性分泌物，有臭味，拟行组织病理学检查。

8. 该病人的病理切片可能见到

    A. 棘层肥厚　　　　　　　　　　　B. 棘层松解

    C. 颗粒层增厚　　　　　　　　　　D. 基底细胞液化变性

    E. 颗粒层减少

9. 该病人首选的治疗药物是

    A. 抗组胺药　　　　　　　　　　　B. 人血白蛋白

    C. 免疫抑制剂　　　　　　　　　　D. 糖皮质激素

    E. 抗病毒药物

## （二）病例分析

王先生，44 岁，主因"躯干、四肢、口腔皮疹伴痒 2 年，加重伴疼痛半月余"，病人全身多处糜烂面，有渗液；口腔黏膜内可见数处绿豆至黄豆大小白色糜烂面，疼痛剧烈。初步诊断为天疱疮。请问：

1. 棘层细胞松解现象检查法的结果及检查方法（至少 4 点）。

2. 列出对该病人进行的护理措施。

（李　莉）

## 第一章　绪论

1. E　　2. E　　3. D　　4. A　　5. E　　6. D　　7. E　　8. B

## 第二章　水、电解质及酸碱平衡失调病人的护理

### (一) 单项选择题

1. E　　2. A　　3. B　　4. B　　5. A　　6. E　　7. C　　8. D
9. E　　10. A　　11. D　　12. C　　13. B　　14. E　　15. B　　16. E
17. C　　18. E　　19. A　　20. E　　21. D　　22. D　　23. A　　24. B
25. D　　26. B　　27. C　　28. B　　29. A　　30. B　　31. A　　32. C
33. B　　34. C　　35. D　　36. D　　37. E　　38. D　　39. A　　40. E
41. C　　42. E　　43. C

### (二) 病例分析

1. (1) 该病人可能发生了中度高渗性脱水，引起高渗性脱水的原因为水分排出过多，如高温环境下经皮肤大量水分丢失、高热、呼吸增快等。

(2) 该病人应该先补充水分(先补 5% 葡萄糖注射液，再补充 5% 葡萄糖氯化钠注射液或生理盐水)，补液量包括生理需要量(2 000~2 500ml)，累计损失量[该病人中度脱水，累计损失量为 60kg×5%=3kg(3 000ml)]的 1/2，即 1 500ml，共计 3 500~4 000ml(继续损失量在第 2 日补给)。

(3) 从以下几个方面观察：①精神状态是否好转；②脱水征象是否改善；③血容量是否得到有效恢复；④心肺功能是否正常。

2. (1) 低钾血症。该病人禁食与胃肠减压造成 $K^+$ 丢失，每日输入 10% 葡萄糖溶液 2 000ml，5% 葡萄糖盐水 1 000ml，未能补充 $K^+$，病人出现乏力、嗜睡、恶心、腹胀，心率 110 次 /min 等低钾血症的表现。

(2) 需要取血化验，确诊低钾血症后，补充氯化钾。

## 第三章　外科休克病人的护理

### (一) 单项选择题

1. E　　2. E　　3. B　　4. D　　5. C　　6. D　　7. E　　8. B
9. A　　10. D　　11. D　　12. A　　13. B　　14. E　　15. A　　16. B
17. D　　18. D　　19. D　　20. A　　21. B　　22. B　　23. C　　24. C

### (二) 病例分析

1. 该病人因车祸致肢体多处创伤，并伴有大量出血，考虑是低血容量性休克；因估计

出血量为 1 200ml，P 110 次 /min，BP 80/60mmHg，面色苍白，神志清楚，表情淡漠，口渴明显。考虑为中度休克。

2. 护理：

(1) 将病人头和躯干抬高 20°~30°，下肢抬高 15°~20°；建立静脉通路；合理补液；使用抗休克裤；记录出入量；严密观察病情变化。

(2) 遵医嘱应用血管活性药物，使用时从低浓度、慢速度开始。

(3) 维持呼吸道通畅；监测呼吸功能；吸氧。

(4) 严格执行无菌技术操作规程；遵医嘱全身应用有效抗菌药；保持床单清洁、干燥。

(5) 用加盖棉被、毛毯和调节病室内温度等措施，进行保暖。忌用热水袋、电热毯等进行体表加温，以防烫伤及皮肤血管扩张，增加局部组织耗氧量而加重缺氧。

(6) 配合医生完善术前检查，做好术前准备。

## 第四章　麻醉病人的护理

### (一) 单项选择题

1. B　　2. C　　3. E　　4. B　　5. C　　6. D　　7. C　　8. E
9. A　　10. A　　11. D　　12. A　　13. A　　14. B　　15. E　　16. E
17. A　　18. C　　19. D　　20. A　　21. A　　22. B　　23. D　　24. A
25. E　　26. D　　27. B　　28. C　　29. D　　30. B　　31. B　　32. C
33. B　　34. A　　35. B　　36. C　　37. A　　38. E　　39. B　　40. C

### (二) 病例分析

(1) 患儿出现了全脊髓麻醉。

(2) 此时患儿的主要护理诊断/问题

1) 组织灌注量不足　　与心搏骤停有关。

2) 气体交换受损　　与呼吸骤停有关。

3) 清理呼吸道无效　　与意识丧失和呼吸肌麻痹有关。

(3) 主要护理措施：立即进行抢救，进行心肺脑复苏；及时清理呼吸道，保持气道通畅；必要时进行气管插管、人工呼吸、吸氧；心脏除颤；静脉注射肾上腺素；进一步呼吸、循环支持；做好基础护理。

## 第五章　手术室护理工作

### (一) 选择题

1. A　　2. A　　3. E　　4. A　　5. B　　6. C　　7. B　　8. C
9. B　　10. E　　11. B　　12. D　　13. E　　14. C　　15. B　　16. E
17. E　　18. C　　19. A　　20. D　　21. E　　22. D　　23. D　　24. B
25. A　　26. E　　27. C　　28. C　　29. C　　30. B　　31. D　　32. A
33. C　　34. C　　35. C　　36. F　　37. C　　38. A　　39. E　　40. D
41. B　　42. D　　43. A　　44. A　　45. C　　46. E　　47. A　　48. C
49. E　　50. A

## （二）病例分析

(1) 适Ⅳ类手术间。

(2) 摆水平仰卧位。

(3) 预防术后肠粘连健康指导：①鼓励早期活动除了年老体弱或病情较重者，鼓励并协助病人术后第 1 日坐起轻微活动，第 2 日协助病人于床边活动，第 3 日可在病室内活动。病人活动量根据个体差异而定，早期活动可促进肠蠕动恢复，预防术后肠粘连的发生。②待病人可进食后，应食用温、软、易于消化的食物，忌生、冷、硬、易产气食物，少量多餐。

# 第六章　手术前后病人的护理

## （一）单项选择题

| | | | | | | | |
|---|---|---|---|---|---|---|---|
| 1. A | 2. E | 3. A | 4. E | 5. A | 6. B | 7. D | 8. C |
| 9. C | 10. D | 11. E | 12. E | 13. E | 14. B | 15. B | 16. A |
| 17. B | 18. E | 19. C | 20. A | 21. D | 22. B | 23. A | 24. C |
| 25. B | 26. D | 27. C | 28. A | 29. B | 30. D | 31. C | 32. D |
| 33. C | 34. C | 35. D | 36. B | 37. C | 38. B | 39. C | 40. C |
| 41. E | 42. B | 43. B | 44. D | 45. C | 46. E | 47. D | 48. C |
| 49. B | 50. C | 51. B | 52. E | 53. D | 54. C | 55. C | 56. C |
| 57. A | 58. E | 59. D | 60. A | | | | |

## （二）病例分析

(1) 争取时间，在做好必要的急救和处理的同时，尽快进行必要的术前准备；应立即建立两条静脉通道；如病人有水、电解质代谢紊乱和酸碱平衡失调，遵医嘱立即输液，给予纠正。

(2) 病人出现术后不适的原因是尿潴留。

(3) 针对病人情况，采取的处理为：①稳定病人情绪，采用诱导排尿法，变换体位，下腹部热敷或听流水声；②遵医嘱采用药物、针灸治疗；③上述措施无效时在无菌操作下导尿。

# 第七章　外科感染病人的护理

## （一）单项选择题

| | | | | | | | |
|---|---|---|---|---|---|---|---|
| 1. A | 2. C | 3. E | 4. B | 5. D | 6. C | 7. D | 8. C |
| 9. D | 10. C | 11. B | 12. A | 13. C | 14. B | 15. A | 16. C |
| 17. A | 18. D | 19. A | 20. A | 21. E | 22. D | 23. B | 24. A |
| 25. B | 26. A | 27. A | 28. D | 29. B | 30. B | 31. B | 32. E |
| 33. C | 34. C | 35. E | 36. B | 37. E | 38. C | 39. C | 40. A |
| 41. E | 42. C | 43. A | 44. E | 45. A | 46. D | 47. C | 48. E |
| 49. B | | | | | | | |

## （二）病例分析

(1) 该病人主要的护理问题：①有窒息的危险　与持续性喉痉挛及气道堵塞有关；

②舒适的改变：疼痛　与肌肉的强直性收缩或痉挛有关；③有受伤危险　与强烈肌肉痉挛抽搐，造成肌肉撕裂或骨折有关；④有传播感染的危险　与消毒隔离制度执行不严有关；⑤潜在并发症：肺不张、肺部感染、尿潴留、心力衰竭等。

（2）主要护理措施：①病室内备气管切开包及氧气吸入装置，急救药品和物品准备齐全。②每4小时测量体温、脉搏、呼吸1次，根据需要测量血压。观察并记录痉挛、抽搐发作的次数、持续时间及有无伴随症状。③遵医嘱使用镇静、解痉药物。在每次发作后检查静脉通路，防止因抽搐使静脉通路堵塞、脱落而影响治疗；医护人员要做到走路轻、语声低、操作稳，避免光、声、寒冷及精神刺激；使用器具无噪声；护理治疗安排集中有序。④使用带护栏的病床，必要时加用约束带，防止痉挛发作时病人坠床和自我伤害；应用合适的牙垫，以防舌咬伤；剧烈抽搐时勿强行按压肢体，关节部位放置软垫，以防肌腱断裂、骨折及关节脱位。⑤协助病人进高热量、高蛋白、高维生素饮食，进食应少量多次，以免引起呛咳、误吸。病情严重不能经口进食者，予以鼻饲，但时间不宜过长。必要时予以TPN，以维持人体正常营养需要。⑥将病人置于单人隔离病室，室内遮光、安静、温湿度适宜。⑦加强心电监护，注意防治心力衰竭。

## 第八章　损伤病人的护理

### （一）单项选择题

| | | | | | | | |
|---|---|---|---|---|---|---|---|
| 1. D | 2. C | 3. E | 4. A | 5. E | 6. D | 7. A | 8. A |
| 9. B | 10. C | 11. C | 12. B | 13. B | 14. D | 15. B | 16. D |
| 17. E | 18. A | 19. B | 20. D | 21. E | 22. B | 23. D | 24. C |

### （二）病例分析

1.病人的烧伤面积

（1）双下肢烧伤面积：臀（5%）、足（7%）、大腿（21%）、小腿（13%），共46%，为浅Ⅱ度烧伤。

（2）左上臂烧伤面积：9%，为深Ⅱ度烧伤。

（3）胸部烧伤面积：1%，为Ⅰ度烧伤。

因此，烧伤总面积为56%。

2.病人的烧伤程度　因计算烧伤程度及补液量时，Ⅰ度烧伤不计算在内，因此只考虑病人Ⅱ度烧伤的面积为55%，可见烧伤总面积大于50%，因此属于特重度烧伤。

3.病人第一个8小时的补液量

（1）根据公式24h补液量=60（kg）×55×1.5ml+2 000ml=6 950ml。

（2）因烧伤后第一个8小时内创面渗液最快，故应在第一个8小时内输入补液总量的1/2，因此第一个8小时的补液量为3 475ml。

## 第九章　肿瘤病人的护理

### （一）单项选择题

| | | | | | | | |
|---|---|---|---|---|---|---|---|
| 1. B | 2. E | 3. E | 4. E | 5. B | 6. D | 7. A | 8. C |
| 9. D | 10. C | 11. D | 12. A | 13. C | 14. C | 15. A | 16. E |

17. C  18. A  19. C

## （二）病例分析

1. 王某目前主要的护理问题是焦虑恐惧。

2. 采取的护理措施主要有鼓励病人家属给予病人情感上的支持、生活上的关心，增进护士与病人之间的人际关系，使之有安全感。允许其有一定时间接受现实。不阻止其发泄情绪，但要小心预防意外事件发生。在否认期医护人员的态度要保持一致性，肯定回答病人的疑问，减少病人怀疑及逃避现实的机会。

## 第十章　器官移植病人的护理

### （一）单项选择题

1. A  2. B  3. A  4. B  5. A  6. C  7. A  8. D

### （二）病例分析

1. 病人目前最主要的护理诊断　潜在并发症：急性排斥反应。

2. 目前最关键的处理

（1）病情观察：观察病人生命体征、尿量、肾功能及肾移植区局部情况。

（2）用药护理：遵医嘱正确、及时执行抗排斥反应冲击治疗，及时观察用药效果。对排斥反应风险较高的肾移植受者，建议使用淋巴细胞清除性抗体进行诱导治疗。

（3）抗排斥治疗后，如果体温下降至正常，尿量增多，体重稳定，移植肾肿胀消退、质变软、无压痛，全身症状缓解或消失，血肌酐、尿素氮下降，提示排斥逆转。

## 第十一章　颅脑疾病病人的护理

### （一）单项选择题

1. D  2. A  3. E  4. D  5. B  6. B  7. D  8. E

9. D  10. C  11. D  12. B  13. D  14. C  15. E  16. B

17. B  18. E  19. C  20. C  21. B  22. E  23. A  24. C

25. E  26. B  27. E  28. E  29. E  30. C  31. A  32. E

33. A

### （二）病例分析

1.（1）疼痛　与颅内压增高有关。

（2）有脑组织灌注无效的危险　与颅内压增高、脑疝有关。

（3）营养失调：低于机体需要量　与呕吐、不能进食和与脱水治疗有关。

（4）潜在并发症：脑疝、窒息等。

2.（1）抬高床头15°~30°，以利于颅内静脉回流。

（2）饮食与补液

1）控制液体摄入量，不能进食者，成人每日补液量不超过2 000ml，保持每日尿量不少于600ml，防止水电解质紊乱。

2）神志清醒者，可予以普通饮食，适当限制盐的摄入。

3）控制输液速度，防止短时间内输入大量液体加重脑水肿。

（3）持续或间断低流量吸氧，改善脑缺氧使脑血管收缩，减少脑血流量。

（4）密切观察意识、瞳孔、生命体征、肢体活动，注意观察头痛、呕吐、烦躁症状。

（5）维持正常体温，防止高热引起机体代谢率增高加重脑缺氧，故应及时给予有效的降温措施。遵医嘱应用抗生素预防和控制感染。

（6）加强生活护理，满足病人日常生活需要。

（7）对头痛、呕吐、血压高、躁动等症状应慎重判断和处理，应排除颅内出血、脑水肿引起的颅内高压，必要时行头颅 CT 检查确认，慎用镇静药、止痛药、止吐药、降压药，禁用哌替啶、吗啡。

## 第十二章 颈部疾病病人的护理

### （一）单项选择题

| | | | | | | | |
|---|---|---|---|---|---|---|---|
| 1. B | 2. B | 3. E | 4. C | 5. B | 6. C | 7. A | 8. C |
| 9. B | 10. C | 11. D | 12. E | 13. A | 14. A | 15. C | 16. A |
| 17. C | 18. E | 19. B | 20. A | 21. D | 22. C | 23. D | 24. D |
| 25. E | 26. D | 27. E | 28. E | 29. C | 30. D | 31. D | 32. E |
| 33. E | 34. E | 35. D | 36. E | 37. B | 38. D | 39. B | 40. A |
| 41. E | 42. A | 43. D | 44. E | 45. A | 46. E | 47. B | 48. C |
| 49. C | 50. B | 51. D | 52. E | | | | |

### （二）病例分析

1. 该病人主要的护理问题是营养失调：低于机体需要量。

2. ①加强营养支持，满足机体高代谢的需要。鼓励病人进食高热量、高蛋白质、富含维生素的食物，忌食海带、紫菜、海产品等含碘丰富的食物。②完善手术前常规检查和必要的化验检查。③术前每日练习用软枕垫高肩部数次，以适应术中颈部过伸的体位。④遵医嘱给予术前药物准备，单用碘剂或硫脲类药物加用碘剂或碘剂加用硫脲类药物后再单用碘剂。⑤注意保护眼睛，常滴眼药水，外出时可戴墨镜或眼罩，睡前用抗生素眼膏敷眼或用油纱布遮盖，以避免角膜过度暴露后干燥受损而发生溃疡；减少食盐摄入量，使用利尿剂减轻眶周水肿等。⑥术后严密观察病情，特别注意并发症的发生，一旦发生并发症应及时报告医生并协助处理。⑦继续服用碘剂，逐渐减量。

## 第十三章 胸部疾病病人的护理

### （一）单项选择题

| | | | | | | | |
|---|---|---|---|---|---|---|---|
| 1. A | 2. C | 3. B | 4. D | 5. A | 6. B | 7. D | 8. A |
| 9. D | 10. A | 11. D | 12. D | 13. E | 14. E | 15. B | 16. E |
| 17. D | 18. B | 19. A | 20. C | 21. D | 22. A | 23. D | 24. C |
| 25. C | 26. C | 27. C | 28. B | 29. A | 30. D | 31. D | 32. D |
| 33. C | 34. C | 35. D | 36. E | 37. C | 38. D | 39. D | 40. A |
| 41. D | 42. A | 43. D | 44. E | 45. C | 46. B | 47. C | 48. D |
| 49. A | 50. D | 51. B | 52. E | 53. E | 54. B | 55. E | 56. D |

| 57. A | 58. B | 59. B | 60. D | 61. B | 62. C | 63. A | 64. D |
| 65. A | 66. E | 67. D | 68. B | 69. E | | | |

## (二) 病例分析

**1. 术前准备**

(1) 呼吸道准备：对吸烟者，戒烟 2 周；指导病人进行腹式深呼吸和有效咳嗽训练；必要时使用抗生素控制呼吸道感染。

(2) 胃肠道准备：①无胃肠道动力障碍者，术前禁食 6 小时，禁饮 2 小时，有吞咽困难或梗阻的病人遵医嘱延长禁食禁饮时间。②食管癌炎症者，遵医嘱口服抗生素。③拟行结肠代食管手术者，术前 3 日进少渣饮食，遵医嘱口服抗生素；术前 2 日进无渣流食；术前晚行清洁灌肠或全肠道灌洗后禁饮禁食。④对进食后有滞留或反流者，术前 3 日开始用温生理盐水冲洗食管，每日 1 次，防止吻合口瘘。⑤术日晨常规留置胃管，行胃肠减压，通过梗阻部位困难时，不能强行置入，以免戳穿食管，可将胃管置于梗阻食管上方，待手术中调整。

**2. 可能的护理诊断／问题** ①营养失调：低于机体需要量 与进食减少或不能进食、消耗增加等有关。②清理呼吸道无效 与手术、麻醉有关。③疼痛 与手术有关。④焦虑／恐惧 与对癌症和手术的恐惧，担心预后有关。⑤潜在并发症：肺炎、肺不张、出血、吻合口瘘、乳糜胸等。

**3. 术后胃肠减压的护理** ①术后 3~4 日内持续胃肠减压，妥善固定胃管，防止脱出。②严密观察引流液的色、质、量、气味并准确记录。若引流出大量鲜血或血性液体，病人出现烦躁、血压下降、脉搏增快、尿量减少等，考虑吻合口出血，通知医生并配合处理。③经常挤压胃管，防止堵塞，若胃管不通畅，可用少量生理盐水冲洗并及时回抽。④胃管脱出后立即通知医生，密切观察病情，不应盲目插入，以免戳穿吻合口部位，造成吻合口瘘。

## 第十四章 乳房疾病病人的护理

### (一) 单项选择题

| 1. B | 2. E | 3. B | 4. C | 5. A | 6. A | 7. C | 8. D |
| 9. A | 10. B | 11. A | 12. B | 13. E | 14. A | 15. C | 16. E |
| 17. B | 18. B | 19. E | 20. C | 21. D | 22. C | 23. E | 24. C |
| 25. E | 26. D | 27. C | 28. C | 29. E | 30. E | 31. C | 32. E |
| 33. D | 34. B | 35. C | 36. A | 37. E | 38. C | 39. A | 40. D |

### (二) 病例分析

1. 入院后行乳癌改良根治术，术后护理评估的主要内容：①皮瓣和切口愈合情况，有无皮下积液；②患侧上肢有无水肿；③肢端血循环情况；④患肢功能锻炼计划的实施情况及肢体功能恢复情况；⑤病人对康复期保健和疾病相关知识的了解和掌握程度。

2. 术后存在的主要护理诊断／问题及相应的护理措施有：

(1) 有组织完整性受损的危险 与留置引流管、患侧上肢淋巴引流不畅、头静脉被结扎、腋静脉栓塞或感染有关。

护理措施：

1）保持皮瓣血供良好：①手术部位用弹性绷带加压包扎，维持 7~10 日；②观察皮瓣颜色及创面愈合情况；③观察患侧上肢远端血循环情况。

2）维持有效引流：①保持有效的负压吸引力；②妥善固定引流管；③保持引流通畅；④观察引流液的颜色和量；⑤拔管后的护理。

3）预防患侧上肢肿胀：①勿在患侧上肢测血压、抽血、做静脉或皮下注射等；②保护侧上肢；③按摩患侧上肢或进行握拳，屈、伸肘运动，以促进淋巴回流。

（2）知识缺乏：缺乏有关术后上肢功能锻炼的相关知识。

护理措施：指导病人作患侧肢体的功能锻炼：①术后 24 小时内：活动手指及腕部，可作伸指、握拳、屈腕等锻炼。②术后 1~3 日：进行上肢肌的等长收缩。③术后 4~7 日：鼓励病人用患侧手洗脸、刷牙、进食，以患侧手触摸对侧肩部及同侧耳朵等锻炼。④术后 l~2 周：行肩关节活动，抬高患侧上肢，手指爬墙，梳头等的锻炼。功能锻炼应循序渐进，术后 7~10 日内不外展肩关节，不要以患侧肢体支撑身体。

## 第十五章　腹外疝病人的护理

### （一）单项选择题

| | | | | | | | |
|---|---|---|---|---|---|---|---|
| 1. A | 2. B | 3. D | 4. C | 5. C | 6. C | 7. D | 8. A |
| 9. B | 10. D | 11. E | 12. E | 13. E | 14. B | 15. E | 16. A |
| 17. E | 18. D | 19. B | 20. D | 21. A | 22. E | 23. C | 24. E |

### （二）病例分析

1. 马某，中年女性，于右侧腹股沟区可扪及一圆形肿块，有压痛，边界欠清，且肿块的部位在腹股沟韧带外下方；全身症状有发热、腹胀、呕吐不适，判断该病人的病情符合右侧腹股沟嵌顿性疝的特点。

2. ①焦虑/恐惧　与疝块突出影响日常生活有关。②急性疼痛　与疝块嵌顿或绞窄有关。③知识缺乏：缺乏腹股沟成因、预防腹内压升高等知识。

3. 做好入院处置，指导病人卧床休息，禁食，观察病人疼痛性状及病情变化，遵医嘱胃肠减压，指导病人注意保暖，预防呼吸道感染，术前指导腹壁肌肉锻炼，并训练卧床排便、使用便器等。术前准备：手术区域常规皮肤准备；术前晚应灌肠，清除肠内积粪，防止术后腹胀及排便困难；病人进手术室前，嘱其排尿，以防术中误伤膀胱；遵医嘱预防性使用抗生素。

## 第十六章　急性化脓性腹膜炎与腹部损伤病人的护理

### （一）单项选择题

| | | | | | | | |
|---|---|---|---|---|---|---|---|
| 1. B | 2. E | 3. C | 4. A | 5. B | 6. E | 7. D | 8. A |
| 9. D | 10. C | 11. E | 12. D | 13. B | 14. D | 15. D | 16. E |
| 17. E | 18. C | 19. C | 20. C | 21. B | 22. E | 23. E | 24. C |
| 25. E | 26. B | 27. A | 28. C | 29. A | 30. D | 31. E | 32. A |
| 33. D | 34. A | 35. E | 36. A | 37. C | 38. B | 39. D | 40. E |

| 41. A | 42. B | 43. E | 44. B | 45. C | 46. D | 47. D | 48. A |
| 49. D | 50. C | | | | | | |

## （二）病例分析

1.（1）非手术治疗：主要措施包括半卧位、禁食、胃肠减压，静脉输液、纠正水、电解质紊乱，合理应用抗生素，补充热量和营养支持，以及镇静、止痛、吸氧等对症处理。非手术治疗也可作为手术前的准备工作。

（2）经积极非手术治疗，症状及体征不见好转，呈加重趋势，此时，应采取手术治疗。其目的是消除污染来源，清理感染病灶，去除腹腔内感染积液和降低细菌数量。手术类型视病情而定。术后予以禁食、胃肠减压、静脉补液、抗生素应用和营养支持治疗，保持腹腔引流管通畅，密切观察病情变化，积极防治并发症。

2.（1）诊断依据：入院后检查包括 BP 70/30mmHg，P 102 次 /min，颜面苍白，四肢湿冷，神志模糊。腹腔穿刺抽到不凝血。

（2）积极抗休克治疗，重点检查有无脑胸腹的合并伤。腹腔穿刺已证实有腹腔内出血，在积极抗休克治疗的同时应尽早行剖腹探查术。剖腹探查应先迅速控制明显出血点；根据受伤情节和体征，最怀疑哪个脏器就先探查哪个脏器；凝血块附着处一般为出血处；控制出血后按顺序系统、有序地探查，以决定有效、适宜的术式，减轻创伤，缩短手术及低血压时间。

（3）病情观察：无休克情况下一般取半卧位。尽量减少搬动和按压腹部；禁食、胃肠减压；营养支持；维持体液平衡和有效循环血量；控制感染；对症护理；心理护理。

# 第十七章　胃十二指肠疾病病人的护理

## （一）单项选择题

| 1. D | 2. D | 3. D | 4. E | 5. B | 6. C | 7. D | 8. C |
| 9. C | 10. D | 11. D | 12. C | 13. A | 14. B | 15. B | 16. E |
| 17. B | 18. B | 19. C | 20. B | 21. B | 22. A | 23. C | 24. C |
| 25. B | 26. C | 27. E | 28. C | 29. D | 30. A | 31. D | 32. D |
| 33. C | | | | | | | |

## （二）病例分析

1.①疼痛　与癌症及手术创伤有关；②营养失调：低于机体需要量　与摄入不足及消耗增加有关；③焦虑 / 恐惧　与环境改变、担心手术及胃癌预后有关；④潜在并发症：出血、感染、吻合口破裂或瘘、术后梗阻、倾倒综合征等。

2. 监测生命体征，每 30 分钟 1 次，病情平稳后延长间隔时间。

3. 术前改善营养　病人应少量多餐，进食高蛋白、高热量、富含维生素、低脂肪、易消化和少渣的食物。术前 1 日进流质饮食。协助病人做好术前各种检查及手术前常规准备。根据病人情况做好心理疏导工作，鼓励病人表达真实感受，解释胃癌手术治疗的必要性，帮助消除负面情绪，增强对治疗的信心。还应鼓励家属和朋友给予病人支持。

术后护理：病人全麻清醒后，血压平稳后取低半卧位。术后胃肠减压期间，遵医嘱静脉补充液体，维持水、电解质平衡并提供必要营养素；拔除胃管后由试验饮水或米汤开始，逐渐过渡到半量流质饮食、全量流质饮食、半流质饮食、软食至正常饮食。监测生命体征，每 30 分钟 1 次，病情平稳后延长间隔时间。保持管道通畅，妥善固定胃肠减压管和引流管，防止脱出；观察并记录胃管和引流管引流液的颜色、性质和量。评估病人疼痛程度，适当应用止痛药物。

## 第十八章　肠疾病病人的护理

### （一）单项选择题

| | | | | | | | |
|---|---|---|---|---|---|---|---|
| 1. B | 2. E | 3. C | 4. A | 5. B | 6. E | 7. E | 8. E |
| 9. A | 10. A | 11. C | 12. E | 13. D | 14. A | 15. B | 16. B |
| 17. B | 18. C | 19. E | 20. E | 21. A | 22. B | 23. B | 24. E |
| 25. D | 26. C | 27. C | 28. D | 29. D | 30. C | 31. D | 32. A |
| 33. D | 34. D | 35. D | 36. D | 37. E | 38. D | 39. D | 40. C |
| 41. B | 42. D | 43. A | 44. E | 45. D | 46. B | 47. E | 48. B |
| 49. C | 50. D | 51. D | 52. B | | | | |

### （二）病例分析

1.（1）所患疾病：急性阑尾炎。

护理诊断：疼痛；焦虑；体液不足；潜在并发症：门静脉炎、腹腔脓肿等。

（2）病情观察。对症处理：控制感染、缓解疼痛；术前准备；心理护理。

2.（1）手术后所致的粘连性肠梗阻。

（2）最佳治疗方案：禁食，胃肠减压，纠正水、电解质、酸碱失衡，应用抗生素。

（3）观察病人意识状态、生命体征、呕吐、排气排便、腹痛、腹胀、腹膜刺激征、肠蠕动情况。

3.（1）需要做以下检查以协助诊断：影像学检查、内镜检查、CEA 和 CA19-9 等测定。

（2）由于肿块边缘距肛缘仅 3cm，需行迈尔斯（Miles）手术。

术前肠道准备包括：控制饮食、肠道清洁、药物使用三个方面。

（3）出院指导：指导造口护理方法、饮食指导、活动指导、复查指导。

## 第十九章　直肠肛管良性疾病病人的护理

### （一）单项选择题

| | | | | | | | |
|---|---|---|---|---|---|---|---|
| 1. D | 2. C | 3. C | 4. D | 5. E | 6. B | 7. E | 8. E |
| 9. B | 10. A | 11. C | 12. A | 13. D | 14. B | 15. A | 16. C |
| 17. B | 18. A | 19. E | 20. E | 21. A | 22. A | 23. B | |

### （二）病例分析

1. 病人入院后，采用手法还纳脱出的痔块。

2. 出院指导：养成定时排便习惯，保持大便通畅。每次排便后热水坐浴，改善局部血液循环。

3. 术后 2~3 日内尽量不排便，之后保持大便通畅。每次排便后应先清洗后坐浴，再换药。

## 第二十章　肝胆胰疾病病人的护理

### (一) 单项选择题

| | | | | | | | |
|---|---|---|---|---|---|---|---|
| 1. D | 2. E | 3. A | 4. A | 5. A | 6. A | 7. E | 8. E |
| 9. D | 10. A | 11. D | 12. E | 13. C | 14. D | 15. E | 16. E |
| 17. E | 18. A | 19. E | 20. C | 21. B | 22. C | 23. A | 24. D |
| 25. A | 26. A | 27. B | 28. D | 29. D | 30. A | 31. C | 32. B |
| 33. C | 34. C | 35. A | 36. A | 37. D | 38. E | 39. B | 40. D |
| 41. A | 42. E | 43. D | 44. A | 45. E | 46. B | 47. C | 48. D |
| 49. D | 50. C | 51. B | 52. E | | | | |

### (二) 病例分析

1. (1) 护理诊断/问题

1) 疼痛　与肿瘤生长导致肝包膜张力增加,放疗、化疗后不适,或手术有关。

2) 营养失调:低于机体需要量　与食欲减退、腹泻及肿瘤导致的代谢异常和消耗有关。

3) 潜在并发症:肝性脑病、上消化道出血、肿瘤破裂出血、感染等。

(2) 护理措施

1) 一般护理:术后 24 小时内应平卧休息。

2) 病情观察:密切观察病人的心、肺、肾、肝等重要脏器的功能变化。

3) 维持体液平衡:静脉输液,补充水、电解质,维持体液平衡。

4) 引流管的护理:妥善固定,保持引流通畅;准确记录引流液的色、质、量。

5) 预防感染:遵医嘱合理应用抗生素。

6) 预防和护理肝性脑病:①避免肝性脑病的诱因;②禁用肥皂水灌肠;③口服新霉素;④使用降血氨药物;⑤给予富含支链氨基酸的制剂或溶液;⑥肝昏迷者限制蛋白质摄入;⑦便秘者可口服乳果糖。

7) 心理护理。

2. (1) 护理诊断/问题

1) 体液不足　与上消化道大量出血有关。

2) 体液过多(腹水)　与肝功能损害致低蛋白血症、血浆胶体渗透压降低及醛固酮分泌增加等有关。

3) 营养失调:低于机体需要量　与肝功能损害、营养摄入不足、消化吸收障碍有关。

4) 潜在并发症:上消化道大出血、术后出血、肝性脑病、静脉血栓形成。

5) 知识缺乏:缺乏预防上消化道出血、肝脏疾病的有关知识。

(2) 护理措施

非手术治疗包括:

1) 一般护理:①绝对卧床休息;②口腔护理。

2) 恢复血容量。

3) 止血:①局部灌洗;②药物止血;③三腔二囊管压迫止血。

4）病情观察。

5）预防肝性脑病。

6）心理护理。

手术治疗：

1）术前准备

2）术后护理：①体位与活动，饮食。②病情观察。③引流管的护理。④保护肝脏。⑤并发症的观察和预防。

3.（1）主要的护理问题是疼痛、体温过高、有体液不足的危险。

（2）护理措施：密切观察病情，缓解疼痛，降低体温，做好术前准备。

术后护理：观察及护理并发症，营养支持，心理护理。

# 第二十一章　急腹症病人的护理

## （一）单项选择题

| 1. B | 2. C | 3. E | 4. E | 5. D | 6. E | 7. C | 8. D |
| 9. B | 10. B | 11. A | 12. B | 13. D | 14. D | 15. A | 16. D |
| 17. E | 18. D | 19. D | 20. D | 21. E | 22. B | 23. D | 24. D |

## （二）病例分析

1. ①应评估病人的年龄、性别、婚姻和职业等；②了解病人腹痛发生、发展等相关内容；③了解病人既往疾病史及手术史等；④评估病人的身体状况，尤其腹部的症状及体征；⑤包括病人的辅助检查。

2. ①形成良好的饮食和卫生习惯；②积极控制诱发急腹症的因素，如有溃疡病者应按医嘱定时服药，胆道疾病和慢性胰腺炎者需适当控制油腻饮食，反复发生粘连性肠梗阻者应避免暴饮暴食及饱食后剧烈运动；③急腹症行手术治疗者，术后应早期开始活动，以预防粘连性肠梗阻。

# 第二十二章　周围血管疾病病人的护理

## （一）单项选择题

| 1. A | 2. A | 3. E | 4. E | 5. B | 6. C | 7. E | 8. E |
| 9. E | 10. A | 11. A | 12. D | 13. C | 14. D | 15. D | 16. E |
| 17. C | 18. B | 19. D | 20. C | 21. E | 22. D | 23. C | 24. C |
| 25. D | 26. A | 27. C | 28. E | 29. E | 30. E | 31. C | 32. B |
| 33. A | 34. E | 35. E | 36. C | 37. B | 38. B | | |

## （二）病例分析

1.（1）该病人为大隐静脉曲张。

（2）病人可能发生了血栓性静脉炎，还可能出现溃疡形成、曲张静脉破裂出血等并发症。

（3）①卧床休息，抬高患肢30°，并指导病人作足背伸屈运动，以促进静脉血回流。如无异常情况，术后24小时，应鼓励病人下床活动；②注意观察有无切口或皮下渗血，局部有无感染,发现异常应及时报告医师并妥善处理;③注意保持弹力绷带的松紧度,使用弹力绷带一般需维持1~3个月。

2.(1) 嘱病人戒烟。

(2) 还应做的检查有测定跛行距离和跛行时间、皮肤温度;肢体抬高试验;多普勒超声检查、动脉造影等。

(3) 为促进侧支循环建立,可采取的护理措施有:①鼓励病人坚持每日多走路,行走时以出现疼痛时的行走时间和距离作为活动量的指标,以不出现疼痛为度;②指导病人进行伯格运动;③告知病人,当腿部发生溃疡及坏死时,或动脉、静脉血栓形成时不宜运动。

## 第二十三章　泌尿系统损伤疾病病人的护理

### (一) 单项选择题

| | | | | | | | |
|---|---|---|---|---|---|---|---|
| 1. D | 2. E | 3. C | 4. D | 5. B | 6. C | 7. D | 8. C |
| 9. E | 10. D | 11. D | 12. C | 13. A | 14. D | 15. D | 16. C |
| 17. B | 18. C | 19. C | 20. C | 21. C | 22. C | 23. E | 24. C |
| 25. D | 26. D | 27. D | 28. E | 29. E | 30. E | 31. D | 32. D |
| 33. D | 34. D | 35. C | | | | | |

### (二) 病例分析

(1) 该病人主要的护理问题:急性疼痛　与腰部损伤有关。

(2) 为明确诊断该病人宜做辅助检查是腹部CT。

(3) 病人采取非手术治疗,主要护理措施有:①绝对卧床休息2~4周,待病情稳定、血尿消失后方可离床活动。②密切观察:生命体征、疼痛、腰腹部情况、尿液颜色和血常规。③扩容:建立静脉通道,及时输液、输血,维持有效循环血量。④止血:遵医嘱给予止血药物,控制出血。⑤止痛:诊断明确,疼痛明显者,遵医嘱给予止痛剂。⑥防治感染:遵医嘱使用抗生素。

## 第二十四章　尿石症病人的护理

### (一) 单项选择题

| | | | | | | | |
|---|---|---|---|---|---|---|---|
| 1. C | 2. E | 3. D | 4. D | 5. E | 6. A | 7. E | 8. C |
| 9. C | 10. E | 11. C | 12. C | 13. B | 14. B | 15. A | 16. E |
| 17. C | 18. D | 19. D | 20. D | 21. C | 22. B | 23. D | 24. D |
| 25. E | 26. D | 27. E | 28. B | 29. E | 30. C | 31. D | 32. C |
| 33. C | 34. D | 35. E | | | | | |

### (二) 病例分析

(1) 该病人主要的护理问题:急性疼痛　与结石梗阻有关。

(2) 为明确诊断该病人宜做辅助检查:泌尿系统B超。

(3) 该病人急性疼痛期主要护理措施有:①嘱病人卧床休息;②遵医嘱给予解痉药物(山莨菪碱)和止痛药物(吗啡或哌替啶);③遵医嘱给予抗生素防治感染。④疼痛缓解后,根据结石位置、大小、形状等选择相应方法溶石、排石或碎石、取石。

## 第二十五章　泌尿、男性生殖系统结核病人的护理

### （一）单项选择题

| | | | | | | | |
|---|---|---|---|---|---|---|---|
| 1. C | 2. D | 3. D | 4. E | 5. D | 6. E | 7. E | 8. B |
| 9. D | 10. E | 11. E | 12. D | 13. C | 14. C | 15. A | 16. C |
| 17. E | 18. B | 19. A | 20. A | | | | |

### （二）病例分析

（1）为明确诊断该病人宜做的检查：尿结核分枝杆菌培养。

（2）拟采用药物治疗，其用药指导为：①坚持用药，连续抗结核治疗 6~9 个月；②规范用药，坚持联合、规律、全程用药，不随意间断或减量、减药；③注意药物副作用，定期复查肝肾功能和监测听力、视力等；④保护肾脏，勿用和慎用对肾有害的药物；⑤定期复查尿结核分枝杆菌和 IVU 等。

## 第二十六章　泌尿、男性生殖系统肿瘤病人的护理

### （一）单项选择题

| | | | | | | | |
|---|---|---|---|---|---|---|---|
| 1. C | 2. C | 3. C | 4. E | 5. C | 6. A | 7. D | 8. D |
| 9. B | 10. E | 11. C | 12. C | 13. C | 14. A | 15. D | 16. D |
| 17. C | 18. E | 19. D | 20. E | | | | |

### （二）病例分析

（1）为明确诊断该病人宜做的检查：膀胱镜＋活检。

（2）为减少复发，宜采用膀胱灌注化疗。①灌注前：禁饮 4 小时，排空膀胱，以防药物被稀释；②灌注时：保持病房温度适宜，正确留置导尿管，稀释后药液经导尿管注入膀胱；③膀胱内药液保留 0.5~2 小时，每 15~30 分钟变换体位 1 次，分别取俯、仰、左侧、右侧卧位，使药液与膀胱壁充分接触；④灌注后：嘱病人大量饮水，稀释尿液，降低药物浓度，减少对尿道黏膜的刺激；⑤注意事项：一般术后每周灌注 1 次，共 6 次；以后每月 1 次，持续两年。如有化学性膀胱炎、血尿等症状，遵医嘱延长灌注间隔时间、减少剂量、使用抗生素等，特别严重者暂停膀胱灌注。

## 第二十七章　良性前列腺增生病人的护理

### （一）单项选择题

| | | | | | | | |
|---|---|---|---|---|---|---|---|
| 1. E | 2. A | 3. A | 4. D | 5. E | 6. B | 7. E | 8. C |
| 9. E | 10. A | 11. A | 12. B | 13. A | 14. B | 15. C | |

### （二）病例分析

（1）该病人主要的护理问题：排尿障碍　与膀胱出口梗阻有关。

（2）入院后最主要护理措施：①留置导尿管并做好导管护理；②如留置失败，可行膀胱造瘘并做好导管护理。

（3）TURP 术后应用生理盐水持续冲洗膀胱 3~5 日，以防止血凝块堵塞导尿管。术

后第 2 日突发下腹胀痛且导尿管引流不畅,应及时挤捏导尿管、加快冲洗速度、调整导管位置等方法进行处理,无效时可用注射器吸取无菌生理盐水进行反复抽吸冲洗直至引流通畅。

## 第二十八章　骨折病人的护理

### (一) 单项选择题

| | | | | | | | |
|---|---|---|---|---|---|---|---|
| 1. C | 2. D | 3. B | 4. D | 5. E | 6. C | 7. D | 8. D |
| 9. E | 10. C | 11. B | 12. A | 13. E | 14. A | 15. D | 16. C |
| 17. E | 18. C | 19. A | 20. B | 21. E | 22. D | 23. A | 24. A |
| 25. E | 26. B | 27. C | 28. C | 29. A | 30. A | 31. B | 32. E |
| 33. D | 34. C | 35. E | 36. B | 37. E | 38. D | | |

### (二) 病例分析

1. 骨 - 筋膜室综合征。

2. (1) 体位:抬高患肢,以利于患肢消肿。

(2) 病情观察:定时观察右足皮温、脚趾活动、足背动脉搏动等情况,以防末梢血液循环受阻或神经受压的现象发生;若因石膏包扎过紧导致患肢出现血液循环受阻,应放平患肢并及时减压;观察石膏表面有无渗血、渗液,若有应记录其范围和日期并通知医师及时处理。

(3) 保持石膏整洁:避免尿、便及食物等污染,如有污染可用清水擦洗干净,清洁后立即擦干。

(4) 皮肤护理:保持床单清洁,定期检查病人受压皮肤,并定时更换体位;嘱病人勿搔抓石膏下皮肤以免导致皮肤破损。拆除石膏绷带后,用温水清洗患肢,并用凡士林涂擦皮肤。

## 第二十九章　关节脱位病人的护理

### (一) 单项选择题

| | | | | | | | |
|---|---|---|---|---|---|---|---|
| 1. D | 2. C | 3. B | 4. E | 5. B | 6. B | 7. B | 8. A |
| 9. D | 10. E | 11. B | 12. D | 13. D | 14. B | 15. A | 16. B |
| 17. C | 18. C | 19. B | 20. A | 21. C | 22. A | 23. C | |

### (二) 病例分析

1. 可能的诊断是左肘关节脱位。需进一步行左肘关节正侧位 X 线检查。

2. 常见的护理诊断　①急性疼痛;②躯体活动障碍;③有皮肤完整性受损的危险;④潜在并发症等。

3. 主要的护理措施

(1) 疼痛护理:尽早复位固定能减轻疼痛。进行护理操作或搬动病人时,动作要轻柔。必要时可遵医嘱给予镇痛剂,以减轻疼痛。

(2) 病情观察:移位的关节端可压迫相邻的神经和血管,应定时观察患肢远端感觉、运动、皮肤颜色、皮温及动脉搏动情况,若发现患肢远端感觉麻木、剧烈疼痛、肌肉麻痹、苍白及动脉搏动减弱或消失,应及时通知医生并配合处理。

(3) 保持皮肤完整性:对于肘关节石膏托固定后,应注意观察皮肤的色泽和温度,避免压迫皮肤。

(4) 提供相关知识:向病人及家属讲解肘关节脱位治疗及功能锻炼的知识;指导病人进行正确的功能锻炼,严禁强力扳正关节。

# 第三十章 骨与关节感染病人的护理

## (一) 单项选择题

| | | | | | | | |
|---|---|---|---|---|---|---|---|
| 1. E | 2. D | 3. C | 4. A | 5. D | 6. A | 7. E | 8. C |
| 9. C | 10. A | 11. B | 12. B | 13. B | 14. E | 15. B | 16. C |
| 17. B | 18. B | 19. D | 20. B | 21. C | 22. E | 23. D | 24. A |
| 25. D | 26. C | 27. B | 28. D | 29. B | 30. D | 31. A | 32. D |
| 33. E | 34. B | | | | | | |

## (二) 病例分析

1. 答案

(1) 该患儿目前可能的诊断是右胫骨急性血源性骨髓炎。

(2) 主要的护理诊断/问题:①体温过高;②疼痛;③躯体移动障碍;④潜在并发症:病理性骨折。

(3) 对该患儿采取的护理措施 病情观察;维持正常体温;控制感染;疼痛护理;饮食护理;心理护理。

2.(1) 该患儿目前可能的诊断是右膝关节化脓性关节炎。

(2) 主要的护理诊断/问题:①体温过高 与炎症刺激有关;②急性疼痛 与关节感染有关;③躯体移动障碍 与患肢疼痛及制动有关。

(3) 对该患儿应采取的主要护理措施

1) 术前护理

一般护理:①病人卧床休息,适当抬高患肢,限制活动,保持患肢于功能位,防止关节畸形及病理性脱位。急性炎症消退后,鼓励病人做主动活动。②给予易消化、高蛋白、高维生素饮食,并注意调节体液平衡。

控制感染:遵医嘱早期应用广谱、足量、有效的抗生素,注意药物的浓度和滴入的速度,用药期间,密切观察药物的副作用和毒性反应。

疼痛护理:应卧床休息,常用皮肤牵引或石膏托等方法固定患肢,防止感染扩散,克服肌肉痉挛,以减轻关节软骨之间的压力,从而减轻疼痛,防止关节面进一步破坏。

维持正常体温:体温高时可给予物理降温,必要时遵医嘱用药物降温。

2) 术后护理:除病人的一般常规护理外,重点注意观察引流物的量、性质,及时更换敷料和拔除引流物。

3.(1) 该患儿目前可能的诊断是左髋关节结核。

(2) 该病人目前主要的护理诊断/问题:①疼痛;②营养失调:低于机体需要量;③皮肤完整性受损;④躯体移动障碍;⑤潜在并发症:抗结核药物毒性反应、休克、窒息、瘫痪、病理性骨折或脱位。

（3）入院后术前主要护理措施：①饮食护理；②保证充足的休息，以减少机体的消耗。脊柱结核病人需卧硬板床休息，可预防瘫痪或防止瘫痪加重，降低机体代谢、减少消耗。③抗结核药物治疗，遵医嘱合理应用抗结核药物，注意观察药物毒性反应及副作用的发生和预防。④皮肤护理，需注意局部皮肤的护理，协助其翻身、充分活动肢体。当寒性脓肿向体外穿破形成窦道时，应及时更换敷料，防止脓液侵蚀局部皮肤引起溃烂。⑤疼痛护理。⑥心理护理。

（4）对该病人进行健康指导：①适当休息，保证营养供给；②遵医嘱连续服用抗结核药物 2 年左右，不可擅自停药，并注意观察药物的毒副作用，每月检查血常规、红细胞沉降率、肝功能和听力等情况；③术后继续卧床休息；④遵医嘱定期到医院复查，如出现耳鸣、听力异常应立即停药，同时注意肝、肾功能受损及多发性神经炎的发生。

## 第三十一章　颈肩痛与腰腿痛病人的护理

### （一）单项选择题

1. A　　2. A　　3. B　　4. D　　5. D　　6. B　　7. C　　8. C
9. A　　10. B　　11. E　　12. B　　13. D　　14. C　　15. C　　16. B
17. D　　18. B　　19. E　　20. D　　21. A　　22. B　　23. E　　24. B
25. D　　26. B

### （二）病例分析

1. 非手术治疗期间为减轻病人疼痛应采取的措施。

（1）卧硬板床：卧位可降低椎间盘压力（比站立时低 50%），缓解疼痛；抬高床头 20°，膝关节屈曲，膝、腿下可垫枕，增加舒适感。

（2）佩戴腰围：卧床 3 周后，可戴腰围下床活动。

（3）有效牵引：牵引病人注意观察体位、牵引力线及重量是否正确，维持反牵引。

（4）镇痛：遵医嘱适当给予镇痛剂等药物，缓解疼痛。

2. 对该病人健康指导

（1）教会病人及家属有关腰腿痛的防治知识。

（2）佩戴围腰：神经受压的病人，应戴围腰 3~6 个月，直至神经压迫症状解除。

（3）指导正确坐、卧、立、行和劳动姿势，以减少急、慢性损伤发生的机会。

（4）腰背肌锻炼：应循序渐进加强腰背肌功能锻炼，以增加脊柱的稳定性。

（5）加强营养，以减缓机体组织和器官的退行性变。

## 第三十二章　常见骨肿瘤病人的护理

### （一）单项选择题

1. E　　2. E　　3. A　　4. B　　5. B　　6. C　　7. B　　8. E
9. E　　10. A

### （二）病例分析

1. 该病的初步诊断为左胫骨骨肉瘤。

2. 该病人进行术后护理措施

（1）病情观察：①密切观察残肢端伤口情况，观察伤口引流液的性质和引流量，注意有无出血、水肿、水泡、皮肤坏死及感染。及时更换敷料；②当用石膏外固定时，注意肢端血运情况，鼓励病人适当作肌肉收缩活动，石膏解除后，加强锻炼，促进功能恢复。

（2）预防感染：伤口感染是截肢术后的严重并发症。应医嘱及时应用抗菌药物，预防感染。

（3）预防或缓解截肢术后幻肢痛：预防或缓解幻肢痛的方法有：①护士应引导病人注视残肢，说服病人正确面对现实并接受截肢的事实。应用放松疗法等心理治疗手段逐渐消除幻肢感。②对于幻肢痛，可对残肢端进行热敷，加强残肢运动，感到疼痛时让病人自己轻轻敲打残肢端，从空间和距离的确认中慢慢消除幻肢感，从而消除幻肢痛的主观感觉。③药物治疗：必要时适当给予安慰剂治疗或交替给予安眠药与镇痛药。④尽早佩戴义肢：通常术后 6~8 周伤口愈合后，病人可尝试佩戴临时义肢，有的甚至在术后 2 周即可适应临时义肢。⑤手术治疗：截肢残端神经阻滞术、残端探查术或脊髓神经镇痛术可有效缓解幻肢痛。

（4）残肢功能锻炼：大腿截肢的病人易出现髋关节屈曲、外展挛缩，小腿截肢术后出现膝关节屈曲挛缩。指导病人进行残肢锻炼，要及早进行髋关节内收后伸及膝关节伸直的练习，以增强肌力，避免关节屈曲，保持正常关节活动功能；鼓励病人使用辅助工具（拐杖），早期下床活动，为安装义肢做准备。

# 第三十三章　手外伤及断肢（指）再植病人的护理

## （一）单项选择题

1. D　　2. A　　3. C　　4. A　　5. A　　6. D　　7. C　　8. B
9. D　　10. C　　11. C　　12. B　　13. E　　14. D　　15. D　　16. E
17. C　　18. A　　19. B　　20. A　　21. C　　22. B　　23. E

## （二）病例分析

本题考查重点是对断指再植病人的护理。根据病人典型外伤史，症状、体征及 X 线检查，诊断明确。

1. 断指再植的现场急救护理

（1）注意病人的全身情况。

（2）残肢急救：一般采用局部加压包扎即可，尽量少用或不用止血带，如有搏动性出血，可考虑用止血带，使用止血带要记录时间，每隔 60 分钟放松止血带 5 分钟，以防肢体坏死。保护好残肢，必要时固定制动，避免继发损伤和减少污染。

（3）离体指的处理：离体组织在常温下缺血数小时后，即可发生坏死，所以应尽快用无菌或清洁敷料包裹断离的肢体，立即用干冻冷藏的方法保存，切忌将断离肢体浸泡在任何液体中。

（4）迅速转送：用最快的速度转送病人到有再植条件的医院，记录受伤和到达医院时间。送达医院后，迅速将断指送手术室用肝素盐水灌注，冲洗后用无菌湿纱布包好，外层再用干纱布包好,置于无菌容器内,放入4℃的冰箱内冷藏,不能放入冰冻层内。

2. 对病人采取断指再植手术后,应对再植肢体采取护理措施。

(1) 制动:患肢适当限制活动,抬高患肢,使再植肢体抬高至略高于心脏的位置,以利于静脉回流,但位置勿过高,以免影响血运。

(2) 测定局部皮温。

(3) 严密观察再植肢体的颜色、肿胀情况及毛细血管回流情况,并做好记录。

(4) 血管危象多发生在术后48小时内,一旦发现血管危象的迹象,应立即通知医生,协助处理:首先解除血管外的压迫因素,完全松解外包扎,如血循环无好转,再拆除部分缝线,清除积血,降低局部张力,并加强保暖,可同时使用低分子右旋糖酐,妥拉苏林等抗凝解痉药物。

3. 术后积极指导病人功能锻炼

(1) 术后3周内主要为软组织愈合创造条件,可做适当的按摩、理疗、轻微伸屈未制动的关节。

(2) 4~6周以主动活动为主,可做关节伸屈、握拳等活动,以防关节僵直、肌肉粘连和萎缩,注意被动活动要轻柔。

(3) 6~8周以促进神经功能恢复、瘢痕软化为主,此时骨折已基本临床愈合,可加强受累关节各方位的主动活动,配合使用理疗、中药熏洗等,以促进肢体的运动和感觉功能恢复。

## 第三十四章　关节置换病人的护理

### (一) 单项选择题

1. D　　2. A　　3. B　　4. B　　5. D　　6. D　　7. E　　8. E

9. D　　10. E　　11. A　　12. D

### (二) 病例分析

1. 术前应对该病人采取护理措施包括:①一般护理;②全身支持,根据病人全身评估情况,积极治疗并存疾病;③术前准备;④心理护理。

2. 术后主要并发症

(1) 下肢深静脉血栓形成:术后早期应抬高患肢,及时指导病人做深呼吸和下肢肌肉主动收缩活动,尤其是让病人主动用力地进行踝关节屈伸活动,股四头肌等长收缩锻炼;预防性应用抗凝治疗。若患肢出现肿胀、疼痛,腓肠肌压痛,应保持患肢制动,急诊做多普勒超声检查,遵医嘱使用抗凝剂。

(2) 伤口感染:人工髋关节置换术后感染是一严重并发症,是造成手术失败的主要原因之一。应密切观察病人体温,观察伤口有无红肿热痛等症状,保持伤口敷料干燥清洁,换药时严格无菌操作,预防其发生。

(3) 人工髋关节假体脱位:术后应保持患肢外展中立位,避免过早内收屈曲;正确搬运术后病人,教会病人正确的体位转移方法。若发生脱位,嘱病人立即卧床休息,患肢制动,根据情况采用手法复位或切开复位。

## 第三十五章 皮肤病与性传播疾病总论

### （一）单项选择题

1. E     2. E     3. D     4. B     5. A     6. C     7. D     8. B
9. B     10. A     11. C     12. B     13. A     14. A

### （二）病例分析

1. 护理措施

（1）一般护理：穿柔软棉质衣服，保持皮肤清洁干燥。

（2）饮食护理：指导病人饮食应清淡，多吃水果，避免食用辛辣食物。

（3）皮损护理：保持皮肤清洁；避免各种外界刺激，如用力搔抓、热水烫洗、使用碱性肥皂洗澡，以及不适当的外用药物治疗等。

（4）用药护理：遵医嘱指导病人合理、及时用药，外用药物应注意浓度、剂型和使用部位；观察药物疗效和不良反应。

（5）瘙痒护理：保持室内温湿度适宜。洗澡不宜过勤，洗浴后涂护肤乳，保护皮肤屏障；瘙痒时切忌反复搔抓，否则会使痒感加重。必要时遵医嘱使用止痒药。可采取听音乐等方式转移注意力以减轻痒感。

（6）心理护理：积极主动介绍疾病相关知识，解除疾病给病人带来的紧张心理，树立战胜疾病的信心。

2. 健康指导

（1）生活要规律，忌熬夜、过度劳累，注意锻炼身体，养成良好的生活习惯。

（2）穿着宽松透气、清洁、柔软的棉质衣服，避免各种外界刺激，如搔抓、烫洗皮肤等，以减少创伤、出血及感染。

（3）戒烟酒、浓茶和咖啡，饮食清淡，营养均衡，忌食海鲜和辛辣食物。

（4）保持乐观向上的心态，学会自我调整，避免不良情绪诱发或加重病情。

（5）告知病人坚持治疗，按时用药，定时复查。

## 第三十六章 变态反应性皮肤病病人的护理

### （一）单项选择题

1. D     2. B     3. D     4. D     5. E     6. D     7. E     8. B
9. B     10. E     11. B     12. A     13. E     14. C     15. C     16. D
17. C     18. D     19. B     20. E     21. E     22. A     23. D

### （二）病例分析

1. 该疾病的护理诊断

（1）舒适受损 与湿疹剧烈瘙痒有关。

（2）潜在并发症：感染。

（3）睡眠型态紊乱 与瘙痒有关。

（4）恐惧/焦虑 与病情反复和急性期病情加重导致不良情绪有关。

2.（1）一般护理

1) 保持床单元清洁干燥，室内空气清新，温湿度适宜。

2) 指导病人饮食应清淡，多吃水果，避免接触辛辣食物以及易引起湿疹的致敏原，如鱼、虾等。

3) 内衣尽量避免使用化纤、丝、毛皮制品，内衣宜宽松、柔软。

4) 协助病人寻找并去除可能发病的原因。

（2）皮损护理

1) 保持皮肤清洁：①勤洗患处：勤清洗患部，避免分泌物污染邻近皮肤，必要时应进行创面换药。②避免接触刺激物或致敏物质：避免接触刺激物或致敏物质，若已接触应立即以温水冲洗；避免任意涂搽化妆品。

2) 避免各种外界刺激，如用力搔抓、热水烫洗、碱性肥皂洗澡，以及不适当的外用药物治疗等。

3) 创面冷湿敷：用于糜烂渗液处，有毛发的部位应先剪除后再湿敷，用 6~8 层无菌纱布浸湿配好的湿敷液，以不滴水为宜，放于创面，紧密贴合，每隔 5 分钟更换纱布一次，2 次 /d，每次 15~20 分钟，湿敷后外涂糖皮质激素乳膏。注意创面湿敷面积不能太大，以防大量药物吸收引起中毒，特殊部位的湿敷应注意固定。

（3）用药护理：遵医嘱指导病人合理、及时用药，外用药物应注意浓度、剂型和应用部位。当急性期无糜烂时，选用洗剂和粉剂；炎症较重出现渗出时选用湿敷；慢性期可选用软膏、乳膏或酊剂。

（4）瘙痒护理

1) 保持室内温湿度适宜。夏季开空调的时间不宜过长。

2) 洗澡不宜过勤，洗浴后一定要涂护肤乳。

3) 瘙痒时切忌反复搔抓，否则会使痒感加重。可以用湿毛巾湿敷痒处，并在毛巾外拍打或用指腹垂直按压痒处。

4) 当外用止痒药物时，膏剂只需涂抹薄薄一层即可，范围稍大于皮损，3~4 次 /d，以瘙痒严重时为主。

5) 指导病人采取听音乐、看电视等感兴趣的活动以转移注意力，减轻痒感，避免下意识的挠抓皮肤，形成抓痕。

6) 如遇病人瘙痒剧烈，睡眠障碍，可于睡前临时给予止痒药物，如酮替芬、多塞平等，药物种类及剂量根据病人个体差异而定。

（5）心理护理：由于湿疹病程较长，易于复发，病人往往缺乏信心。因皮损影响美观，自我形象紊乱，可使病人产生情绪剧变，出现一些精神症状，这些因素都可使湿疹加重，痒感加剧。护士应态度和蔼，理解病人，主动介绍有关的防病治病知识，设法解除疾病给病人带来的紧张心理，争取其家属的通力协作。

3. 应对该病人进行以下健康指导

（1）预防指导：向病人介绍湿疹的病因和预防知识，保持良好的生活习惯。

（2）饮食指导：告知病人忌食致敏和刺激性食物，如白酒、鱼、虾、蟹等。

（3）讲究卫生：告知病人注意个人卫生，保持皮肤清洁。

（4）防护指导：告知病人避免各种外界刺激，如搔抓、用热水烫洗，注意调整环境温度和湿度。穿着宽松、柔软的棉质内衣，不可过暖。

（5）用药指导：告知病人坚持治疗，按时用药，直至治愈。

# 第三十七章　感染性皮肤病病人的护理

## 一、单项选择题

| | | | | | | | |
|---|---|---|---|---|---|---|---|
| 1. A | 2. A | 3. C | 4. E | 5. E | 6. A | 7. A | 8. D |
| 9. A | 10. A | 11. C | 12. B | 13. D | 14. E | | |

## 二、病例分析

1. 护理诊断

（1）疼痛　与病毒侵犯神经节及相应神经节段的皮肤有关。

（2）皮肤完整性受损　与带状疱疹病毒侵犯局部皮肤，出现皮损等有关。

（3）潜在并发症：皮肤细菌感染。

2.（1）局部湿敷溶液：依沙吖啶溶液、臭氧水等。

（2）操作流程

1）评估病人自理和合作程度，询问过敏史，向病人解释湿敷的方法，告知其湿敷的目的和操作过程中注意事项。

2）责任护士做好自身准备，携带用物至床旁，帮助病人取舒适卧位，调节室温，打开屏风保护病人隐私。

3）铺治疗巾，在无菌操作下配制湿敷溶液，温度适宜。用6~8层无菌纱布制成湿敷垫，使药液充分浸透，用时拧至半干，以不滴水为度，敷贴于皮损处，纱布与创面紧密贴合，2次/d，20min/次。

4）湿敷结束撤去屏风，整理床单位，正确处理用物。询问病人有无不适，向其交代注意事项，湿敷后暴露5分钟左右，晾干。

5）填写皮肤科专科治疗记录表。

3. 健康指导

（1）饮食指导：病人宜清淡饮食，避免食用过烫及刺激性食物。

（2）穿着指导：病人内衣不宜过紧，最好为棉织物。

（3）增强体质指导：注意卫生，防止外伤，做好自我保护，加强锻炼，提高机体免疫力。

（4）用药指导：避免盲目用药，应到正规医院诊治。

# 第三十八章　动物性皮肤病病人的护理

## （一）单项选择题

| | | | | | | | |
|---|---|---|---|---|---|---|---|
| 1. B | 2. B | 3. A | 4. C | 5. B | 6. B | 7. D | 8. C |
| 9. D | 10. D | 11. A | 12. B | 13. D | | | |

## （二）病例分析

1. 采取何种检查　皮肤镜检查。

2. ①睡眠型态紊乱；②有传染的危险；③焦虑；④潜在并发症：感染。

3.（1）一般护理

1）注意个人卫生，病人用过的衣服及床上用品等应煮沸消毒，或在阳光下充分暴晒，以杀灭疥螨及虫卵。

2）及时隔离病人，防止传染，家庭或集体宿舍中的病人应同时治疗。

3）接触疥疮病人后，用肥皂或硫磺皂洗手，以免传染。

4）不可用力搔抓，避免因搔抓破溃引起继发感染。

5）向病人讲解疥疮的发病原因及治疗过程，告知夜间瘙痒是本病典型特征之一，应积极用药控制，促进睡眠。

（2）用药护理

1）1%r-666霜有较高杀螨作用，成人用量不超过30g，12~24小时后温水洗去。该药容易被吸收，对婴儿和儿童有神经毒性，孕妇或哺乳期妇女慎用。

2）涂药前先用温水和肥皂洗澡，涂药时先将好发部位或损害密集处涂药1次，稍微用力揉涂以促进药物吸收。然后应从颈部（婴儿包括头部）以下涂遍全身，不要遗漏皮肤皱褶处。

3）涂药期间不洗澡，不更衣，以保持药效。注意药物的刺激反应，及时调整药物配方浓度。

4）因疥螨从卵发育到成虫约需15日，故治愈后观察两周，未出现新的病情才为治愈。用药两周后发现新皮疹者，重复一个疗程。

（3）心理护理：对患疥疮的病人要给予理解和同情，讲明此病并不可怕，只要积极治疗，在短期内是完全可以治愈的。告诉病人暂时隔离的意义以取得病人的配合，防止疥疮蔓延。

（4）饮食护理：饮食宜清淡，忌猪头肉、羊肉、鹅肉、虾、蟹、芥菜等刺激性食物。

（5）健康指导

1）注意个人卫生，勤洗澡更衣。经常洗晒被褥，一般在50℃水中浸泡10分钟即可达到灭虫目的；不宜洗烫者，放置于阳光下暴晒1~2日，即可杀灭虫卵。

2）疥疮病人自觉遵守公共场所规定，不去公共泳池，以免传染他人。

3）患病期间禁止性生活，以防传播。

4）人与动物的疥疮可互相传染，家里如有宠物发病，及时治疗。

# 第三十九章　红斑鳞屑性皮肤病病人的护理

## 一、单项选择题

1. E　　　2. D　　　3. A　　　4. C　　　5. C　　　6. B　　　7. A　　　8. B
9. B　　　10. A

## 二、病例分析

1. 银屑病"三联征"，即蜡滴现象、薄膜现象和点状出血（奥斯皮茨征）。

2. 该病人存在的护理诊断

（1）皮肤完整性受损　与银屑病导致皮肤出现鳞屑性红斑有关。

（2）睡眠型态紊乱　与银屑病导致局部皮损痛痒有关。

（3）自我形象紊乱　与银屑病导致指甲变形、局部皮肤出现鳞屑性红斑有关。

（4）焦虑/恐惧　与皮损反复发作或治疗效果不佳有关。

（5）知识缺乏：缺乏银屑病相关疾病知识。

3. 健康指导

（1）讲解本病基本知识，指导病人规律生活，注意劳逸结合，保持乐观情绪。避免过度紧张、疲劳，预防上呼吸道感染。

（2）向病人解释戒烟戒酒的必要性。合理饮食，在皮损泛发或加重时适当忌口。

（3）注意个人卫生，保持皮肤清洁。本病不具有传染性，告知病人及家属不必过度紧张，正确对待疾病，积极治疗。

（4）嘱病人切不可盲目追求彻底治疗而采用可导致严重不良反应的药物（如系统使用糖皮质激素、免疫抑制剂等），以免使病情加重或向其他类型转化。

## 第四十章　性传播疾病病人的护理

### 一、单项选择题

1. E　　　2. E　　　3. D　　　4. C　　　5. C　　　6. E　　　7. E　　　8. E

9. D　　　10. E　　11. E　　12. D　　13. A　　14. C　　15. E　　16. C

17. A　　18. E　　19. E

### 二、病例分析

1. 检查方法　分泌物直接涂片、细菌培养。

2. 该病人存在的护理诊断

（1）急性疼痛　与病菌侵犯组织器官出现炎症反应有关。

（2）焦虑　与对本病缺乏了解，担心预后或传染给他人有关。

（3）知识缺乏：缺乏病情、治疗方案、传染方式、重复感染后果以及预防复发等相关知识。

## 第四十一章　大疱性皮肤病病人的护理

### 一、单项选择题

1. A　　　2. D　　　3. B　　　4. B　　　5. D　　　6. D　　　7. B　　　8. B

9. D

### 二、病例分析

1. 检查结果　尼科利斯基征阳性。

检查方法：①牵扯病人破损的水疱壁，可将角质层剥离相当长的一段距离，甚至包括看似正常的皮肤。②当推压两个水疱中间的外观正常的皮肤时，角质层很容易被剥离，而露出糜烂面。③推压病人从未发生过皮疹的完全健康的皮肤时，很多部位的角质层也可被剥离。④以手指加压在水疱上，可见到水疱内容物随表皮隆起而向周围扩散。⑤在口腔内，用舌头舔及黏膜，可使外观正常的黏膜表层脱落或撕去。

2. 一般护理

（1）严格执行消毒隔离制度，病室定时开窗通风、保证阳光充足、温湿度适宜。病人所用床单、被服需要经过高压蒸汽灭菌，保持干燥整洁无皱褶；注意无菌操作，血压计、听诊器、体温计专人专用并消毒。

（2）重症病人卧床休息，躯体活动受限者，加强生活护理，每天换药，保持皮肤清洁，勤翻身，防止压疮发生。

（3）严格探视人员管理，避免交叉感染。

（4）皮损护理

1）水疱：注意保持疱壁的完整性，切忌撕扯疱皮。每日仔细观察有无新发水疱，记录水疱的数量、是否破损及有无感染，直径>1cm 的水疱予以无菌注射器抽吸，记录疱液的颜色、性状、量。

2）糜烂面：①糜烂伴有分泌物的创面应先在清创换药前行分泌物培养，根据培养结果选择正确的抗感染药物。换药动作要轻柔，创面纱布需浸湿充分后方可揭下，以减少出血、疼痛。②将病人所有衣物脱去，充分暴露皮损，全身糜烂面给予臭氧水浸浴治疗1 次 /d，然后进行光子照射治疗。③当褶皱部位糜烂面伴有大量渗液及分泌物时，遵医嘱给予臭氧水冷湿敷后，进行光子照射。④护士应每日观察、记录糜烂面的转归情况。

（5）黏膜护理　①眼黏膜：病人眼结膜红肿、充血伴分泌物，遵医嘱给予球结膜冲洗，滴抗生素眼药水。②口腔黏膜：病人口腔黏膜水疱伴糜烂，指导病人保持口腔清洁卫生，遵医嘱选用 0.9% 氯化钠注射液 500ml+ 碳酸氢钠 20g 溶液漱口。吞咽困难者，食用易消化流食或半流食，温度避免过热和过冷以减少对口腔黏膜刺激，无法进食者使用胃肠外营养。③外阴黏膜：注意保持外阴的清洁干燥，并遵医嘱予臭氧水冷湿敷，进行光子照射，2 次 /d。内裤宜宽松，以减少摩擦。

（6）用药护理

1）认真观察并指导病人认识激素的副作用，如出现高血压、高血糖、电解质紊乱、消化道出血等不良反应，应及时对症治疗和护理。

2）当应用环孢素等免疫抑制剂时，注意观察有无高血压、肾功能损害和高血钾等不良反应。

3）长期使用糖皮质激素者应补充钾以防低钾血症，如有细菌或真菌感染应给予足量敏感抗生素或抗真菌药物。

（7）饮食护理　给予高蛋白、高维生素、低盐饮食，保持水和电解质平衡，记录出入量，对重症不能进食者，给予营养支持，并定期监测相关指标。

53检